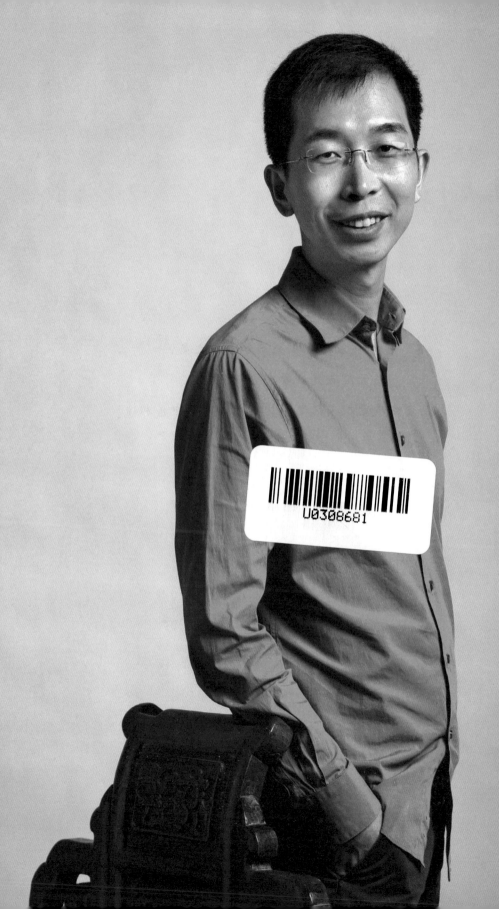

U0308681

一起发现中医之美和生命之美，

一起遇见生命中更好的自己。

热爱生命的人不孤单，让我们相遇在中医祁谈！

中医祁谈

热爱生命的人不孤单

祁营洲 著

中国中医药出版社
·北 京·

图书在版编目（CIP）数据

中医祁谈：热爱生命的人不孤单 / 祁营洲著 . —
北京：中国中医药出版社，2018.2
ISBN 978-7-5132-4595-1

Ⅰ. ①中… Ⅱ. ①祁… Ⅲ. ①中医学—普及读物

Ⅳ. ① R2-49

中国版本图书馆 CIP 数据核字 (2017) 第 282547 号

中国中医药出版社出版

北京市朝阳区北三环东路 28 号易亨大厦 16 层
邮政编码　100013
传真　010-64405750
河北省武强县画业有限责任公司印刷
各地新华书店经销

开本 710×1000　1/16　印张 27.75　字数 440 千字
2018 年 2 月第 1 版　　2018 年 2 月第 1 次印刷
书号　ISBN 978 - 7 - 5132 - 4595 - 1

定价 88.00 元
网址 www.cptcm.com

社 长 热 线　010-64405720
购 书 热 线　010-89535836
维 权 打 假　010-64405753

微信服务号　zgzyycbs
微商城网址　https://kdt.im/LIdUGr
官 方 微 博　http://e.weibo.com/cptcm
天猫旗舰店网址　https://zgzyycbs.tmall.com

如有印装质量问题请与本社出版部联系（010-64405510）

自 序

热爱生命的人不孤单，就让他们相遇在中医祁谈！

2016 年 7 月，《中医祁谈》以一档免费音频节目的形式正式在喜马拉雅上线，很多人把收听这档节目作为了每周的必修课程，对此我也深感欣慰，因为我做这档节目的初心就是要陪大家一起学习中医，实践中医，感悟中医并弘扬中医，一起发现中医之美，并一起遇见生命中更好的自己。

《中医祁谈》作为一档中医传播类的节目，从节目开播以来，我坚持的观点都是：中医的传播不是贵族化，而是要生活化；中医的传播不是故弄玄虚，而是要真正落地去寻求实战实效。但在当下社会，有很多人讲中医，要么讲得太专业，大众看不懂；要么讲得太故弄玄虚，大众被忽悠。

其实简单地讲，中医就是古人在正常的工作劳动生活过程中对大自然的认知、对生活的感悟，以及对生命的思考之后形成的经验医学。换句话说，中医就在我们的生活当中，而我们现在很多人说发现不了，那并不是说生活中缺少了中医，而是我们缺少一颗能感悟中医的心。所以，《中医祁谈》一路走来，就是要从生活中出发，再回到生活当中去。

对待任何一件事情，愿景一开始往往都会是很美好的，就看你如何一如既往地坚持下去了。很多时候我都在想，人都是被逼出来的，就拿《中医祁谈》来说，我和整个团队不为一分钱坚持了一年，刚开始的时候每个人的热情都会很高，但逐渐就要靠"坚持"甚至是"死磕"往前走了。当然也是因为没有资金或者收入的支持，于是我就只好不断地去鼓励自己以及我的团队成员，在自己的工作生活当中，总得有一个能让自己坚持下去的动力，也许你不需要非常努力去挣钱，但你总是需要努力去好好活出你自己。而《中医祁谈》就是我们一起学习中医、感悟生活、思考生命的很好的方式，同时这个过程是纯粹的，因为完全不收费，我可以不去考虑市场，我可以完全为了一份真性情去做一件纯粹的事情，我相信当你在纯粹为自己喜欢的事情而工作的时候，内心应该也是欢喜的。

然而内心对这件事情的欢喜不等于真正做事情的时候就不苦，一期节目从讨论、选题、撰稿、再讨论、修改、再修改、录制、后期录音合成、包装上线等等其实都是人力物力成本，更大的是智力成本，结果一周一期的节目往往把我的零碎时间给消耗大半。这中间还需要不断地打磨修改反思，不断逼着自己受折磨，不过一年下来也让我意识到，原来我们可以利用自己的闲暇时间去做一件让自己觉得很伟大的事情，同时还能在苦的工作状态当中感到内心的欢喜，如今竟然还能再把节目给集结成书。于是这整个过程的点点滴滴回忆起来，不禁会让自己热泪盈眶。看来这个世界上很多时候拼的就是坚持，一种明明很苦还要义无反顾地坚持下去，当我们所做的一件事情，最终能感动自己的时候，才有资格去感动别人，当你的付出超出别人狂野的想象的时候，你才有资格去任性。推而广之，如果未来你要去做一项更大的事情，需要你坚持十年，坚持一辈子，你是否还能坚持？

同时在坚持做这档节目的过程中，门诊工作是我的底线，也就是说，我必须得是一个医生，一个真正的临床医生，我对自己的要求是，每周临床门诊的时间不能少于总时间的50%，我一直都认为，如果自己不是一个真正的临床医生，讲出来的东西就会有很大的虚假成分，连病都看不好或者是不会看就去妄谈中医的，都是"耍流氓"。

总之，《中医祁谈》不仅仅是在讲中医，更重要的是希望大家通过学医去明了很多的理。通过学习不仅仅了解了中医，还获得了生活当中与我们息息相关的很多智慧，《中医祁谈》的最终目的也就是和大家一起来重新发现中医之美和生命之美。

现如今，我再度和中医药出版行业的领头军中国中医药出版社合作，将《中医祁谈》集结成书。本书是以这档音频节目为蓝本，并在录音听打整理的基础上予以编排润色，同时对原稿进行了大量细节上的修改和适当的补充。更重要的是，本书插入了大量的精美图片，包含中草药饮片、腧穴定位等，以求最大可能还原中草药本身的纹理以及提供清晰明了的人体穴位图，从而能让本书尽善尽美，能让读者有更美好的阅读体验。本书沿袭我一贯的新东方讲课风格，力求语言白话，通俗易懂，注重实战实效，但还得做到"有趣有料"。本书涵盖了一年四季常见病的分析、治疗等，内容涵盖了内、外、妇、儿、针灸等各科疾病，针对这些常见病，本书提供了大量的中成药选择、中药代茶饮、经络腧穴等外治方法。本书针对日常生活中的很多养生误区等给予了理性的分析，试图让大家能更加明智地看待生活中的诸多怪相。本书精选了100个鲜活的互动答疑，直接根据同学们提出的不同问题给予现场解答，并且力求做到"麻辣酷评"。同时，本书试图跟大家一起探讨中医背后的哲学思辨以及对生命的思考等，因为很多时候，生病不仅仅是身体病了，而是生命病了。所以，本书可作为学习中医、实践中医、感悟中医的初级法门，适合中医爱好者、中医初学者以及中医从业者阅读参考，同时可作为家庭健康备用参考书。

最后，虽然本书经过反复打磨，力求完美，但难免会有漏洞和不足，敬请各位谅解。同时在此也留下我的联系方式，请各位读者多提宝贵意见和建议，以便进一步完善。

祁营洲新浪微博：@祁营洲

祁营洲博客：http://blog.sina.com.cn/oasis0136

祁营洲邮箱：oasis0136@126.com

祁营洲

2018 年 1 月于北京

目 录

《中医祁谈》第一讲：

我们真的需要保健品吗

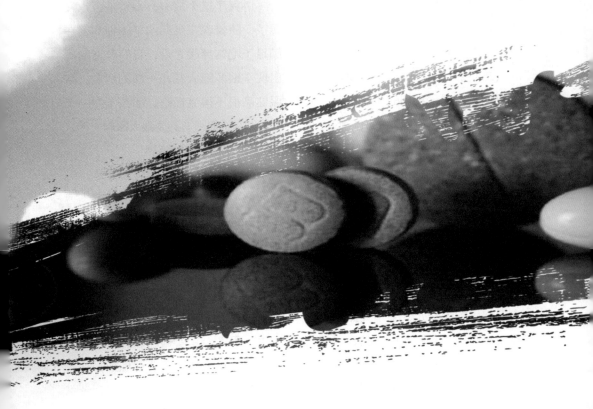

我们的身体真的需要保健品吗？保健品为何会经久不衰？从中医的角度如何看待保健品？保健品吃多了真的保健吗？

大家好，我是祁营洲，很高兴与各位相约《中医祁谈》。

咱们从今天开始，就一起在谈笑间评古论今，在故事里答疑解惑，酷评生活——《中医祁谈》。

话说几天前，我朋友大花儿从澳洲旅游回来给我打电话，说要带点儿东西让我看看。我顿时心头一紧，大花儿人称保健品狂魔。每次我们哥儿几个、姐儿几个一起吃饭，菜还没上来，我们在边儿上嗑瓜子儿、聊天儿，大花儿就从包里掏出个大盒子，里边儿各种五颜六色的药片儿。我们嗑瓜子儿，大花儿就在那一边儿"嗑药"。哦，不对，是吃保健品。

我带着一丝不祥的预感见到了从澳洲回来的大花儿，果不其然啊，大花儿一脸中了500万的表情，"祁，你知道吗？国外的保健品真的是超便宜啊！但姐就是不懂英文啊，请你来给翻译一下呗！"哎呀，我的脑门子上顿时浮起了32根黑线。看这堆东西，要么是蛋白粉、维生素，要么是鱼油、高钙片。再仔细一看，不便宜啊，都是价格不菲的好吗？

讲完了这个故事，大家是否也发现了，随着现在生活水平的提高，在满足了吃饱穿暖之后，我们身边的确出现了很多跟大花儿一样的朋友，拿保健品恨不得当饭吃。那么作为一个大夫，我觉得很有必要跟大家聊一聊，我们真的需要保健品吗？

原来我们说："饱暖思淫欲，饥寒起盗心。"换到现在呢，我们不得不说，"越来越多的人是饱暖思保健！"其实这本身也无可厚非，每个人都想长寿！说得狠一点，人其实都是贪着生怕着死的！贪生怕死这个成语其实也不能是贬义的。另外，我们只要稍微再一思考，其实追求保健养生，绝对不仅仅是现代人的普遍现象，从古至今都是如此。你看古代的历朝帝王在三宫六院之余，都需要服用一些仙丹以求万岁。就连神话中的仙家也不例外，比如《西游记》中的各路神仙，地上的各路妖精，要么想吃到蟠桃，要么想吃掉唐僧肉，目的也只有一个，长生不老！

保健品盛行的原因究竟有哪些？为什么说保健品现象反映的是社会问题？服用保健品真的可以保持身体健康吗？

咱们再回到保健品上。在若干年前的困难时期，保健品那是万万不敢想的，保健品往往都是在人们的手里有了一点闲钱之后才有资本去折腾的事情。因为人们意识到了，平时的饮食还无法保证我们不得疾病，于是总觉得应该平时吃点什么才能心满意足。所以呢，保健品能够盛行的第一个原因其实就是人们的心理在作祟。女人都希望自己年轻漂亮，魅力无限；男人都希望自己身体强壮，性欲不衰；孩子呢，都希望自己大脑发达，智商超群；老人呢也希望自己长命百岁，寿比南山。而比起其他的养生方法来说，吃药是最省事的！不流血，不流汗，每天吃一点儿，方便省事，简洁明快！

保健品之所以盛行，还有一个原因，就是现在大量的广告和社会舆论。现在很多保健品都在广告上宣传疗效非凡，像什么祖传秘方、名贵药材，宋朝秘方已经不新鲜了，最好是从夏商周传下来的。至于药材产地呢，不是在海拔8000米的高原，就是在水深6000米的海沟。总之，绝对不能用长在平地上的玩意儿。要么就走另外一个极端，走什么极端呢？走高科技路线，什么基因、纳米、高肽能，最好还能带上个英文缩写，全称一定要选择25个字母以上的英文单词。你比如说congratulations这个词，各位，你们现在还会写吗？反正是各种让你听不懂的单词，就让人觉得特别的高级了！

第三个原因，你是否发现保健品现象，其实反映出了一个不大不小的社会问题，也就是空巢老人的问题。我有一哥们儿叫阿猫，是个独生子，毕业后到外地工作，一年也就春节能回趟家。前年阿猫回家过年，发现自己老爸老妈围着一条狗在转，还一口一个儿子地叫。老爸还很认真地跟阿猫说："以后啊，它就是你弟弟了，我都把名字想好了，你们俩以后就叫阿猫阿狗吧。"各位，我在想，如果出现在阿猫父母面前的是一个时常能够嘘寒问暖、关怀备至的推销人员呢？花钱买一份开心，得一段陪伴，也许这也是有价值的吧。

那保健品究竟是有效还是无效呢？其实，你还真的很难去验证你正在服用的这款保健品究竟是有效还是无效。比如说，真正的药品，你吃上一段时间有效无效大概是能够看得出个黑白来的，你至少不大可能被长期蒙骗下去。而保健品就不同了，大部分广告都吹嘘需要长期、超长期甚至是终身服用，而吃的人呢，也往往都只是为了保健，身体基础上也并没有什么大碍。所以这样长期服用下去，再加上自己的心理作用，也许就真的觉得有点效果了。于是保健品，就更加能够肆无忌惮地横行了。但如果你觉得真的有效，也请大家不要忘了，这点效果，它未必是保健品的作用，也许是另外的因素在起作用呢，比如我刚才说的心理作用。

当然这是往好处说。那如果这个药本身对身体无效，甚至是有害呢？但短期内我们同样看不出来。于是长期服用某些保健品，也许就是慢性自杀了。我相信很多人在开始面对保健品时，会抱着怀疑的态度，但是最终，还是怀着"反正也吃不死人"的态度勇敢尝试。但吃不死人也只能说明它没有急性不良作用，却不能说明它就没有慢性不良作用。因为很多时候，不良作用是需要长期的积累才能够表现出来的。

站在中医的视角，古人是如何看待保健品的？为什么祁老师说我们

在生活中应该学会做减法？祁老师会和大家分享哪些"不为人知"的小秘密？

基于以上的分析，我们不难看出保健品未必就有用。但问题是，在当今社会，总是有着一批又一批的"壮士"，为保健品前赴后继。一个品牌倒了再继续追赶下一个品牌，还美其名曰是跟着时代走！

那么从中医的角度来说，我们真的就需要吗？中医典籍《黄帝内经》当中讲到"五谷为养，五果为助，五畜为益，五菜为充"。意思是什么呢？意思就是说，谷物也就是咱们平时吃到的主食，那才是人们赖以生存的根本，而水果、蔬菜、肉类等等其实都是作为主食的辅助、补益或者是补充。所以，身体的健康至少不是从保健品当中来的。那么单纯从饮食角度来考虑，如果你的饮食结构是合理的、平衡的，其实就没有必要服用任何保健品。相反，服用多余的东西还有可能增加脾胃的负担！你想想，你让你的脾胃每天多吃一把药进去，长此以往，你自己看着办吧！

说到合理饮食，我的病人虎妞儿就是个反例。那绝对是我朋友圈中"花样作死界"的一姐！来找我看病之前，虎妞儿的饮食结构可谓是"牛排为养，烤串为助，汉堡为益，炸鸡为充"。结果就是她的肥胖问题挥之不去，而且身子往往稍遇风寒，必定感冒。那么在这里，我要给大家稍微解释一个简单的中医理论。中医认为，"胃主受纳，脾主运化"。胃受纳的是什么呢？是我们吃下去的食物。那么脾运化的是什么呢？就是我们摄入的营养物质和代谢产生的垃圾。肉食难以消化，摄入过多的肉食势必会增加脾胃的负担，使其受纳和运化的能力受到影响，所以你看肥胖的问题其实就是你的身体垃圾过剩！

中医中还有一种五行相生的理论。脾胃在五行当中属土，肺在五行当中属金，我们称为是脾土生肺金。简单来说，就是脾胃功能的强弱会影响到肺功能的强弱。所以你会发现，虎妞儿动不动就感冒绝对跟她的饮食结构有千丝万缕的联系。所以很多时候，你获取的东西越多，负担反而就越大了。

大家是否发现在生活当中，我们常常会被那些铺天盖地的广告驱使着去获得，去占有，但这未必会让我们变得健康快乐！所以，我们是不是可以换一个思路，学着放下，学着去做

做减法，也许美好的生活就出现在我们面前了呢？

再回到保健品的话题上，据我本人所知，没有任何确凿的证据可证明服用保健品对身体具有奇特的疗效。即便对于现在已经被世界卫生组织认同的那些诸如绿茶、葡萄酒等，也只能说可能会有益。况且，绿茶、葡萄酒和你所买的那些瓶瓶罐罐相比，还真不能同日而语！

最后，作为医生，我很负责任地告诉大家三个小秘密：

第一，找我看诊的病人当中，长期服用保健品的，我还没有发现他们的身体状况就因为保健品而改善多少。

第二，你们所抱有的永葆青春、长生不老的幻想，目前还真的只是个幻想。

第三，如果看过本讲话题，你仍然觉得需要服用一定的保健品，那么我就只能建议你必须找一位靠谱的大夫来帮你量身定做，向你推荐保健品。

好了各位，热爱生命的人不孤单，就让他们相遇在《中医祁谈》。本讲话题就到这里，接下来是咱们的互动答疑环节，我们来看看同学们都有什么样的留言。

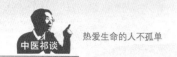

祁营洲老师互动答疑区

刘晶晶：请问祁老师，市面上流行的各种中药茶饮算是保健品吗？我们该如何判断选择？

祁老师：针对这个问题我的回答如下。在这个世界上，你会发现其实有很多很多的保健品都是打着中药养生茶饮的旗号。那究竟该如何判断选择呢？那今天给各位以下两个标准：

第一，凡是打着可以包治百病旗号的不要选。

第二，凡是打着可以让你返老还童旗号的不要选。

那除了这两项之外，其他的，你就更不要选了。（开个玩笑）

一个轻松的回复之后，咱们严肃地讲："如果在您的生活当中，当真需要购买或者服用一些保健品的话，那么我的建议还是那句老话，找到一位靠谱儿的大夫为您进行量身打造，向你推荐不同的保健品。因为在当今社会你会发现，很多人对于保健品的需求未必就是身体的需要，有可能是心理上的需要。所以说，不管您是为了满足老人心理上的需求，还是觉得自己的身体当真需要补充保健品，我都建议您一定要找到一个专业的、靠谱儿的大夫为您量身打造。"

大海：请问祁老师，上班一整天下来，眼睛干涩，累得不想动了，晚上睡觉还失眠多梦，要补点啥？

祁老师：要补觉呗！从严肃角度来考虑，其实要补觉说得一点都没错啊。中医认为，"白天为阳，晚上为阴，阳主动，阴主静"。那么晚上的阴静的状态就是为了让你好好睡觉，晚上好好睡觉就是为了第二天阳气再次生发，也就是说睡觉是为了阳气生发蓄积能量。所以说，每一天晚上我们都应该静下心来，让自己好好地睡好一觉。因为有句俗话说得好"中药西药，还不如好好睡觉"。

《中医祁谈》第二讲：

熬夜看球如何还能不"上火"

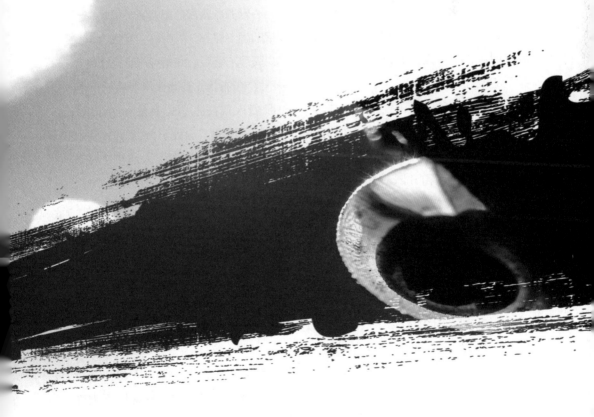

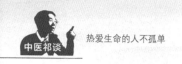

熬夜看球了吗？看球"上火"了吧？你真的知道什么是"上火"吗？如何区分虚火和实火？为什么喝凉茶降火总不管用？

每逢欧洲杯、世界杯等国际比赛，我相信有很多很多的人，一直为着足球所疯狂。尤其在看电视的时候，又听到解说员用着近似歇斯底里并略带沙哑的嗓音，疯狂地去解读某一个片段的时候，很多人会为之热血沸腾，甚至是热泪盈眶。

比如说，各位是否经常听到这种沙哑的声音在说："我们看到现场的观众已经欢呼，并沸腾起来了。因为今天迎来了 A 队和 B 队最激烈、最激动人心的角逐时刻。我们看 A 队的祁老师表现得非常优异。祁老师，二搏一，祁老师连续两个二搏一，球进！哎呦喂，歪了！"

其实对于一个骨灰级的球迷来说，四年一遇的欧洲杯怎么能错过呢？但是熬夜看球的大家，你最近是否出现牙龈肿痛、神疲乏力、口苦口臭又伴随心烦便秘呢？或者说你各种"上火"的症状是不是都爆发了呢？实不相瞒，我作为医生来说，虽然在平时的生活当中经常

告诫自己一定要早睡早起，一定要生活规律，但是遇到这四年一遇的欧洲杯，有时候我也的确是一腔热血不能控制，要为心爱的球队去摇旗呐喊！但是，当睡眠的确不够充分的时候，我就会觉得第二天很不舒服。如果说连续几个晚上睡不好觉的时候，肯定会出现咽干牙痛，一股烈火直往上冒！真是 no zuo no die（不作死就不会死）！

此外，你会发现男人熬夜往往是看球，而女人熬夜往往是看男神，对吧。这也是女人的追求！

那今天就给广大的球迷朋友们来支个招儿，如何让你熬夜看球又不"上火"。我先卖一个关子，我们先用医学的视角来观察一下，看看大家平时都是怎样来对付"上火"的。

说到"上火"，很多人都会选择凉茶来降火，可是这真的能够把火降下去吗？如何区分虚火和实火？中医是如何理解"上火"的呢？

说到如何能让自己的火势迅速降下来，我相信很多人能够想到的，恐怕就是去喝凉茶了。比如说现在正值夏天，很多人的夜生活比较丰富，往往是喝着啤酒，撸着烤串儿，再来一罐儿冰镇凉茶。但是你有没有发现，即使你喝了四五罐儿的凉茶，第二天你还是一样会"上火"。那有朋友会想，这肯定是凉茶的功效不够啊，那我就直接去凉茶店买一杯最苦的降火茶来喝。但是却发现，一杯下去，火没降下来，肚子倒开始腹泻了。

我们先来看看中医是如何认识"上火"的。中医学的阴阳理论包罗万象，比如人体各种身体、心理活动的动能，都可以称为阳；而人的血液、体液、骨骼、肌肉等有形物质都可以称为阴。中医又认为，白天为阳，晚上为阴。那么晚上的睡觉呢就是阳入于阴。但是这个时候你偏偏不睡觉，偏偏起来high（嗨），那么人体的阳气就会重新被调动起来。这个过程，就会伤及人体的阴气，也就是中医所说的伤了津液。我们常说人体健康需要阴阳平衡，那阴受伤之后，相对来说，阳就会变得比较亢盛，所以才会出现了这种"上火"的症状。

这是比较常见的"上火"的一些机理，也是熬夜看球、加班上火的主要原因。那么这个时候如果直接用清热泻火的凉茶有没有效呢？答案是当然会有一点效果。但是你要知道，这种"上火"的根本原因，并非火太大，而是身体的津液不足了。而且呢，清热泻火的凉茶，多是苦寒伤胃，而脾胃是津液化生的源头啊。如果过多地服用凉茶，最后是火没降下去，反而又伤了脾胃。所以，腹泻就是这样慢慢形成的。

另外，如果你长期熬夜，比如长期熬夜看球，长期熬夜加班，长期不睡觉，那么这个时候，你消耗的可并不仅仅是津液那么简单了，你还会消耗掉人体的正气。因为咱们俗话说"耗气伤津"，所以当你长期熬夜不睡觉的时候，你看似表现得是一个"上火"的症状，但你要明白，这种"上火"往往是一种虚火，而不是真正的实火。而你身体的本质往往是两伤，哪两伤呢？一个是津液受伤，一个是正气受伤。

所以，在调整的过程当中，你需要分三步走：第一，要去降你的虚火；第二，要补充人体的津液；第三，还要再去补充人体的正气。

如果你认识到了以上分析的问题之后，那么各位"花样作死界"的朋友们，你们的祁老师会给出什么样的建议呢？我要向大家隆重推荐，我在临床当中应用得非常非常有效的一个方法，那就是——早点睡觉！

这确实是最根本的方法。但是，

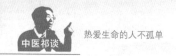

遇到半决赛已经开始了，总决赛还没看的情况，怎么办？

我们言归正传，再次给大家隆重推荐一款非常有效的代茶饮。我的处方如下：夏枯草 15g，竹茹 15g，石斛 15g，陈皮 15g，水煎代茶饮。什么意思呢？就是把这四样药，放在一起煮水。煮多少水呢？煮出你一天能喝的量。也就是说，这一天里你需要喝水的时候咱就喝它了。

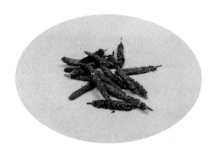

夏枯草

性味归经：苦、辛，寒。归肝、胆经。

功效：清肝火，散郁结。

竹　茹

性味归经：甘，微寒。归肺、胃经。

功效：清热化痰，除烦止呕。

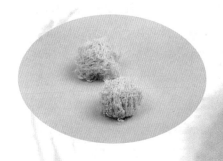

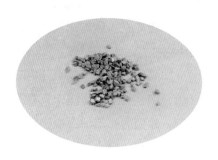

石　斛

性味归经：甘，微寒。归胃、肾经。

功效：养阴清热，益胃生津。

中医祁谈

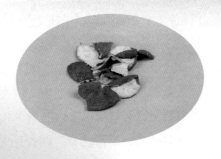

陈 皮

性味归经：辛、苦，温。归脾、肺经。

功效：理气健脾，燥湿化痰。

代茶饮要煮多长时间啊？我的建议是水烧开之后，煮 5 ～ 10 分钟即可。这是给大家推荐的一个代茶饮的方子。

如何从中医理论的角度来分析这几味药？针对熬夜"上火"，为何要选择这四味药？这几味药是如何进行配伍的？

接下来，我们就详细地来讲一讲这个方子的医理。

第一味药叫夏枯草。你会发现这味药的名字取得非常好。它长得比咱们大家所见过的狗尾巴草还要粗，还要结实，很像麦穗，但却没有麦芒。我们都知道，春夏秋冬四个季节的特点是春生、夏长、秋收和冬藏。花花草草在大自然当中往往是在春天萌发，在夏天疯狂成长。但你会发现夏枯草就极具个性，它偏偏在一年当中阳气最盛的时候就枯萎了。

那么各位想一想，一朵花盛开为阳，枯萎为阴。夏枯草最明显的特点就是在一年当中大自然阳气最盛的时候偏偏转阴了，所以这味药就具有很好的沟通阴阳的作用，它能很好地把阳潜入到阴当中。所以从这个意义上来考虑，夏枯草还具有着很好的治疗失眠的作用呢。从中药的药理角度来考虑，夏枯草性质稍凉，归肝经。其作用是清肝泻火，散结消肿。对于现实生活当中那些经常容易发牢骚、发脾气、有无名肝火的人，这味药就显得非常有效了。

那么在刚刚我们所分享的这一个代茶饮的方子当中，这味夏枯草它起的作用是什么呢？第一，它要直接清掉浮在人体之外的那些虚火；第二，它要把阳潜入到阴当中。所以夏枯草这味药在我所推荐的这个代茶饮当中显得非常重要。

我们看第二味药，叫竹茹。竹茹的最大作用是清热化痰，除烦止呕。竹茹最大的特点是往下沉，往下降的。也就是说它的药性是往下走的。用在这个地方，第一，可以直接来清热，直接来化痰；第二，它可以把人体的虚火给往下降！

那么说到竹茹，究竟什么是竹茹呢？对很多人来说其实它并不陌生。竹茹就是取咱们所见过的那些竹子的新鲜茎秆儿，除去外皮，将稍带绿色的中间层刮成丝条儿，阴干而成。说白了，竹茹就是竹子的筋骨！说到"筋骨"二字，其实你会发现，竹子其实一身全是宝。

竹子一身都是宝，有哪几宝呀？比如，当竹子还没有出土的时候，我们可以去挖竹笋，既可以拿来当饭吃，也可以拿来入药；当竹子逐渐往上长，你会发现竹子长出来的叶子，叫作竹叶，也是可以入药的。竹叶入心经，可以清心泻火、利尿通淋；当我们把竹子给砍下来，把它在火上烧一烧，烤一烤，顺着竹竿儿就会流下来很多不同的液体，这东西叫作竹沥。说到竹沥，我相信大家一定非常熟悉一款很常见的中成药，叫复方鲜竹沥口服液，它就是用竹沥做成的。

另外，在中国文人的笔下，竹还是一种君子的象征。我们都知道，文人笔下有梅、兰、竹、菊四君子。竹，是一种风骨。那么，它是一种什么样的风骨呢？它是一种"未出土时先有节，到凌云处仍虚心"的风骨。用竹比喻人的品质，代表着一个人的气质和风骨，所以很多的文人雅士都非常喜欢竹。说到这

点之后，你就会发现，中药又岂止是中药，它也是生活！

这个方子的第三味药，叫石斛。石斛有不同的品种，我建议大家去买那些最便宜的就可以了。石斛的作用是滋阴清热，益肾壮骨。你看，又清了热，又补了虚，还滋了阴，可谓"一箭三雕"。所以现在石斛的价格，被炒得越来越高。但是刚才我说了，只用去买那些最便宜的石斛就可以了。

最后一味药叫陈皮。所谓的陈皮是指陈久了的橘子皮。那么言外之意是橘子皮要放的时间越长效果越好，越陈久效果越好。陈皮的性质偏温，作用是理气健脾、燥湿化痰。

我为什么要在这张方子当中加入一味陈皮呢？那是因为刚才推荐的这张方子前面的三味药放在一起，它的药性还是要稍稍凉一些的。我们一定要用一个偏温的陈皮来反佐一下，调和一下。另外这里的陈皮，主要作用在中焦的脾胃部位。让中焦脾胃这个轮子转起来，人体才能觉得更舒服。

所以本讲所推荐的这个代茶饮的方子，具有三个功效。第一可以清热，第二可以滋阴，第三还可以补虚。

如果你既要看球，还一定要为球队疯狂，还要去维持家庭的和谐，还要保证自己的身体健康，那么就不妨煮上一杯代茶饮，煮上一壶代茶饮，

煮上一锅代茶饮，和你的家人，和你的朋友，一起享受球赛的疯狂，一起来保证自己身体的健康吧。

好了各位，热爱生命的人不孤单，就让他们相遇在《中医祁谈》。本讲话题就到这里，接下来是咱们的互动答疑环节，我们来看看同学们都有什么样的留言。

祁营洲老师互动答疑区

三维潮饭：真心不错，你们也太大胆了，把中医玩成这样。

祁老师：我的回答是：人有多大胆，地有多大产。社会在发展，知识在进步，中医会玩儿成啥样谁也保不住。那么，究竟能玩儿成什么样子呢？请继续关注《中医祁谈》。

鱼香肉丝：请问祁老师，心火太旺，失眠了怎么办？老师能讲讲具体方法吗？

祁老师：这位听众，听完了咱们第2期节目，我相信你一定对一味药记忆犹新，那就是夏枯草。我们说夏枯草是一味沟通阴阳的良药，它可以使阳潜入到阴当中，所以它也是治疗失眠的一味良药。况且呢，夏枯草本身就具有清热泻火之功效。另外，对心火太旺，我建议在夏枯草的基础之上，你可以再加入另外一味药，叫作淡竹叶。因为淡竹叶归心经，直接具有清心泻火的功效。那么可以把这两味药作一个代茶饮，我的处方如下：夏枯草15g，淡竹叶10g，水煎代茶饮。

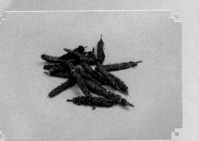

夏枯草

性味归经：苦、辛，寒。归肝、胆经。

功效：清肝火，散郁结。

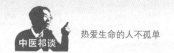
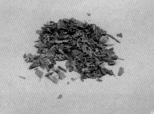

淡竹叶

性味归经：甘、辛、淡，寒。归心、胃、小肠经。

功效：清热除烦，生津利尿。

那么具体代茶饮的服用方法是什么呢？请再回看一遍本讲话题，我们详细地介绍了代茶饮的制作及服用方法。

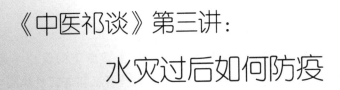

《中医祁谈》第三讲：

水灾过后如何防疫

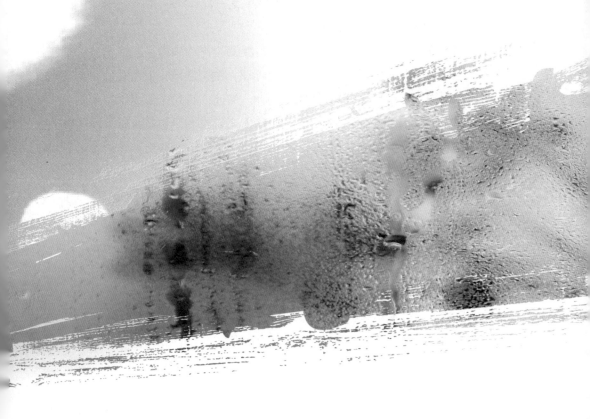

连续的暴雨洪水，灾害接连不断，已经严重影响到人们的正常工作生活。俗话说大灾之后必有大疫，暴雨中的人们可能会出现哪些健康问题？暴雨引起的水湿要如何防范？中医是如何理解水湿的？

每到夏天很多城市都会迎来几场强烈的雨水天气，届时朋友圈满满刷屏的除了暴雨、暴雨还是暴雨，因为暴雨已经不仅仅是暴雨，而是一场灾难。很多人在朋友圈中晒出的照片，令人触目惊心啊。比如：楼梯里的灌水像瀑布一样，农田成片成片被淹，房屋倒塌等等。但更让人震撼的是前往一线进行救援的那些武警官兵们，因长时间浸泡在水中，双脚已经看不出本来的模样，着实让人心疼。再比如一名新兵和他的 40 名战友搬运了 1400 袋沙包和石包，手掌已烂出了 5 个洞，也同样让人心酸不已呀。

今天的节目中，首先应该对广大的武警官兵表达我们最崇高的敬意，同时请各位注意，除了大家通常关注的视角之外，还有一群同样坚守在岗位上，但却很容易被大家遗忘的群体，这就是我们广大的医务工作者。

暴雨肆虐下的医疗场景是什么模样？为什么祁老师戏称医生要学游泳？为什么说医患关系是世上最亲密的关系之一？

暴雨会严重阻碍人们的生活，学校停课，航班取消，火车停运，公司调休。然而，医院还得正常运转，因为病人还得看病，甚至急诊人数还要猛增。于是恨不得是病人要撑着船前来就诊，医生要蹚着水、撑着伞前去救治。看到很多类似的画面时，让我顿时就体会到了四个字：风雨同舟。比如新闻中曾报道武汉的某家医院，为了让病人有序进入医院，在水中搭起了"木道"。许多工作人员浸泡在水中指挥着现场，以确保病人就医不受到影响。

这则新闻在我的脑海中甚至浮现出了一幕非常夸张的场景：

一位医生和一位护士隔着风雨，隔着滔滔的浑水，是的，是浑水！隔着浑水相望，医生站在门诊大楼前朝着对面大喊："张护士，有船吗？"

"祁大夫，没有船了！要不你游过来吧。"

医生继续喊："张护士，我不会游泳。我要到对面的病房大楼，去看看李大爷。"

"不用过来啦！李大爷今早出院了，就是坐船回去哒。"

虽然这很像电影里面的画面，但是现实生活中真的就有这样的场景。另外，通过这次水灾，可能也会让很多医生意识到，会游泳也要成为医生的必备生存技能。因为在医患关系很紧张的今天，很多人调侃说医生除了医术，必须要学会武术。而在今天的水灾面前，将又有了新的课题，那就是要学会游泳啊。

如果当真如此，我猜想有一天，刚毕业的年轻医生前去某医院面试，自信满满地对院长说："院长大人，这是我的学历证书。您看，医学博士，本硕博连读。我学习期间，年年一等奖学金，两届学生会主席。您看，这是我发表的论文，都是顶级学术杂志，国际权威标准啊。还有，这是我目前正在参与的科研项目，都是国家自然科学基金，国家博士后科学基金，国家高新技术研究发展计划。"

只见院长淡淡一笑说："朋友，

这些只是行医的最基本标准。请问——武术会吗？跆拳道会吗？少林拳会吗？咏春会吗？不会？那你会游泳吗？能一分钟水中前行800米吗？能水下闭气3分钟吗？不会？实在抱歉，不能录用。"

各位会发现，当今社会对医生的要求越来越高，一位医生简直就是一个能上天、能入地，又能扛得住死去活来工作的超级综合性人才啊。

其实通过以上这些比较夸张的讲解和举例，我也只是想恳请广大的病患朋友们一定要尊重身边的每一位医生，同时我也要恳请收听本节目的每一位医生要善待自己的每一位病患。因为从理论上来说，医患关系是人世间最亲密的关系之一。患者离开医生，便无法战胜疾病；而医生离开患者，便也失去了存在价值。医患之间只有相互依存，才能抵达彼岸。

如果因为医患关系导致医生都不敢从医，真不敢想象以后看病要怎么办。所以本节目倡导良性的、健康的医疗环境，如果天下太平江湖和谐，还去练什么武功呀，武功再高也怕菜刀！

俗话说大灾之后必有大疫，暴雨中的人们可能会出现哪些健康问题？"湿气"分为哪两种类型？中医是如何理解湿气的？我们又该如何防范？

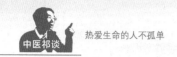
好了，回到我们严肃的医学话题。俗话说，大灾之后必有大疫，做好必要的防护工作显得非常的有必要。水灾发生后，我看到各地卫生部门以及各辖区的医院已经做了大量的工作，采取了很多防疫措施。比如如何注意饮食安全，如何消毒，以及如何积极灭蚊、灭苍蝇、灭老鼠等等。这些本讲话题中不再赘述。接下来祁老师将会从中医的视角告诉你如何去做那些力所能及的防护措施。

每逢火热的夏季，南方本身就暑湿为重，再加上中国还有很多地区降水量增多，难免会水湿为困。

医生看病的时候，经常说身体湿气重，湿气是什么呀？湿在中医中是六邪之一，它的特点总结起来就是：湿性黏腻、湿性重浊、湿性趋下。湿性黏腻什么意思呢？就是非常黏，又潮又湿的这种感觉；湿性重浊，就是相当于"沉"，人会感觉到自己走不动，懒得动，身上很沉重；那么湿性趋下呢？就像水往低处流，当你感受趋下的湿邪后，容易生湿的人会出现身体下部的疾患。比如男士可能会出现阴囊潮湿，女士会出现一些妇科炎症，白带增多、阴道发痒等。在受到湿邪入侵的初期，只是一个简单的湿。但是，时间长了之后，湿是可以化热的，这叫"湿郁化热"，这是感受湿气的第二种类型。

为什么湿郁会化热？面对初期的湿以及化热的湿，中医是如何用药的？

湿邪为什么会化热呢？咱们举个例子，比如早晨起床洗脸之后，你的毛巾忘了挂起来，揉成一团儿扔在了盆里。晚上回家之后呢，你会发现毛巾中间就会发热。这就是生活当中典型的例子，是"湿"郁结在一起化成了"热"。如果这个例子你还不太容易理解，咱们再来举个例子。小麦等其他农作物收获的时候，农民都会将它晒干后储存，把它放在一个大缸或者是一个大窖里边儿。如果晒得不够干就存起来的话，过不了几天，你把手伸进大缸里边儿，就会发现里边是发热的，这也是一个湿郁化热的典型例子。所以我一直在讲，我们学中医，应该观天、观地、观人，才能感受到中医的精髓。

生活当中处处都有中医，生活即中医，中医也就是生活。

针对不同的湿，咱们要如何选择用药呢？

所以"湿气重"基本上有两种类型，一是在感受湿气的初期，大多表现为单纯的"湿"；第二种类型是"湿郁化热"，也就是时间长了之后，湿和热交杂的一种状态。当你明白了这个道理之后，我们究竟应当如何应对呢？

在此，我教给大家一个非常非常简单的方法，就是拿起镜子仔细地查看自己的舌苔。如果您的舌苔以白为主，甚至是又白又厚，那么你就可以判断您体内的病机主要是以湿为主。这个时候我建议大家可以直接服用一款非常经典的中成药——藿香正气水，一次1支，一天2次，连续服用1到2天即可。藿香正气水，正如同刚才我所讲的，是一款非常经典的中成药，具有很好的解表化湿、理气和中的作用。

如果您的舌苔，不是以白为主，而是白中带黄，这说明已经湿郁化热了。那么，这个时候喝藿香正气水就不合适了，因为藿香正气水这款中成药，它的药性偏温，当湿郁化热之后再用偏温的药，就显得不大对证了。

如果湿郁化热还非要想用藿香正气水，究竟该怎么办呢？我们不妨就用其他药来配伍一下。你可以配伍一些具有清热作用的中药，放在一起服用就可以了。比如你在服用藿香正气水期间，可以用栀子泡的水，或者淡竹叶泡的水，或者车前草煮的水搭配着来服用，这样就可以完美解决问题了！

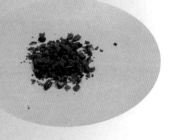

栀　子

性味归经： 苦，寒。归心、肝、肺、胃、三焦经。

功效： 泻火除烦，清热利湿，凉血解毒，消肿止痛。

淡竹叶

性味归经： 甘、辛、淡，寒。归心、胃、小肠经。

功效： 清热除烦，生津利尿。

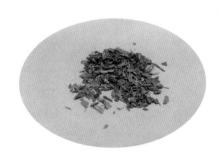

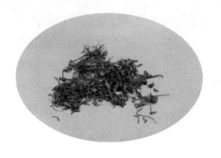

车前草

性味归经：甘，寒。归肾、肝、肺经。

功效：利尿通淋，渗湿止泻，清肝明目，清肺化痰，清热解毒。

所以呢，学医要明理，明了理之后很多药你就可以灵活运用了。

针对已经湿郁化热的情况呢，推荐给各位一款中药代茶饮，我的处方如下：藿香 15g，佩兰 15g，石菖蒲 15g，芦

根 15g，白茅根 15g，薄荷 10g。好，以上的六味药水煎 5 分钟左右即可，代茶饮用，每天一剂，连续服用 5 ~ 7 天。这六味药配合在一起，具有很好的芳香开窍、清利湿热、避疫祛秽的作用。

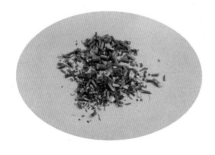

藿 香

性味归经：辛，微温。归脾、胃、肺经。

功效：化湿，解暑，止呕。

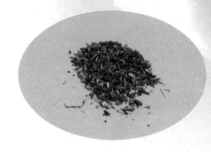

佩 兰

性味归经：辛，平。归脾、胃、肺经。

功效：化湿，解暑。

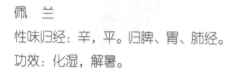

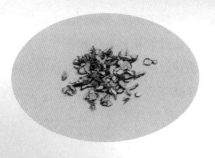

石菖蒲

性味归经：辛、苦，温。归心、胃经。

功效：开窍宁神，化湿和胃。

芦　根

性味归经：甘，寒。归肺、胃经。

功效：清热生津，除烦止呕。

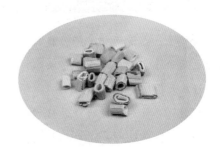

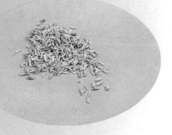

白茅根

性味归经：甘，寒。归肺、胃、膀胱经。

功效：凉血止血，清热利尿。

薄　荷

性味归经：辛，凉。归肺、肝经。

功效：疏散风热，清利头目，利咽，透疹，
疏肝解郁。

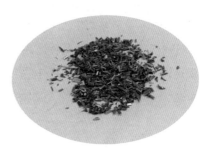

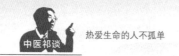
如遇水灾，以上推荐处方和所有用药，大家均可作为对自己、朋友及家人进行第一步初级诊断的治疗对策。如果病情比较严重，还是请及时就医，以免延误病情。

好了各位，热爱生命的人不孤单，就让他们相遇在《中医祁谈》。本讲话题就到这里，接下来是咱们的互动答疑环节，我们来看看同学们都有什么样的留言。

祁营洲老师互动答疑区

时间煮雨：请问祁老师，我熬夜看球之后除了上火，还出现了头疼，疼了好几天了，要怎么办？

祁老师：针对这位听众的提问，我的回答是：你明明知道自己是熬夜看球后出现了上火，那么接下来你需要明白的是，这个头疼非常有可能是上火的并发症。因为不管是实火也好，还是虚火也罢，统统都可能导致头疼。所以说，针对这个听众的提问，我的建议非常明确，建议你直接采用第2期节目当中分享过的一个代茶饮拿来饮用即可。

爸爸小宝：请问祁老师，阳虚的人熬夜也可以喝这四味药所组成的代茶饮吗？还是说要再加入其他的草药呢？

祁老师：请这位听众一定要明确，我们在第2期节目中着重分享了一款代茶饮。我当时讲到这款代茶饮具有以下三点功效：第一是降虚热，第二是滋阴，第三是它还具备一定的补益作用。所以在我们的现实生活当中，凡是对以上三点具有需求的人群，统统都可以用这款代茶饮进行调理。换句话说，如果你既想让自己降虚热，还要让自己滋阴，还需要获得一定的补益作用，那么这款代茶饮都是可以拿来饮用的，而不分什么样的体质。

而针对这位听众所说自己的阳虚体质，我的建议更加明确，你完全可以在生活当中针对自己的阳虚体质进行专项的调理，完全没有必要把针对阳虚的调理和咱们现在针对熬夜上火的这种代茶饮混在一起，分开进行是完全可以的。

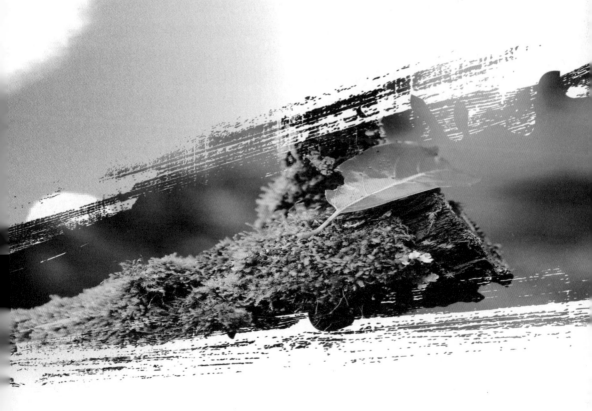

《中医祁谈》第四讲：

三伏贴，你贴不贴

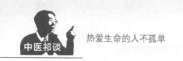

说到三伏天，你首先会想到什么？源自清代的三伏贴，真的适合每一个现代人吗？三伏贴到底有什么用？你真的适合三伏贴吗？

目前在中医圈中，能以秋风扫落叶之势锐不可当地风靡全国，几乎成为全民总动员最大热点的，莫过于三伏贴了。是的，在中国，炎炎夏日，有一股最炫民族风，风靡大江南北，叫作三伏贴！

这股最炫民族风竟然还曾引起交通部门的注意。我就曾经收到过一条交通部门的官方短信。短信的内容如下，说：即将进入三伏天，预计从某日起，北京各大中医院周边的道路交通压力将会明显增加，各位市民出行请提前选择好合适的路线。

当时我这心头一震，又到了一年一度的三伏天了。

据我所知，有很多人都在贴三伏贴呢！还有不少医院摇旗呐喊，甚至举行了大型义诊活动来推广三伏贴，仿佛三伏贴立马成为了万能贴。咱先不说这三伏贴到底对人体有什么作用，单看这架势，至少就有一个好处，那就是越来越多的人开始更加关注中医了。

的确，人们关注了，并且了解冬病夏治了，于是以三伏贴为主的"冬病夏治"就开始了。看到很多医院如此壮大的场面，我感慨于人们对于这种传统中医疗法的认可和追捧，但同时我也表示深深的担忧，我甚至觉得这些场面真的有点儿可怕！因为这三伏贴用得太泛滥了！！！所以，在本讲话题中，我真心希望能为三伏贴"验明正身"！

首先，什么是三伏贴呢，这里我实在是不想再赘述了。因为现在几乎每一家中医院的大门上恨不得都贴满了关于三伏贴的介绍，以及详细指出具体需要哪几天来贴。所以接下来，咱说点儿大家不知道的。

三伏贴起源于什么朝代？到底什么是三伏贴？三伏贴的治疗原理是什么？你真的适合三伏贴吗？

所谓三伏贴疗法，其实可以追溯到清代，又名天灸。三伏，就是初伏、中伏和末伏的统称，是一年当中最热的时候，出现在每年阳历的7月中旬到8月中旬。

选择在三伏天贴敷，是根据中医"冬病夏治"的理论，针对诸如支气管哮喘、过敏性鼻炎等冬天易发作的宿疾。选择一年中最热的三伏天，是因为这时候是人体阳气最盛的时候，通过这些辛温祛寒的药物贴在身体不同穴位上进行治疗，可以减轻冬季虚寒性疾病发作的症状。

那三伏贴到底是由什么组成的呢？三伏贴药物主要是由诸如白芥子、细辛、甘遂等组成的。当然，很多医院也会适当调整组方，但主体作用主要是温肺散寒、止咳平喘、化痰散结、开窍通络。我这么一解释大家可能不太容易理解。那咱们就简单地概括一下，三伏贴的作用就是为了补充人体阳气，促进人体代谢循环，加强人体抵抗力。

咱们再说说这"冬病夏治"。"冬病夏治"这四个字是中医学当中防治疾病的一个极具特色的重要方法。它是根据《黄帝内经》当中"春夏养阳"的原则，利用夏季气温高、人体阳气比较充沛、体表经络当中气血比较旺盛等这些有利的时机，通过适当地内服或外用一些方药来调整人体的阴阳平衡，从而可以使一些宿疾得以改善和恢复。

大家都知道，夏季自然界阳气比

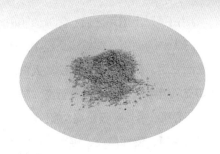

白芥子

性味归经：辛，温。归肺、胃经。

功效：温肺化痰，利气散结。

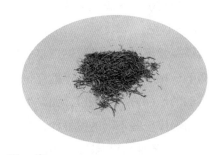

细　辛

性味归经：辛，温。有小毒。归肺、肾、心经。

功效：祛风散寒，通窍，止痛，温肺化饮。

较旺盛，所以人体的阳气也会比较浮越，因此这个时候对阳虚体质的人用一些助阳的药物，就可以很好地发挥扶阳祛寒、扶助正气、祛除冬病的作用，并且还可以为秋冬储存阳气。人体的阳气足了，在冬天就不太容易被严寒所伤！所以，"冬病夏治"应该是属于中医"缓则治其本"的治病原则。

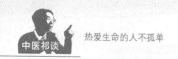
明白了以上道理之后，你就该明白了，三伏贴的适用人群应该是经中医辨证论治之后，属于虚寒证的那类人群。诸如支气管哮喘、慢性支气管炎、肺气肿、肺心病、慢性呼吸衰竭、慢性咳嗽、反复性感冒、慢性鼻炎、慢性咽炎等多种属于虚寒性的肺系疾病。

比如像一些过敏体质，或者内火比较盛，本身就是阳盛体质；再比如说本身容易痰郁化热，再或者对贴敷药物容易过敏，这类人群统统都不适合使用三伏贴。

需要强调的是，三伏贴只是治疗疾病的一种手段，可千万不能完全替代其他的治疗方法。所以，如果你正在服药治疗一些不同的慢性病，在贴敷期间千万不要盲目减药或停药。

三伏贴只是一种针对适宜人群的辅助治疗方法。而在现实生活当中，很多人都把它想象成了万能贴，似乎可以包治百病。更有甚者，还有人问，祁大夫，三伏贴能减肥吗？需要贴哪儿呢？我回答说，那就只能贴嘴上了。

贴敷为什么要辨证论治？如何选择适合自己的三伏贴？贴敷有哪些注意事项？

其实，中医最大的特点就是辨证论治，没有什么药是适合所有人的。即

使三伏贴是可以增强抵抗力、提升人体阳气的药，也不是所有人都适合用。甚至还有人过来质疑我说，祁大夫，你看别人都贴了，我不贴不是亏了嘛。对于这样的病人，祁老师真真是不愿再接诊了！难道连吃药你也要盲目攀比吗？

这还不算最可怕的，更有甚者，为了方便，竟然自行网上购买三伏贴来使用。我只能说，这些人的胆子真够大，网购药的质量怎么去保证呢，成分也难以判定。如果再自行贴敷，你的取穴是不是也容易出现偏差呢，所以治疗效果肯定会受到影响。

如果有人真的需要使用三伏贴，要怎样选择医疗机构呢？当然，各位求养生、求健康的热情我完全可以理解，但是各位如果真的对三伏贴"蠢蠢欲动"的话，在此我强烈建议，一定找一位正儿八经的中医大夫帮你进行体质辨证，看你是否属于三伏贴的适用人群。在我看来，真正靠谱的开展三伏贴活动的医疗单位，应该是那些严肃认真，对每一位病人事先进行察色按脉、辨证论治之后，再给出贴敷建议并针对性进行操作的单位。而那些不分青红皂白，不分男女老少，不辨证，不分选穴就进行操作的做法都是值得去质疑的。

总之，各位一定要持客观理性的态度来对待三伏贴。该方法必须根据

患者不同病情来辨证选药并进行调配，贴敷的穴位也必须辨证选穴，才能真正达到防病治病的目的。而国家中医药管理局在三伏贴的规范要求中明文规定，必须是主治医师或其以上职称的中医，才能从事三伏贴的工作。

所以，既然咱要贴，就要贴对了，好钢要用在刀刃上嘛。

在使用三伏贴的时候要注意些什么呢？在贴敷的过程中，应该严格遵照医院三伏贴治疗的时间规定，千万不要擅自延长贴敷时间。另外，如果你的皮肤出现刺痒难忍、灼热、疼痛等感觉时，应立即取下药膏，一般可以自行痊愈。但如果皮肤出现红肿、水疱等严重反应，你就需要及时就医。

总之，本讲关于三伏贴的话题就是希望能为广大贴敷爱好者拨开迷雾，让大家能够更理性地对待三伏贴。

好了各位，热爱生命的人不孤单，就让他们相遇在《中医祁谈》。本讲话题就到这里，接下来是咱们的互动答疑环节，我们来看看同学们都有什么样的留言。

祁营洲老师互动答疑区

柳枝：请问祁老师，有哪些蔬菜水果可以祛暑湿？

祁老师：针对这样的一个问题，你们的祁老师真心忍不住要推荐给各位一款非常有效，而且还是家喻户晓的蔬菜，那就是冬瓜！

我们在生活中吃冬瓜的时候，基本上都是吃冬瓜的果肉。但是在中医人的眼中，冬瓜一身全是宝。为什么这么讲呢？在中药当中，我们有两味药来自于冬瓜，一味叫冬瓜皮，一味叫冬瓜子。当你吃冬瓜的时候，这个冬瓜皮是被切掉，削去，扔了；冬瓜子是被掏出来，扔了。但在中医人的眼中，这两样东西，它也是药。

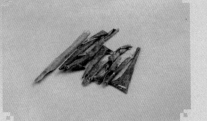

冬瓜皮

性味归经：甘，微寒。归肺、小肠经。

功效：利水消肿。

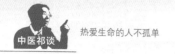
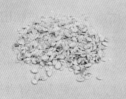

冬瓜子

性味归经：甘，微寒。归肺、小肠经。

功效：清肺化痰，利湿排脓。

不管是冬瓜皮，冬瓜的果肉，抑或冬瓜子，其实都具有很好的清肺化痰、祛湿排脓的作用。所以在生活当中，你不妨有事儿没事儿的时候，就吃一点儿冬瓜。当然，吃冬瓜的时候，可以只吃果肉，也可以带皮带子儿一块儿去煮，都是好的。所以说，冬瓜具有很好的祛除暑湿的作用。

无论我在临床当中和病人解释时，还是在课程当中给学生讲解时，我经常告诉他们，理解任何一味中药，都应该把这味中药放在它正常的大自然的生存环境中去理解，一定要观天、观地、观人，去发现生活当中身边那些最美的本草。

咱们就拿冬瓜子为例，冬瓜子是一个什么样的生活习性呢？它可以在一堆烂泥当中，或者说在一堆牛粪当中逐渐孕育生命，开始长出一支青青翠翠、郁郁葱葱具有顽强生命力的冬瓜秧，逐渐再结出一个大冬瓜来。所以，冬瓜最重要的特点是什么呢？那就是降浊升清，或者叫浊中升清。

所以当您自己吃了冬瓜，喝了冬瓜汤之后，它就可以把人体的那些浊气往下降。浊气降下来之后，人体的清阳就可以升上来，于是人就会变得很舒服了！

惠萍：请问祁老师，学习了《中医祁谈》，感觉自己是湿郁化热，可是喝了代茶饮后又腹泻了，是什么问题呀？

祁老师：各位，咱们分析一下机理。

首先，你要考虑自己的辨证是否准确，是否真的出现了湿郁化热。咱们曾经在上一讲中讲过湿郁化热的典型表现是你要看到自己的舌苔已经并不仅仅是以白为主了，而是白中有黄，或者是又黄又厚，这才是湿郁化热的舌苔。这个时候，当你喝代茶饮时，这个代茶饮既要祛湿，又要清热。

那为什么会腹泻呢？极有可能是因为你用具有清热作用的药物药量比较大。这个时候怎么办呢？你把具有清热作用的药物药量稍微减少一下就可以了。

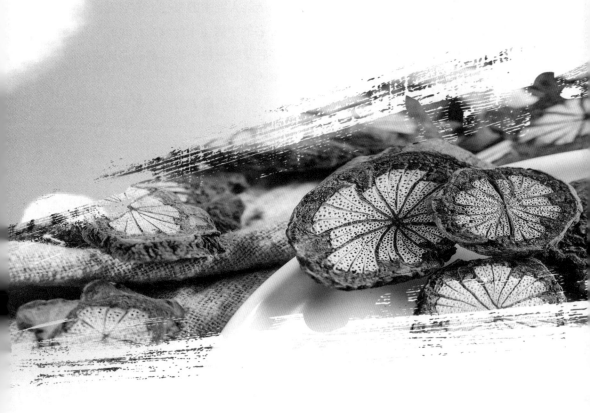

《中医祁谈》第五讲：

你不可不知的健康密码——米田共

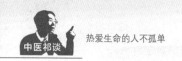

你知道人体粪便中隐藏着怎样的健康密码吗？为什么中医的问诊总会提及大便？正常的大便是什么样子的？自己能从大便中推测出身体的健康程度吗？便秘或者泄泻时应该怎么办？

我在看诊的时候，一位年轻的姑娘被我追问到了大便的情况，比如排泄的频率、大便的颜色、大便的性状等等。我明明看出了人家不好意思，但是还不得不问，因为它将是解答我们身体健康状态至关重要的一个密码。所以本讲话题，就要跟各位聊聊这个你有点儿难以启齿，但又不可不知的健康密码。

我是一个文化人儿，所以必须要讲得文雅一些，于是就借用这个流传已久的称谓——米田共，为了让各位在学习本讲时不那么反胃。说不定你就是边吃饭边学习呢！说到米田共，也就是"粪便"的"粪"字的繁体写法！但一说米田共，是不是顿时就文雅多了。

中医大夫在看诊的时候为什么一定要追问病人米田共呢？这就不得不提到明代的一位名医——张景岳。我们说，中医诊断讲究望、闻、问、切四诊合参。关于望、闻、切咱们在

本讲中先按下不表，具体到问诊上，究竟应该问什么呢？我们的张景岳张大夫曾经也在不断地问诊，最后在总结前人经验的基础上给后人留下了著名的中医《十问歌》，我们现在这些后辈就是按照张前辈的遗训进行问诊的。

《十问歌》的开头两句就是：一问寒热二问汗，三问头身四问便。您瞅瞅，一问寒热二问汗，三问了头身，这第四项就是问我们身体的米田共。你可知这米田共位居问诊榜单前四强啊，由此可见其重要地位不可忽视。

当然了，对于医生来说，现实的临床操作中，我们也不一定严格按照这个顺序来问诊，那样就显得太死板了。另外，前人告诉我们的"问便"，其实指的是问二便，也包含了小便的情况。但在本讲话题中，咱们主要探讨的是米田共。

中医问诊必问二便，可见米田共

作为身体健康状态的记录者当之无愧。其实，在医学诊断中人体排泄物都具有非常重要的意义，但是现实生活中人们却不愿谈及，认为这些都是污秽之物。但你想一想，如果真有好几天你见不着它，你是不是也觉得浑身不舒服？那今天咱们就来扒一扒米田共的八卦。说到"八卦"二字，我们扒的必须是那些严肃的八卦，因为毕竟我是一位医生！

米田共的前身是什么？怎么知道自己的米田共是否正常呢？米田共和身体健康状况有着怎样的联系？自己能从米田共中推测出身体的健康程度吗？

米田共的前身是小肠里的食糜。那究竟什么叫食糜呢？在此首先给各位一个关于食糜严肃的定义，食糜是指食物被磨碎之后像粥一样的物质。大家都知道，食物经过口腔内牙齿的咀嚼、舌头的搅拌与唾液的混合，吞咽后进入胃。这个时候胃壁肌肉的运动会再把食物磨得更碎一些，并与胃液充分混合，形成粥一样半液体状的物质，这个就叫作食糜。

我们再说说小肠。成年人小肠有4到6米长，如果从小肠再往前推的话，依次是胃——食管——口腔，这条通

道的工作状态将直接影响着人们的生活幸福指数。

刚才我们说，米田共的前身是食糜，但各位千万不要理解为食糜的主要成分都是食物。因为水分竟然能占到大约3/4，在肠道的整个消化过程当中，大约有9升水在参与，而其中，8.9升水又被回收利用。所以各位，最后你每天留在马桶里的"纪念物"，绝对是你最大程度消化食物后剩余的排泄物。

一直以来，我们从小就被灌输大便中充满细菌、上厕所后一定要洗手等观念，当然这没有错。但其实在固体排泄物中，有1/3是细菌，它们都是从肠道菌群中光荣退役的。另外1/3是植物纤维，它们是无法消化的。所以平时你食用的蔬菜和水果越多，你排出的固体排泄物也就会越多。那最后的1/3是什么呢？是杂牌军，基本上都是身体内的垃圾。比如说残留的一些药物、体内的色素、多余的胆固醇等等。

那么什么才是健康的米田共呢？米田共的主打颜色是黄色或棕色，其他的颜色多多少少都是非主流的。从中医的角度来说，健康人的米田共，应该是每天一到两次，成形而又不干燥，排泄比较通畅。大便当中没有脓血、没有黏液，也没有那些未

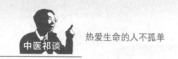
消化的食物等，排泄完之后应该是一身轻松。

但在当今社会快节奏生活的追赶下，很多人的米田共不尽人意。在此祁老师就教给各位一些自我诊断的方法。

如果大便是清稀的，或者是如水样，甚至还有不消化的食物，那么这种情况多属于寒湿泄泻；如果大便颜色偏黄、不成形、又很臭，那么这种情况多属于湿热泄泻；如果大便性状如果冻，而且还夹有脓血甚至还兼腹痛、里急后重者，那么这种情况大多属于痢疾；如果大便颜色偏灰白，这种情况黄疸病人会多见一些；如果大便比较干燥，干如羊屎，排出比较困难，那么这种情况多属于实热证，多见于体内热盛、胃火上亢等；对于小儿来说，如果发现大便偏绿，这多为消化不良的征兆。

最后，咱们再说说便血的情况。大便下血，有两种情况，如果是先血后便，血色又比较鲜红，一般提示是近处出血，多见于痔疮这类出血情况；但如果是先便后血，血色又比较暗一些，一般提示是远部出血，多见于胃肠道的疾病。

所以各位，每天观察一下这位老朋友，要学会提前预知身体发出的不良信号，为下一步应对做好积极的准备。

腹泻是由什么导致的？家里可以常备哪些用于止泻的中成药？调理腹泻的基本思路是什么？

关于米田共，生活当中我们最常见的非正常表现往往有两个极端：要么是泄泻，要么是便秘。便次增多，便质稀薄，甚至便稀如水样，我们称之为"泄泻"。这种情况多是由于饮食内伤或感受外邪，最终导致脾胃失调，大小肠传导失常所致。一般来说，新病多实，久病多虚。如果你是由于不当的饮食而导致腹泻不止，作为第一级诊断治疗，我建议各位首选一款中成药——藿香正气水！

藿香正气水的知名度非常之高啊，它的作用是解表化湿、理气和中。价格还非常便宜，一次服用 10 毫升，一日 2 次即可。

当然，如果你不愿意喝藿香正气水，也可以选择另外一款中成药——木香顺气丸。一次 1 袋，一日 2 次。木香顺气丸也是一款非常经典的老药，它的功效是行气化湿、健脾和胃。为什么要行气化湿呢？因为吃多了就要行气，往下通一下。吃多之后，影响了脾胃的运化功能，所以我们要健脾和胃。当运化功能降低后体内又容易产生湿邪，最终会导致泄泻，所以这个时候我们要去化湿。

而如果是长期泄泻或者便溏，则往往提示脾胃虚弱，运化能力下降。这种人往往除了经常拉肚子之外，还会出现体倦乏力、消化不良、食欲不振、身体消瘦、脘腹胀满等症状。针对这样的泄泻，我建议大家直接选用一款中成药——参苓白术丸。一次1袋，一天3次。这款中成药具有很好的健脾益气、祛湿止泻的作用。由于久病多虚，这里我要提醒各位，要服用相对较长的时间方可见效。

便秘一定是上火导致的吗？关于便秘，祁老师会给出怎样的代茶饮？

接下来咱们再说说便秘！便秘其实也有很多种情况，但我发现，在当今社会，很多人便秘都有个特点。你是否也会发现，很多人便秘往往都是这个样子，先干后稀，一开始拉得挺费劲，但一旦出来之后，后面就稀了。这是一个非常典型的寒热错杂的情况。

因为现在人们吃的东西寒热错杂，于是就导致了肠道中也是一个寒热错杂的大环境。比如很多人夏天喜欢吃烧烤，同时配上冰镇啤酒。那么各位想一想，当羊肉配冰镇啤酒的时候，肠道就会出现一种寒热错杂的格局。因为羊肉本身是火热之性，性是热的、温的，烧烤之后再放上很多孜然，它的火热之性更强。这个时候再配上冰镇的啤酒，肠道内一定是一个寒热错杂的格局。

如果实在管不住嘴导致了寒热错杂，这个时候单纯清热则寒去不了，单纯去温则燥又去不了，怎么办呢？就必定要在用药的过程中寒热并用，因为单纯去润肠通便或者单纯去泻下都是不够的。那么针对这种情况，我在临床当中经常应用三味药，分享给大家尝试。我的处方如下：艾叶6g，红藤20g，火麻仁15g，水煎代茶饮。

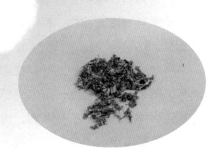

艾 叶

性味归经：苦、辛，温。归肝、脾、肾经。

功效：温经止血，散寒调经，安胎。

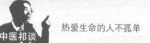

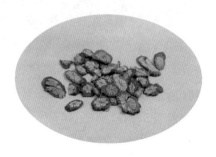

红　藤

性味归经：苦，平。归大肠经。

功效：清热解毒，活血止痛。

- -

火麻仁

性味归经：甘，平。归脾、胃、大肠经。

功效：润肠通便。

- -

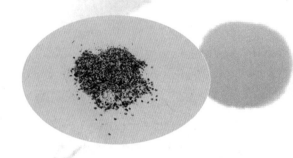

　　我们首先来看艾叶。艾叶不光可以外用，也可以内服。它的作用是理气血、逐寒湿。既然它可以逐寒湿，那么证明艾叶的药性是偏温的。

　　第二味药是红藤。既然颜色是红的，那么往往可以入血分，它的作用是活血通络、败毒散瘀。

　　为什么一定要败毒散瘀呢？因为我们经常吃很多不同的食物，使得肠道里面堆积了很多类似于毒素的东西，这个时候如果单纯去通的话，很多毒素是去不掉的，就需要找一种能败毒散瘀的药，而红藤就起到了这样的功效。

　　最后一味药叫火麻仁，它的功效是润肠通便。火麻仁油性非常之大，从中医的角度来考虑，凡是那些油性比较大的药物基本上都会有一定润肠通便的作用。

　　除了火麻仁油性比较大之外，像杏仁、花生仁、核桃仁、柏子仁、芝麻等都会有一定的油性，都可以起到通便的作用。

　　刚才这个配伍中的艾叶、红藤、火麻仁这三味药，火麻仁可以润肠通便，艾叶可温肠道中所受寒邪，再用红藤来败毒散瘀。不仅寒热并调，又可润肠通便。以上推荐的用药和代茶饮，各位可以对号入座，作为大家第一步的诊断标准和治疗对策。当然如果病情比较复杂或者比较严重的话，还需要及时就医，找一位靠谱的大夫为你辨证论治，整体调治。

好了各位，热爱生命的人不孤单，就让他们相遇在《中医祁谈》。本讲话题就到这里，接下来是咱们的互动答疑环节，我们来看看同学们都有什么样的留言。

祁营洲老师互动答疑区

小鱼： 请问祁老师，贴了三伏贴，背后起了很多水疱，自己应该怎么处理？

祁老师： 如果说背上起了很多水疱，往往要追究以下两个原因：

第一个原因，可能是您的皮肤比较敏感，对三伏贴的胶布或者对三伏贴药物本身出现了过敏反应。如果您属于过敏性的皮肤，那么我的论断就很明确，您不太适合三伏贴，就切断继续贴三伏贴的念头吧！

第二个原因，大概是因为您贴敷的时间比较长。很多医院在制造三伏贴的时候，都会对于成人、孩子规定一个安全范围的贴敷时间。如果说您贴敷的时间过长，可能就会出现水疱的情况。如果是这样的话，您就直接减少贴敷的时间即可。

那么对于水疱该怎么处理呢？如果水疱不大，可以不用管，保持干燥，之后人体一般会自行吸收。但如果出现了局部红肿、水疱成片等严重反应，建议及时就医，进行一些外科的处理。

鼠标手： 请问祁老师，我判断自己是寒湿体质，而且发现朋友圈中的确有卖三伏贴的，最终还是禁不住诱惑买来了三伏贴。是否可以按照说明书上的操作来自行贴敷呢？

祁老师： 在上一讲中我非常明确地表示了，网购的三伏贴并不是非常靠谱啊！为什么呢？因为网购的一些三伏贴其药物组成、药材来源我们都无从得知，究竟它的疗效如何我们现在还需要深深质疑。况且在自己贴敷的时候，穴位是否能辨证得非常准确？你到底应该去贴哪些地方？所以说，我的建议还是不贴为好！当然，可以肯定的是，这位同学说自己判断自己是寒湿体质，那么寒湿体质是适合贴三伏贴的。

首先，要告诉你，你应该适合贴三伏贴。同时，如果你真的想贴三伏贴，建议您去找一个非常正规的、靠谱的贴敷机构帮你进行辨证论治，推荐适合的贴敷穴位，以及去购买正规的三伏贴来进行贴敷。

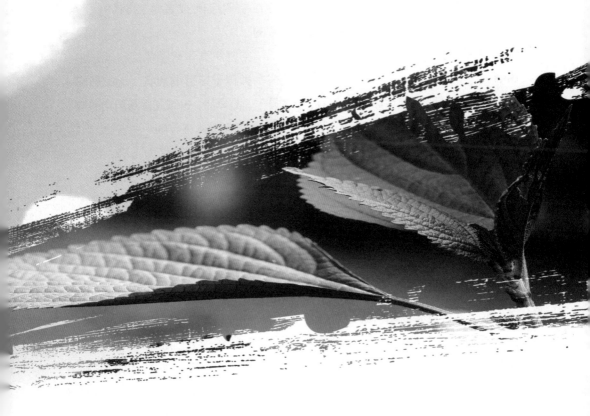

《中医祁谈》第六讲：

我们该如何认识及防治空调病

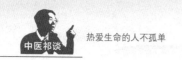

炎炎夏日，不少人都享受着空调带来的凉爽便利。可是，你真的知道如何健康使用空调吗？为什么会产生空调病？空调病都有哪些症状？夏季长期处于空调环境下会有哪些不良的后果？空调病有哪些治疗方法？

每到夏天，朋友圈和微博当中各种晒高温啊。比如某城市连续几天出现超过 39℃的高温天气，或是某城市刷新了持续高温天数的总记录，甚至连台风都忘了"登陆密码"。可谓是挥一挥衣袖，不带走一丝炎热啊。

你还会发现有些地区水火不容，有些地区热到昏厥。骄阳似火，闷热难当，无论你是在办公室还是家里，抑或是往返路上，都恨不得时时与空调为伴，日夜不能停歇啊。于是很多民众纷纷表示，这条命简直是空调给的。"枯藤老树昏鸦，空调 WiFi（无线宽带）西瓜。葛优同款沙发，我就往上一趴。"

可你是否也会发现，当你享受着空调带来的舒适环境时，越来越多的人开始走向了另外一个极端，那就是当空调吹多了，竟然"冻"出了空调病。因空调使用不当而患上"空调病"前往医院就诊的病人也排起了长队。

据有关新闻报道，很多医生都反映夏季里因身体不适前来就诊的病人会急剧增加，其中不少都是因为长期待在空调房间或者是空调环境所导致的。

空调病具体有哪些症状呢？它有很多类似于感冒的症状，比如鼻塞、鼻干、流鼻涕，抑或是浑身肌肉酸痛、头痛，甚至有人还伴随一些腰痛。当然，还有些人会出现记忆力下降，甚至还会出现一些皮肤上的症状，比如发干、皮肤过敏等。更有甚者，还会出现怕冷不适、疲乏无力，严重的甚至还会引起口眼歪斜。这可不是危言耸听啊！前几天我治疗一位病人，就是因为晚上喝了酒，回到家之后吹了一夜的空调，第二天面瘫了。以上都是空调病比较常见的一些症状。

另外，我也发现在近期门诊中，很多小儿患者由于突发感冒，或是伴随咳嗽不停，甚至伴随发热长久不退的情况前来就诊，究其原因，有很多案例也是因为空调使用不当所导致的。

空调病是由什么引起的？空调冷气会侵袭人体哪两个脆弱的地方？肺炎、呕吐、腹泻、肠道冰冷与冷气有怎样的关系？

那么空调病究竟是如何引起的呢？首先，我们来了解一下空调病产生的原因。其实呢，造成空调病主要有以下三大原因。

第一个原因，是空气干燥。大家都知道，长期在空调环境中，你周围的空气难免是干燥的。长期待在这种干燥的空气里，首先很多人都会感觉到自己的眼睛是干涩的，还有些人时间长了之后连嘴唇都是干的。其次，夏天我们穿的都比较少，你的皮肤因为穿衣较少大部分都会裸露在这种干燥的空气里，这个时候即使是不出汗，也会散失大量的水分。再有就是呼吸，我们吸入的是这种干燥的空气，而呼出的几乎是饱和的湿气。这样一来，散失的水分就会更多。

综合以上几个因素我们会发现，当这种情况延续的时间一旦太长，你的鼻黏膜、气管黏膜可能都会变干，严重的人还会发生干裂。于是，人体的免疫力自然而然就下降了。这个时

候，一些不当的细菌或病毒就会乘虚而入，引起类似于感冒、发热、咳嗽等一些不适症状。

第二个原因，是因为房间的密闭性比较强。所以空气的流动性比较差，加上长时间不开窗户，阳光光照不足，最终容易引起致病菌等微生物的滋生。据相关医学统计报道，在有空调的密闭环境内，5到6个小时之后，室内氧气浓度会下降大约13.2%，而与此同时，相反地，大肠杆菌会升高1.2%，红霉菌会升高1.11%，白喉菌会升高0.5%。除了以上的细菌之外，其他呼吸道有害细菌均会有不同程度的增加。

第三个原因，就是室内外温差较大，人体适应不良。大家想一想，室外比较热，室内比较冷，你从室内到室外，又从室外到室内，人体的植物神经系统总是难以适应的，最终会造成人体生物节律的功能紊乱。

具体来说，空调冷气往往会侵袭到人体的两个地方：第一个地方是呼吸道，冷气一旦攻破了呼吸道这个最脆弱的防线，轻则打喷嚏、咳嗽；如果较重的，将会引起下呼吸道疾病，甚至会引起肺炎。冷气容易侵袭的第二个地方，就是我们的关节和胃肠道。因为夏天室外温度高，大伙儿普遍穿得比较少，但是，如果室内的空调冷

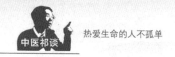
气吹得比较厉害，衣服又穿得比较单薄的话，这样的低温环境就会刺激我们的血管急剧收缩，血流不畅，最终会导致关节的受冷疼痛。像平时很多人会说的脖子和后背僵硬、腰和四肢疼痛，甚至有些人吹空调时间长了会导致手脚冰凉麻木等等，这些都是常见的反应。另外，夏天很多人容易贪凉，又经常喜欢吃冷饮，肠道内外都是冷冰冰的，所以很多人出现呕吐、腹泻症状也就不足为奇了。

治疗空调病的基本思路是什么？祁老师会给出怎样的代茶饮？怎样预防空调病？

了解了空调病的危害之后，我们来看一看究竟要如何治疗和预防空调病。

我们都知道，夏天比较热，我们体内本身就容易产生积热，再加上如果又吹了空调，冷气外袭，于是就会出现外寒内热这样的格局。这种格局，我们把它叫作"寒包火"的格局，就是外边有寒，内里有热。其实几乎所有的空调病都属于寒包火的情况。这个时候，如果你去单纯地清热解毒是不能够完全解决问题的，而最为正确的治疗方法应该是要表里同治。什么叫表里同治呢？那就是，你既要外散风寒又要清解内热。

认识到这个问题之后，大家可以去找自己非常信赖的医生帮助调理。但在本讲中，祁老师要推荐给各位一款简单易操作的代茶饮，只需两味药材就可以搞定。我的处方如下，紫苏叶 10g，栀子 8g，水煎代茶饮。当然，你完全可以煮出来你一天需要喝的量。把这个代茶饮倒在水壶里，不拘时不拘量，一天内喝完即可。这两味药在各大中药店都可以买到，况且这个小方子的价格基本上不会超过 2 元钱。大家想想，如果花上不到 2 元钱就可以治疗一种疾病的话，何乐而不为呢？

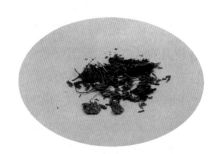

紫苏叶

性味归经：辛，温。归肺、脾经。

功效：发汗解表，行气宽中，解鱼蟹毒。

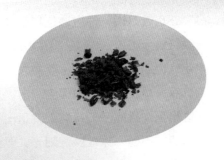

栀 子

性味归经: 苦, 寒。归心、肝、肺、胃、三焦经。

功效: 泻火除烦, 清热利湿, 凉血解毒, 消肿止痛。

咱们再从药理的角度来解释一下。紫苏叶, 它的功效是发散解表; 栀子的功效是清泻三焦。刚才咱们讲了, 对于空调病, 我们既要外散风寒又要清解内热。我们用紫苏叶来发散风寒, 用栀子来清泻内热, 于是这种寒包火的病理格局就会被打破了。

如果说以上两味药材不方便购买, 那也没关系! 我再推荐给你第二种方法, 我们可以从厨房当中找材料。我的处方是, 香菜4～5根、白萝卜4～5片, 同样是水煎代茶饮。大家都知道, 香菜是我们的日常食材, 我们都吃过; 白萝卜更是非常常见, 家喻户晓的一种食材。把这两样食材放在一起水煎代茶饮, 同样煮出来一天的量, 不拘时不拘量, 一天内喝完。

这两个药的作用是什么呢? 这里我称之为"这两个药", 那是因为我站在医学的角度, 药食同源嘛! 香菜在中医当中, 同样具有发散风寒的作用; 而白萝卜具有清泻作用。大家都知道, 吃完萝卜之后气是往下走的, 有往下通气的作用。所以说, 你会发现用香菜和白萝卜同样起到了表里双解的作用, 既外散了风寒又清泻了内热。

所以我经常会给我的学生讲这么一句话, 学医必须要明理。当你明了理之后, 你会发现, 能用药的时候用药, 用不了药的时候可以找食材, 甚至食材和药之间可以互换。当你明理之后, 也许一花一草在你手中皆可为药!

如果代茶饮变凉了, 可千万别怕麻烦, 用热水温一温就可以了。我经常跟我的病人说, 代茶饮或者中药在喝的时候如果凉了, 放在热水里烫一烫就可以了。

好了, 以上两种方法均可表里同治, 既可以外散风寒又可以清解内热, 对于"空调病"的初期症状具有很好的治疗作用, 大家不妨一试。

我发现很多时候咱们都是身不由己, 上班的地方、吃饭的地方, 哪哪儿都是冷气，地铁上的冷气简直就跟不要钱一样。如果在咱们可控的范围内，我们究竟该如何正确预防空调病呢？在此，祁老师强烈建议大家，夏季空调温度不应该过低。我的建议很明确，要以25℃以上为宜。而且也不要经常出入那些温差特别大的地方，以免身体一时无法适应导致疾病。

祁老师还要提醒大家，不要一直窝在房间里吹空调，还是要多出去走一走，呼吸一下新鲜空气，晒晒温暖的太阳，闻一闻雨后青草的味道。也许，大自然就会帮我们唤醒身体的能量，帮助我们来祛除身体的寒湿之气。

中医古典名著《黄帝内经·素问·四气调神大论》篇当中也说到了："夏三月……无厌于日……使气得泄。"什么意思呢？"夏三月"，指的是夏天的整个三个月。"无厌于日"，也就是说，你应该让自己多去接触接触太阳嘛，不要总躲在房间里。"使气得泄"，就是说，要使人体的气机有一个正确的地方得到疏泄。其实这也是在提醒我们，夏天就是出汗的季节，不能一味地躲避阳光，要做到"无厌于日"，要"使气得泄"。而如果长期处在这种空气比较低冷的环境当中，岂不是违背了夏季的养生之道！

中医还说，人体应该顺应天地自然，要顺应春夏秋冬的节律。那春夏秋冬有什么节律呢？春生、夏长、秋收和冬藏。只有顺应了天地自然，才能做到自在欢喜。

好了各位，热爱生命的人不孤单，就让他们相遇在《中医祁谈》。本讲话题就到这里，接下来是咱们的互动答疑环节，我们来看看同学们都有什么样的留言。

祁营洲老师互动答疑区

小安：请问祁老师，您讲的藿香正气水是一款非常经典的老药，那么在喝藿香正气水的时候有没有哪些注意事项呢？

祁老师：这个问题问得比较好！藿香正气水虽好，但也有至少以下两个问题：

第一点，一般的藿香正气水都是含有酒精的，因此喝完之后，可千万不要开车，否则会涉及酒驾的问题。当然，你也可以买那些不含酒精的藿香正气水，价格可能会偏高一些。但在我本人看来，同样作用的藿香正气水，那些便宜的往往反倒是疗效最好的！

第二点，藿香正气水你可不能一直喝。因为这款药的性质是偏温的。喝的时间过长的话，体内会化热，会比较燥。所以需要喝的时候，喝1～2天就可以了，我一般建议不要超过3天。

淡然：请问祁老师，我怀孕快三个月了，可是米田共溏稀一个多月了，医生不给开药，让我喝炒煳的米煮的粥，但效果一般。我之前也被诊断过脾胃虚寒，但从未持续这么久。现在偶尔吃点荤或者受点凉就会腹痛，排水样便，只能喝粥了。不知道怎么彻底根治。您说的参苓白术丸我可以吃吗？艾灸和热敷可以做吗？非常感激您！

祁老师：这是一位非常焦急的准妈妈，孕妈妈，给我们发了一段很长的病情叙述。关于这个问题，作为医生来说，我希望学习《中医祁谈》的各位孕妈妈们都应该引起关注。

我的观点很明确，我对我的病人，在怀孕之前往往建议她们首先把自己的身体调理到一个相对来说

比较靠谱的时机，然后再去好好怀孕，这样的话能够避免怀孕期间很多烦琐的事情。因为你知道，在孕期有很多药是不能用的！当然这么说也是比较理想化的，因为很多人的怀孕未必是完全按计划来走的。

那么具体到这位同学所说的脾胃虚寒的情况，证明这位听众本身就是一个脾胃虚寒的体质，现在怀孕之后，又导致了经常的腹泻。她说到了医生让她喝那些炒煳的米煮的粥。其实，这本身是一个没有错误的小偏方，因为炒煳的米煮的粥具有一定的止泻作用。但是在您身上为什么没有起效，只能说明它的力度可能是不够啊。

您问我吃这个参苓白术丸可不可以，我的答案是可以。一般情况下，孕妇可以吃，但如果体质特殊，或在妊娠期间，有较严重反应和其他症状的，建议在医师指导下服用。

你问我艾灸和热敷可以做吗？我的建议是艾灸和热敷尽可能要少做。为什么呢？从中医的角度来考虑，我们说，产前多热，产后多寒。艾灸和热敷都属于比较大辛大温的治疗方法，如果说你用艾灸和热敷的方法不当的话，有可能会让体内产生过多的热邪。那时就会出现其他不适的症状

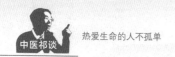

了。而参苓白术丸这个药呢，相对来说要平和很多。

最后，你问我应该怎么去彻底根治呢？我的建议更明确，如果想根治的话，等你生下宝宝之后，可以再去找一位靠谱的中医大夫来进行一段时间的调理，这样才能调节过来。我并不建议你现在在孕期就要彻底去根治这个问题。孕期你应该：第一，好好养胎；第二，保持心情开朗；第三，做好你要做妈妈的各项准备。

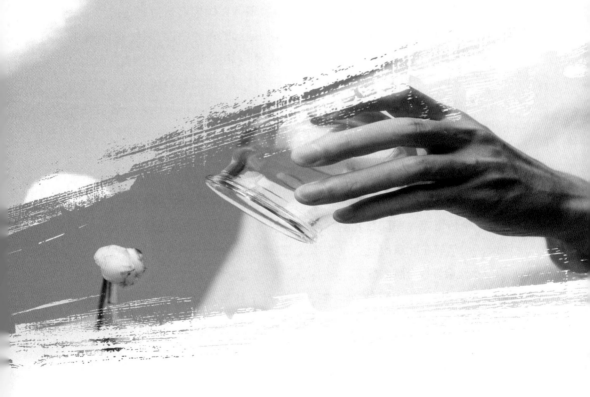

《中医祁谈》第七讲：

奥运冠军菲尔普斯的"洪荒之力"

——火罐疗法

奥运冠军菲尔普斯都在用的拔罐，真的是外媒口中的东方神秘法术？早在先秦时期就已经使用的火罐疗法，到底有什么神秘力量？拔罐适用于哪些症状？你真的适合拔罐吗？

2016 年让全球共同瞩目的最大热点之一莫过于里约奥运会。每届奥运会，有吐槽的，有点赞的，可谓众说纷纭，但其实每一届奥运会都是在熙熙攘攘及嬉笑漫骂中经过了一个又一个的赛事。本人曾经担任伊朗国家男篮队医，期间随队经历了太多类似的赛事怪相以及不同的赛事新闻，所以关于本次奥运会的诸多传统新闻，在我眼中也只不过是一个赛事的战况播报罢了。

但有一哥们儿，却因拔火罐再次火了。话说这名运动员叫菲尔普斯，说到这哥们儿，很多人都认识他，本身就是一个传奇嘛！美国著名的游泳运动员，八年前在北京奥运会创下单项（届）奥运会 8 枚金牌的纪录。当时，给我们带来的震撼应该还记忆犹新吧。31 岁的他在里约奥运会上继续保持着自己前无古人的"金牌收割机"称号，成为历史上获得金牌数量最多的运动员，仅用 1 条泳裤，1 个泳帽，1 副泳镜就征服了整个世界。

稍微留神的观众在看比赛的时候一定会发现菲尔普斯满身瓢虫一样的斑点，红一块紫一块。很多国外的观众纷纷惊呼，似乎是某种"神秘的东方力量"在操控着这位奥运冠军。莫非在遥远的东方古国，有一种神秘的"法术"，相传拥有了它就拥有了健康？

其实，别说是中医大夫，任何一个中国人立马就能认出来，这不就是拔火罐吗？对啦，这就是我们中国人自古以来司空见惯的中医疗法——拔罐。如果不是这次菲尔普斯的拔罐新闻，我还真就差点忘了，早在几年前，我几乎每天都在用拔罐的方法帮助伊朗球员进行辅助治疗。

拔罐对于中国人来说是很熟悉的，但对于外国人来说，仿佛是发现了新大陆一般啊，看到"飞鱼"这一身大红斑，真是一脸茫然。奥运会比赛期间，西方媒体大篇幅对这些红斑进行了报道。所以本讲中，祁老师要给大家乃至全球的中医爱好者们做个科普：

这个是拔罐拔出来的，不是用嘴亲出来的。拔罐也并非那么神秘，甚至是每个人都可以学得会的。另外近几年的体育赛事中其实都有中医的影子，本届奥运会也只不过是沿袭了曾经用过的保健方法而已。

火罐疗法到底有什么神秘力量？火罐的治疗原理是什么？

那么"拔火罐"到底是一种怎样的疗法呢？它又是如何缓解疲劳与疼痛的呢？

中医的拔罐疗法，古称角法，因为最早是以牛角来制作罐子。到了现在，玻璃罐、竹罐、抽气罐比较常用。拔罐是以各种罐为工具，利用燃烧、抽气等方法，造成罐内负压，从而吸附于人体的特定部位，引起皮肤的充血或瘀血，以治疗疾病的一种方法。拔罐具有温经通络、祛湿散寒、平衡阴阳、拔毒排脓、活血行气等功效。

西医是如何看待火罐的呢？从西医的理论来解释，拔火罐是通过物理刺激和负压，人为造成皮下毛细血管破裂、瘀血，进而调动人体干细胞的修复功能及坏死血细胞的吸收功能，从而达到促进血液循环、提高和调节人体免疫力的作用。

拔罐的适应证非常广泛，为临床常见病的辅助疗法，可适用于多种常见病以及慢性疲劳综合征等。一般多用于诸如风寒湿痹、颈肩腰腿痛、软组织损伤以及伤风感冒、咳嗽、哮喘、胃脘痛等疾病。咱们举个例子，比如平时最常见的就是在背部拔罐或者是走罐，这些方法对于感冒、发热、咳喘、肩周炎、腰肌劳损等疾病都有很好的治疗作用。再比如说，我以前经常喜欢给运动员采用走罐疗法。因为在我看来，走罐集温灸、拔罐、刮痧、按摩为一体，综合作用于全身，可以起到有病治病、无病强身的作用。

如同我刚才所说，拔罐疗法是通过对腧穴局部的负压吸附作用，使体表的组织产生了充血、瘀血等变化，从而改善了血液循环，使经络气血得以通畅，瘀血得以化散，对于局部组织来说，就起到了消肿止痛的作用。于是就对运动员的身体损伤和疲劳恢复起到了不错的疗效。

咱们老百姓平常能用拔罐做保健吗？拔罐疗法对日常保健具有极好的调整阴阳的作用。接下来祁老师就以慢性疲劳综合征为例，教给各位可操作性的拔罐方法。

首先咱们讲讲什么叫慢性疲劳综合征。慢性疲劳综合征是由于长期疲劳紧张，导致机体神经、内分泌、免疫等各个系统功能失调，以持续半年

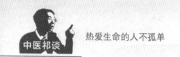
以上的慢性或反复发作的疲劳为主要表现，可同时伴有头晕、头痛、肌肉痛、低热、睡眠障碍、心慌等多种症状，而通过检查却无器质性改变的一系列症状的反映。

火罐有哪两种常见疗法？不认识穴位，能学会拔罐吗？拔火罐有哪些禁忌事项？

针对慢性疲劳综合征，在此我给大家提供两种最为常见也最为方便的拔罐保健操作方法，一种是留罐法，一种是走罐法。

咱们先来讲讲这留罐法。留罐法选穴，我给各位的处方是选择三个穴位：命门、肾俞和足三里。那么这几个穴位究竟在哪儿呢？您查到穴位之后，即使担心拔罐拔不准也没关系，因为拔罐、留罐是在一个大片的区域内进行操作的，所以说并不需要您对穴位位置掌握得百分之百的精准。关于留罐法的具体操作，我们可以分以下两步进行。

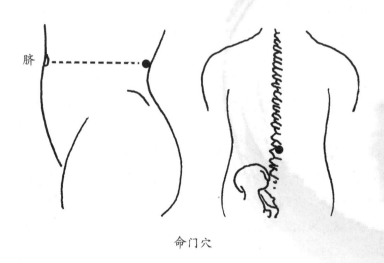

脐

命门穴

命　门

定位与取法：此穴在腰部，当后正中线上，第2腰椎棘突下凹陷中。于后正中线上，第2腰椎棘突下取之，或平脐绕身划一环线，于后正中线交点处取之。

临床应用：温肾壮阳，培元固本。

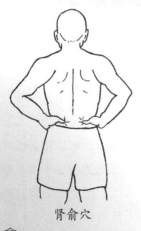

肾俞穴

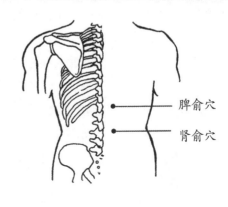

脾俞穴

肾俞穴

肾俞穴

肾 俞

定位与取法：此穴在第 2 腰椎棘突下，后背正中线旁开 1.5 寸。于第 2 腰椎棘突下所作水平线与后背正中线旁开 1.5 寸平行直线交点处取之。

注意：取穴时所用的尺度"寸"是指"同身寸"，具体标准是按照患者手指宽度制定的。本书所有取穴皆如此。

临床应用：滋补肾阴，温补肾阳。

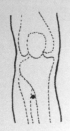

足三里

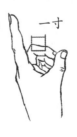

一寸

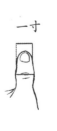

一寸

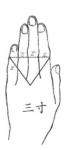

三寸

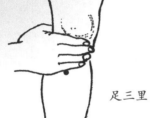

足三里

足三里

定位与取法：此穴在犊鼻（髌韧带外侧凹陷）直下 3 寸，胫骨前嵴外侧一横指处。于犊鼻穴下四横指所作水平线和距胫骨前嵴外侧一横指平行直线交点处取之。

临床应用：健脾和胃，扶正培元，调补气血，疏风化湿，通经活络。

第一步，先俯卧位，找到命门穴和肾俞穴。命门和肾俞是两个穴位的名字，但在人体上却是三个点。因为人体的命门穴是一个，肾俞穴是左右各一个，所以一共是三个点。我们用闪火法拔罐于命门穴和两个肾俞穴上，一共拔三个罐子，然后留罐 10 ~ 15 分钟。15 分钟之后起罐。之后进行第二步的操作。

第二步，仰卧位，找到足三里穴。足三里穴也是两个，一条腿一个足三里穴。我们同样用闪火法拔罐于足三里穴上，拔两个罐子，然后依然留罐 10 ~ 15 分钟，起罐，结束。

走罐法我们同样可以按照以下两步来进行。

第一步，同样是采用俯卧位，找到腰背部的足太阳膀胱经和督脉。如何找到足太阳膀胱经和督脉呢？两条经脉的循行路线请见下图，非常清晰明了。然后，在足太阳膀胱经这两条循行线上及督脉的一条循行线上涂上按摩油或者精油等润滑剂，甚至涂点水也是可以的，然后轻轻按揉。

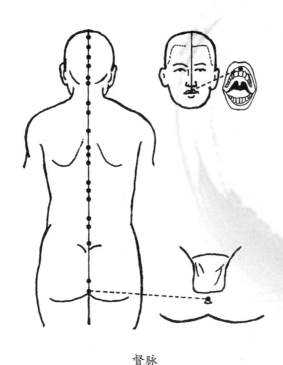

督脉

督　脉

注：督脉在后背的循行路线位于后正中线，即后脊柱线。

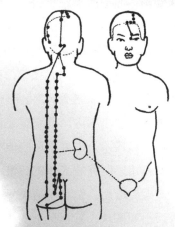
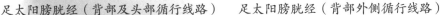
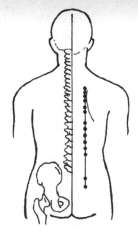

足太阳膀胱经（背部及头部循行线路） 足太阳膀胱经（背部外侧循行线路）

足太阳膀胱经

注：足太阳膀胱经在后背的循行线位于后正中线旁开 1.5 寸及 3 寸处。

随后我们进行到第二步，就是开始走罐了。走罐的时候要选择大小适宜的两个玻璃罐，用闪火法将罐吸拔于腰背部，按照膀胱经和督脉的循行路线，来回地推拉，直至局部皮肤出现潮红，最后将罐吸拔于两个肾俞穴，然后留罐 10 ~ 15 分钟。

以上两种方法，留罐法和走罐法可以交替使用，每周可以操作 1 ~ 2 次。当然，正如我前面所说，拔罐疗法往往是作为治疗疾病的一种辅助疗法，所以您在治疗期间，必要的时候应及时就医，可以配合一些药物等其他的治疗方法。

为什么拔罐可以对慢性疲劳综合征起到一定的、很好的疗效呢？咱们来讲讲这个原理。这是因为慢性疲劳综合征属于中医虚损的范畴。我们都知道中医认为肾为先天之本，而命门穴具有温肾补虚的功效。与肾俞穴相配，就起到调补肾气、培补先天的作用。中医还说，脾胃为后天之本，而足三里恰恰是健脾和胃的要穴，那么这个时候与肾俞、命门相合，就可以先天后天同补了。

咱们再讲讲这膀胱经和督脉。中医说膀胱经主一身之表，督脉为阳脉之海。所以说，您在走罐的时候疏通了两经，就能振奋一身之阳，对缓解疲劳起到标本兼治的作用。

拔罐有哪些禁忌事项呢？接下来祁老师就为各位来盘点一下哪些情况应当禁用或者是慎用拔罐疗法。

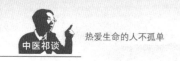

第一种情况，醉酒、过饥、过饱、过度疲劳及那些极度的虚弱者要禁用或慎用。

第二种情况，有出血倾向者。比如那些再生障碍性贫血、白血病、血小板减少性紫癜的病人要禁用或慎用。

第三种情况，有传染性皮肤病、皮肤局部有溃烂或者是高度过敏者、极度消瘦以致皮肤失去弹性者、全身高度浮肿者，这些都应该禁用或慎用。

第四种情况，精神病发作期、精神失常、狂躁不安者，精神高度紧张肢体抽搐不能控制者，再比如破伤风、狂犬病等导致的肢体痉挛不能配合者，禁用或慎用。

第五种情况，妊娠期妇女的腰骶部或者是腹部，都得禁用或慎用。

第六种情况，静脉曲张以及心尖搏动处应该禁用或慎用。

最后一种情况，您还要记着，对面部及小孩儿，要忌用一些重手法。

拔罐时，尤其要注意起罐后的处理。其实一般常态下，起罐后不需进行特殊处理，但是如果您想做点儿什么的话，可以在被吸附部位局部涂上润肤剂，以防局部的皮肤干裂疼痛。如果是天气比较寒冷的时候拔罐，要注意局部的保暖，以免感受风寒。另外，我建议拔罐后2小时内，局部要忌用凉水。我一般建议，拔罐之后应该喝上一杯温开水，以补充人体的津液。最后，如果起罐后，您发现被吸附的皮肤表面出现水珠，甚至是出现了一些黄水、红水等，这个时候不要害怕，很正常的！您可以用一些干净的棉球或者纸巾把它擦干。如果皮肤上出现水疱，也可以让其自行吸收，或者用一个消毒针或一次性的针灸针把它刺破，然后再用医用棉球擦干就可以了。当然了，如果有条件的话，也可以在局部涂上一点紫药水。

好了各位，热爱生命的人不孤单，就让他们相遇在《中医祁谈》。本讲话题就到这里，接下来是咱们的互动答疑环节，我们来看看同学们都有什么样的留言。

祁营洲老师互动答疑区

Cdman：请问祁老师，香菜萝卜水可以作为预防空调病的饮料吗？

祁老师：咱们上期节目当中着重讲解了如何认识及防治空调病，详细地讲到了香菜萝卜水，这是一个既可以祛外寒，又可以清内热的很好很好的代茶饮。所以说，这位同学说香菜萝卜水可以作为预防的饮料吗？我的答案是当然可以！但是真正最好或者说长久预防空调病的方法，那就是要尽可能的，努力远离空调的环境嘛！而不是一味地去喝一些香菜萝卜水，对吗？

叶青：请问祁老师，去年生女儿时，天气太热，吹空调了。现在早上起床后双手十指僵硬，有时指关节还会疼，怎么办呀？

祁老师：好，这是一位产后妈妈提出的问题。俗话说得好，月子的病不太好治。当然了，也没那么邪乎，只不过我们在治疗期间要多下点功夫罢了。

其实，产前多热，产后多寒；产前多实，产后多虚。正是因为产后的身体相对比较虚弱，所以更容易导致外在风寒湿邪的侵袭。所以当这个时候吹空调了，就落下了这样一个病根儿。

那么对于这种情况，我的建议很明确，上一讲中所讲的那些代茶饮对你来说力量应该是不够的。因为这个代茶饮治疗一些空调病，只是针对那些生活中的普通问题。而对于你这样特殊的人群，我的建议很明确，应该去找一位靠谱儿的中医大夫帮你来进行望闻问切，进行一个系统性的调理。依我的经验来看，这个调理应该是持续两到三个月的时间。

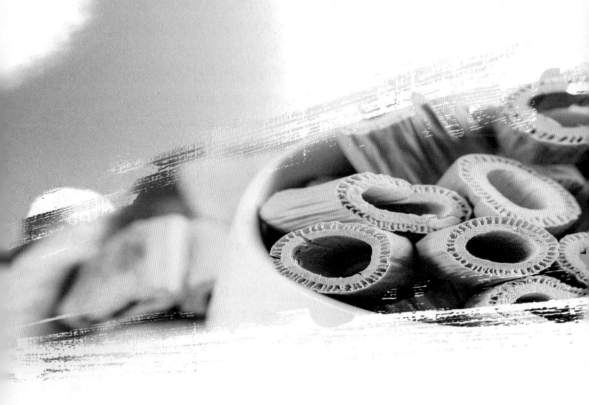

《中医祁谈》第八讲：
我们该如何认识及应对疱疹性咽颊炎

小儿发热不吃饭？您可别掉以轻心，也有可能是疱疹性咽颊炎。什么是疱疹性咽颊炎？如何区分疱疹性咽颊炎和手足口病？为什么抗生素对此症不管用？

最近在门诊当中，我发现疱疹性咽颊炎的小儿患者明显增多。这些孩子要么是我的老病人，他们的家长非常着急地问："孩子发热，同时嗓子里起水疱了，怎么办？"要么是先去看过西医的那些病人，他们的家长同样非常着急地问："用了好几天西药了，也输液了，不管用，怎么办？"所以我们非常有必要来讨论一下小儿疱疹性咽颊炎。

到底什么是疱疹性咽颊炎呢？疱疹性咽颊炎是一个西医的病名，所以我们非常有必要先普及点西医知识。疱疹性咽颊炎是一种急性传染性、发热性疾病，是由许多 A 组柯萨奇病毒，偶尔也有其他肠道病毒所引起的疾病。

这个地方听不明白没有关系，你就把它简单地理解为一种肠道病毒的名称便可。这种疾病发病特点，多为疱疹性、溃疡性黏膜的损害，常见于婴幼儿。临床症状多表现为骤起高热，伴有咽喉痛、头痛、厌食，还有很多孩子常伴有颈部、腹部以及四肢疼痛等症状。

了解了病名之后，我们再来说说发病的原因。造成小儿疱疹性咽颊炎的原因其实有很多，而主要的原因，是由于天气比较炎热，室内空气流通不畅，使得室内的空气中细菌和病毒急剧繁殖，最终进入小儿呼吸道而引起疾病的发生。

很多家长带着孩子来找我求诊的时候，总是很急切地问我各种各样的问题，我发现关于疱疹性咽颊炎最突出的疑问有以下两个。

如何区分疱疹性咽颊炎和手足口病？抗生素能起到预防感染的作用吗？如何正确对待我们体内的细菌？

关于疱疹性咽颊炎的疑问之一，就是很多人觉得这和手足口病很相似，问我究竟该如何区分。其实，手足口病和疱疹性咽颊炎是一类病毒造成的。注意，不是同一种病毒，而是同一类病毒。甚至在临床当中我们简单点儿讲，手足口病往往包含了疱疹性咽颊炎。如果只是嗓子的问题，往往提示的是疱疹性咽颊炎；而如果同时出现了典型的散发在手掌、足底和肛周的粟粒样斑丘疹，则往往提示是手足口病。

另外一个疑问是什么呢？关于疱疹性咽颊炎的第二个疑问就是，为什么用了抗生素之后不管用呢？其实答案很简单，抗生素和疱疹性咽颊炎之间几乎是没有交集的。完全不对证嘛。

我刚才已经讲了疱疹性咽颊炎是由病毒导致的疾病，而抗生素是对抗细菌的，对病毒引起的感染没有作用。

另外，也不是所有细菌都需要杀的，你说我们体内到底有没有细菌呢？当然有了，我们体内到处都有细菌。比如说我们的口腔里、耳朵里、鼻子里、肠道里到处都有细菌的。甚至大家都知道，去超市买酸奶的时候，你们还会买到一种含有益生菌的酸奶呢。那里边也是有细菌的！

但以上这些都是正常细菌，我们的身体其实是要和很多细菌共存的，并不是所有的细菌都是敌人，而抗生素使用不当就会导致身体内的菌群紊乱。菌群紊乱之后，反倒会引起更多的疾病。

所以从西医的角度来说，靠谱的治疗方案应该是对症解热镇痛以及合理的护理，比如我经常提倡这个时候要多喝水以及注意清淡饮食。有些医生甚至会适当进行抗病毒治疗，而不是抗生素治疗。当然有一种特殊的情况，如果同时合并了细菌感染等并发症，这个时候就该针对性地使用一些抗生素。

最后不得不说的是，随着西医学的不断发展，目前也有一种观点认为，不建议进行任何抗病毒的治疗。因为这种观点认为，目前并没有发现什么特别的药物能够真正杀死病毒。

于是在种种的疑问和矛盾中，很多人将视角又投向了中医。中医有没有办法预防和治疗此病呢？

中医如何预防疱疹性咽颊炎？治疗疱疹性咽颊炎，中医的基本思路是什么？根据哪些症状能判断孩子患上了疱疹性咽颊炎？

在此祁老师特别推荐一组家庭用药的效方，以供预防期和发病期来使用。中医究竟灵不灵呢？咱们让疗效来说话吧！

首先我们来谈谈预防期的用药。预防期的特点是什么呢？就是虽然没

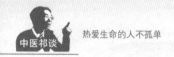

有那些明显的症状，但是经常会接触易发人群。比如说经常出没公园或者学校，那么服用本方可起到很好的预防效果。

我的处方如下，板蓝根 10 ~ 15g，蒲公英 20 ~ 30g，陈皮 8 ~ 10g。这三味药，在各大中药店均有销售。水煎代茶饮，连续服用 5 ~ 7 天。

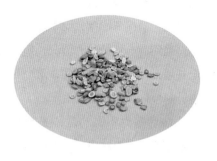

板蓝根

性味归经：苦，寒。归心、胃经。

功效：清热解毒，凉血利咽。

蒲公英

性味归经：苦、甘，寒。归肝、胃经。

功效：清热解毒，消痈散结，利湿通淋。

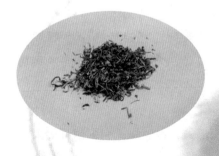

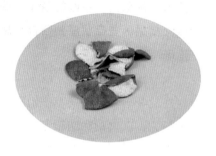

陈　皮

性味归经：辛、苦，温。归脾、肺经。

功效：理气健脾，燥湿化痰。

板蓝根在民间似乎被传为了神药啊，仿佛能治疗一切疑难杂症。板蓝根究竟有什么作用呢？板蓝根具有清热解毒、凉血利咽的功效，其中以解毒利咽散结见长。现代医学研究也证实了板蓝根对多种病毒均具有很好的抑制作用，并可增强人体的免疫功能。

蒲公英是一款药食同源的药材，是清热解毒、消痈散结的佳品。同时各位也会发现，看着那些漫天飘散的蒲公英，也不失为一道亮丽的风景线嘛。

因为板蓝根和蒲公英两味药的药性稍偏寒凉，所以最后配伍一味陈皮来顾护脾胃。同时也可以使整个代茶饮的口味更加容易让小儿接受。

预防期的用药咱们讲解完了之后，我们再来说说这发病期的用药。已患病时，除了常规采用中医或者西医对症退热外，服用本方可明显减短病程以及减少反复发热的频率。

我的处方如下：板蓝根 10 ~ 15g，蒲公英 20 ~ 30g，芦根 10 ~ 15g，柴胡 10 ~ 15g，木蝴蝶 5 ~ 10g，水煎代茶饮，连续服用 5 ~ 7 天。

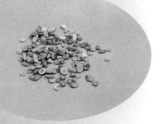

板蓝根

性味归经：苦，寒。归心、胃经。

功效：清热解毒，凉血利咽。

- -

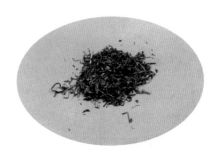

蒲公英

性味归经：苦、甘，寒。归肝、胃经。

功效：清热解毒，消痈散结，利湿通淋。

- -

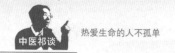
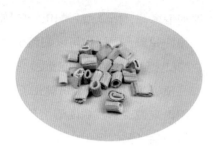

芦　根
性味归经：甘，寒。归肺、胃经。
功效：清热生津，除烦止呕。

柴　胡
性味归经：苦、辛，微寒。归肝、胆经。
功效：疏散退热，疏肝解郁，升阳举陷。

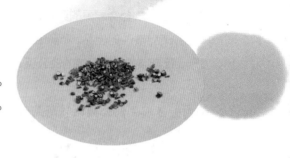

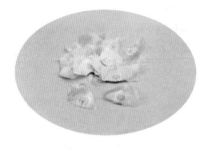

木蝴蝶
性味归经：苦、甘，凉。归肺、肝、胃经。
功效：清热利咽，疏肝和胃。

　　板蓝根和蒲公英不用再解释了，我们来说说这个芦根。芦根具有清热生津、除烦止呕的作用。因为发病期的小孩儿往往是高热不退，高热必然导致身体的津液不足，所以在用药的时候就一定要保护人体的津液。

　　柴胡具有很好的疏散退热的作用，当然也有疏肝解郁的作用。现代医学认为柴胡的挥发油具有很好的抗病毒作用，并可增强人体的免疫功能，所以非常有用。

　　我们再来说说这木蝴蝶。大家会发现木蝴蝶这个名字其实很好听，实际上，它的样子也真的很像蝴蝶，非常漂亮。木蝴蝶同时也很轻，所以药性才能上扬，具有很好的清肺热、利咽喉的作用。

这个方子组合在一起就对疱疹性咽颊炎起到了很好的治疗作用，同时，这个口味也容易让孩子接受。

好了，以上两组处方均为一天的用量，每味药的具体用量均是祁老师给出的参考用量。在具体使用时，各位家长可以根据自己孩子的年龄及体重酌情变化。

最后，祁老师还要提醒各位听众，尤其是咱们的宝妈妈们，因为这种病毒来得快，通常一来就会发高烧，第二天嘴巴里就出疹子，有些抵抗力好的孩子，

也可能不发热。所以，各位妈妈们，如果发现孩子出现拒食拒水、口水增多的现象，一定要留心，拿手电筒时不时地照一下，看看口腔黏膜光不光滑。有些孩子可以看到明显的红红的、亮晶晶的小水疱。如果真是这样，就要考虑疱疹性咽颊炎的可能性了。

好了各位，热爱生命的人不孤单，就让他们相遇在《中医祁谈》。本讲话题就到这里，接下来是咱们的互动答疑环节，我们来看看同学们都有什么样的留言。

祁营洲老师互动答疑区

Ann：请问祁老师，拔完罐后如何正确起罐呢？

祁老师：这个问题问得比较好啊。上一讲咱们分享了火罐疗法，拔罐对很多人似乎显得并不是那么困难，但很多人觉得把罐子弄起来很疼是吧。究竟有没有什么好的办法可以把罐子起得不疼、非常舒服呢？

其实起罐子也是有技巧的。我的建议是，起罐的时候，你应该先用一只手，把罐子给拿住，然后用另外一只手的拇指或食指从罐口的旁边按压一下皮肤，让气体进入罐内，这个罐子自然就掉了。当罐子吸附在皮肤的时候，尤其是吸附

力比较强的时候，可千万不要用蛮力愣拔，以免弄伤皮肤。

晴雨表：请问祁老师，拔完火罐后，皮肤上留下的颜色很深，是说明体内的寒邪、湿邪或者瘀堵非常严重吗？

祁老师：其实这种说法在我看来是值得商榷的。因为现在我也的确可以看到或者听到，社会当中的一片舆论声音说拔完火罐之后颜色越深，说明毒邪越深等等诸如此类的说法。但其实各位，慢慢你会发现一个很简单的物理现象，颜色的深浅与拔罐停留的时间长短，和负压的力度深浅有

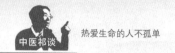
很大的关系。换句话说，如果你拔罐的时间非常长，皮肤的压力比较强的话，皮肤颜色往往就会比较深。所以说单纯根据颜色就来判断体内毒邪的程度，在我看来，并没有确凿的依据。

总之，一言以蔽之，单纯根据拔完火罐之后皮肤上留下的颜色就来判断你体内病邪的轻重程度，在我看来是没有确凿依据的。

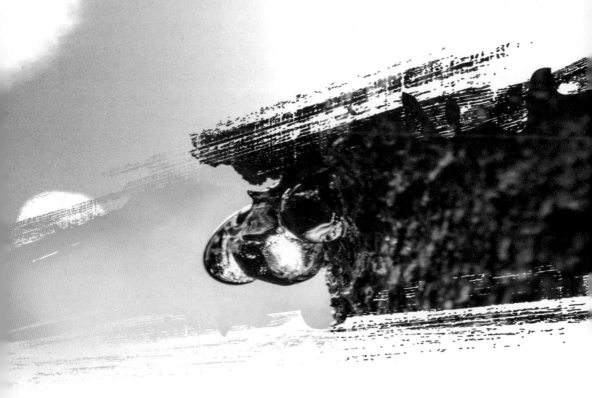

《中医祁谈》第九讲：

吃货福利——有哪些好吃的中药零食

零食好吃，却容易发胖，有没有好吃还能调理身体的零食？中药和零食是怎样完美结合的？有哪些好吃的中药零食？怎样挑选适合自己的中药零食？

最近我的确发现有很多人，尤其是女孩子都有吃零食的习惯，特别是工作学习累了，随手吃一点零食。既能放松心情，又能补充能量，还可以享受吃的乐趣。但如果选择的零食不正确或者吃的时机不对，我相信不仅会让爱美的姑娘们身材发胖，更会给你身体里面积累难以消化和代谢的垃圾食品，损害皮肤和内脏健康。所以，各位，为了一时的口舌之欲而后悔，得不偿失呀！

所以本讲话题祁老师就特意从我们生活当中那些常见的小吃中选择一些中药零食来推荐给各位，尤其是推荐给那些吃货朋友们。看完本讲您就可以马上列好购物清单去超市买买买了啊。

说到中药零食，那咱们就不得不提到中药二字啊。但是说到中药二字，各位会发现，中药在我们传统的印象当中那是一种又黑又苦、十分难吃的药剂。小时候都是被大人捏着鼻子灌进去的，有没有？很多人对中药有非

常大的恐惧阴影，有没有？一直在求阴影面积有多大的，有没有？

其实，祁老师在这里要站出来给咱们的中药扭转一下局势。在我的印象当中，我记得我第一次吃到的中药材应该是甘草。因为甘草比较便宜，况且呢味道也比较好，可以满足我那时嘴馋想买零食吃的需求！但注意一定要挑那些细枝的嚼，因为大块大块的不太好吃，有点土味儿。好的甘草，嚼起来之后入口是甘甜的，而且越嚼越有感觉，但不一会儿这个味道也就没了，但记得渣子得吐掉啊。我记得在我很小的时候，一边嘴里嚼着甘草，一边看着动画片。再随着自己年龄逐渐增长之后，可以一边嚼着甘草，一边看好久的《还珠格格》呢。

接下来，我要在本讲中给各位吃货们盘点以下十种中药零食，让你彻底改变对中药的恐惧认知，同时还要获得真正的中医知识。所以，咱吃也要吃得格调高起来。

中医祁谈

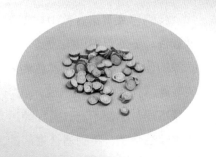

甘　草

性味归经: 甘, 平。归心、肺、脾、胃经。

功效: 益气补中, 清热解毒, 祛痰止咳, 缓急止痛, 调和药性。

- -

市面上有哪些好吃又相对健康的中药零食? 这些好吃的中药零食, 还能调理自己的体质吗? 怎样挑选适合自己的中药零食?

我们先来看第一款零食, 金橘干, 又名金枣, 也就是我们常见的金橘的果实。那么说到金橘, 入药具有理气解郁、化痰、止渴、消食、醒酒的作用, 可以作为蜜饯果脯或者是泡茶零食来食用, 味道的确是酸甜可口。所以那些工作压力比较大的职场女性可以常备, 可以有效消除工作摩擦产生的闷气。同时, 与同事分享零食也更能获得良好的人际关系。

但如果您是基础代谢水平高的人, 比如说甲亢患者, 或者是胃酸过多、胃溃疡的患者, 或者是气虚血弱, 常常感觉到自己气力不够、容易疲乏的人, 则不建议多吃。

我们再来看第二款中药零食, 山茱萸。在有些地方它的名字叫作枣皮。其实呢, 山茱萸是一种常用的中药。从中药的药理作用来考虑, 它具有补益肝肾、收敛固涩、固精缩尿、止带、止崩、止汗、生津止渴的功效。所以, 山茱萸的功效是偏收敛, 偏止的。事实证明, 在生活中常吃山茱萸的小孩儿, 还真不爱尿床呢!

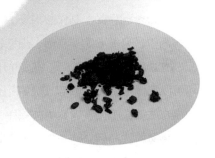

山茱萸

性味归经: 酸、涩, 微温。归肝、肾经。

功效: 补益肝肾, 收敛固涩。

- -

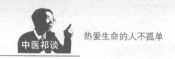
山茱萸的口感偏酸涩一些，所以建议您每天少吃那么几口山茱萸来提神。山茱萸对于长期伏案办公，或者是电脑手机不离眼的那些年轻人具有很好的缓解视疲劳、宁神恢复精力的作用。

不过此物虽好，但是正如同刚才咱们解释的，山茱萸的功效是偏收涩。所以，如果是平素便秘或者是湿热体质的人群，比如经常出现口臭或者大便黏滞不爽等症状的那类人群，山茱萸就不太适合您了，也就没有这个口福了。

要推荐给各位的第三款中药零食叫无花果，又名糖包子，这一款反倒是我们人人都能食用的了。它具有很好的健胃理气、祛痰、利咽喉的功效。况且无花果的口感的确很好，口感酥滑，果肉松糯，果酱浓郁，营养丰富。无花果还适合孕妇做零食来食用，它能促进消化，还有通乳的作用。

第四款中药零食，也是我的最爱，叫酸枣糕，也叫野山枣糕。说到酸枣，从中药的角度来考虑，酸枣入药功在安五脏，轻身延年，有养肝、宁心、安神、敛汗之攻效。所以酸枣糕可谓吃货朋友们的必尝之品，况且夏季冷藏之后食用，口感会更佳。对于天气炎热，大量出汗之后没气力吃饭的那些吃货朋友们，吃了酸枣糕之后还有促进食欲、消除暑热的作用。

我们再来看第五款中药零食，冬瓜蜜饯。冬瓜自古以来就是一个药食同源的佳品，冬瓜功在养肝润肺、化痰解暑。对于那些心烦气躁、闷热不舒、咽喉不适、小便不利、胆固醇过高者就比较适合了，特别适合暑湿的三伏天食用。不过那些患有高血压、糖尿病、冠心病的朋友就尽量不要吃了，因为冬瓜蜜饯中糖分含量比较高，不太利于病情恢复。

咱们再来说说这第六款中药零食，乌梅。很熟悉的名字吧，说到乌梅呢，从药性的角度来说，它具有敛肺、涩肠、生津的作用，可以归肝经、脾经、肺经和大肠经。其实，乌梅并不仅仅可以作为一个零食来食用，它还对某种疾病有着很好的辅助治疗作用呢。比如对于那些患有久咳、拉肚子等不适症状的朋友们，便可用来辅助治疗，把乌梅作为日常泡水的一个材料拿来食用就可以了。

夏天在家自制酸梅汤的时候，乌梅是一个必备的佳品。制作酸梅汤的方法也很简单。只需要购买乌梅、山楂、陈皮、冰糖就可以制作了。这里边的山楂，您可以选择生山楂，也可以选择干山楂。制作方法就像咱们平时熬中药一样，需要先将材料洗净后浸泡一到两个小时，先用大火给煮开了，然后改为小火，但是我建议小火煎煮的时间不要太久，一

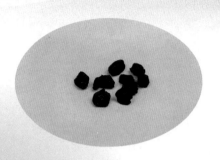

乌 梅

性味归经：酸、涩，平。归肝、脾、肺、大肠经。

功效：敛肺止咳，涩肠止泻，安蛔止泻，生津止渴。

般十几分钟就可以了。如果这个时候您又比较讲究，又怕味道比较苦，怎么办呢？您可以加上一点桂花或玫瑰花，口感会更好一些。

当然了，根据自己喜欢的口味，您可以调整冰糖的量来调整酸或甜的口感。如果希望酸梅汤比较酸一些，可以把冰糖的量调少一些；如果希望这个酸梅汤甜一些，可以把冰糖量给加大一些。

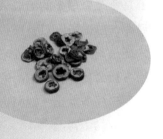

山 楂

性味归经：酸、甘，微温。归脾、胃、肝经。

功效：消食化积，行气散瘀。

陈 皮

性味归经：辛、苦，温。归脾、肺经。

功效：理气健脾，燥湿化痰。

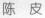

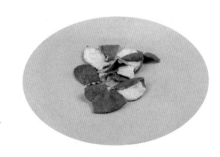

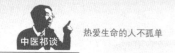
桂　花
性味归经：辛，温。归肺、大肠经。
功效：化痰散瘀，温中散寒，暖胃止痛。

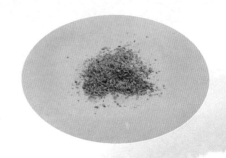

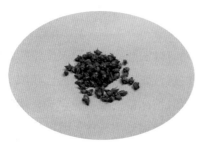

玫瑰花
性味归经：甘、微苦，温。归肝、脾经。
功效：行气解郁，活血止痛。

但是祁老师建议，儿童最好还是要少吃一些甜酸类的饮品。因为小孩儿的胃黏膜结构比较薄弱，不耐酸性物质的持续侵蚀。

这第七款中药零食，我们就要聊一聊家喻户晓的龟苓膏了。龟苓膏是由茯苓、金银花、蒲公英、甘草、龟甲等中药材组成的。龟苓膏具有滋阴润燥、降火除烦、清利湿热、凉血解毒的作用，适用于那些湿热体质的人。但是龟苓膏很多的组成成分性质要偏寒凉一些，所以对于那些脾胃虚弱的人还是离龟苓膏远一点吧。特别是在当今社会广告促销洗脑的作用下，我发现有很多女士，她们吃了龟苓膏反倒是起了反作用。

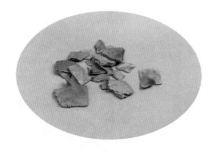

龟　甲
性味归经：甘、咸，寒。归肝、肾、心经。
功效：滋阴潜阳，益肾健骨，固经止血，养血补心。

茯 苓
性味归经: 甘、淡, 平。归心、脾、肾经。
功效: 利水渗湿, 健脾安神。

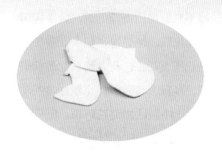

金银花
性味归经: 甘, 寒。归肺、心、胃经。
功效: 清热解毒, 疏散风热。

蒲公英
性味归经: 苦、甘, 寒。归肝、胃经。
功效: 清热解毒, 消痈散结, 利湿通淋。

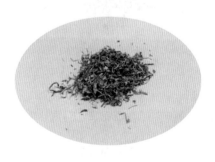

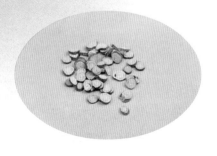

甘 草
性味归经: 甘, 平。归心、肺、脾、胃经。
功效: 益气补中, 清热解毒, 祛痰止咳,
缓急止痛, 调和药性。

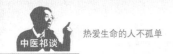
接下来给各位推荐的第八款中药零食叫作桂花糕，想必也是很多女孩子非常爱吃的糕点吧。桂花入药其性质偏辛温一些，具有散寒破结、化痰止咳的功效。同时，中医认为诸花解郁。咱们举个例子，比如说古时候处于封建礼教环境中的那些深闺女子，足不出户，大多郁郁寡欢，深宫内院的女眷们应该更是如此吧。于是在这样一个大的历史背景下，那些深谙医理的御厨们便常常以此解郁的花类制成药膳糕点来慰藉和舒缓深闺里散发出来的阵阵幽怨之气。

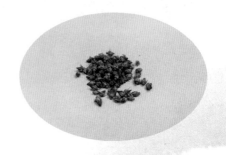

玫瑰花

性味归经：甘、微苦，温。归肝、脾经。

功效：行气解郁，活血止痛。

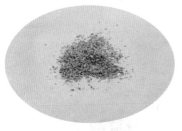

桂　花

性味归经：辛，温。归肺、大肠经。

功效：化痰散瘀，温中散寒，暖胃止痛。

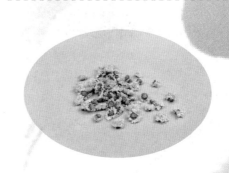

菊　花

性味归经：辛、甘、苦，微寒。归肺、肝经。

功效：疏散风热，平肝明目，清热解毒。

当然了，同理还有玫瑰花茶，可以说是"美女茶"了。一些容易肝气郁结、心情不好、爱生闷气、容易长斑、月经不调的女士，都可以坚持喝玫瑰花茶。当然如果嫌玫瑰的药性偏热可以加一些菊花一起喝；如果嗓子不舒服的人也可以加一点麦冬。但是我要提醒各位的是，月经量较多的女性以及孕妇不适合喝玫瑰花。

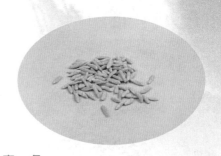

麦　冬

性味归经：甘、微苦，微寒。归心、肺、胃经。

功效：养阴润肺，益胃生津，清心除烦。

这第九款的中药零食就是宝宝们的福利了，金银花露。这可是一种清热、消暑、解毒的神品，尤其到了夏天容易长痱子、湿疹的宝宝们有口福了。一些吃奶粉，身上容易起湿疹、热疹或者容易便秘的小 baby（宝贝）们，可以在奶粉中加入少量的金银花露，往往会起到很好的治疗效果。咱们以两个月大小的宝宝为例，您可以在奶粉中一次加入 5 ~ 10 毫升的金银花露，一天可以用 1 ~ 2 次。

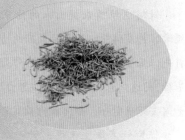

金银花

性味归经：甘，寒。归肺、心、胃经。

功效：清热解毒，疏散风热。

- -

最后一款中药零食，有一个非常好听的名字，叫墨子酥。其主要成分是芝麻。说到芝麻，大家都很熟悉，但其实从古到今，道家都把芝麻当作神品来服用。另外，早在《神农本草经》当中对芝麻也有记载，说芝麻具有"补五脏、益气力、长肌肉、填髓脑、久

服轻身不老"的说法。同时道家还说"世人皆说芝麻好，可惜凡人生吃了"。那是因为芝麻多油，属于滑肠之品。过去道家经常会把芝麻九蒸九晒以后再服用，当然在现在这个求速度、求效益的年代当中想遇见九蒸九晒之品恐怕是很难了。墨子酥主要成分为芝麻，富含油脂，所以特别适合有肠燥便秘问题的老年人食用。

当然也正是因为它富含油脂，具有滑肠作用，所以对于那些脾胃虚寒的宝宝们，还是要少吃点。

那么对于各位男同胞们，祁老师只是站在医生的角度推荐了这些不错的中药零食。在此祁老师也要提醒广大男性同胞们，为了预防媳妇儿"剁手"，你要先从改变网购支付密码开始（开玩笑）。

好了，以上推荐的这些美味的中药零食都是市面上常见的，祁老师在这里严正申明啊，不对所推荐的各类中药零食做具体购买引导，各位应该根据自己和当地实际情况进行合理选择。

既然具有了中药成分，那么这种中药零食就未必适合所有的人群，所以建议大家一定要把以上内容多看上几遍，然后根据自身的情况合理选择。不过话又说回来，从商家的角度来考虑，为了改变口味，会在中药零食中

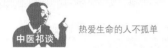
增添各种调味剂，于是所含的中药量可能就会有所减少，所以我们也不能过度神话其药理功效，毕竟要达到治病的目的还是得看医生，吃再多的零食也是没用的。

最后，我也要再次强调，不管是零食还是中药都是没有绝对的好坏，物无美恶，过则为害。我们学医一定要明理，有自己独立的判断能力之后，再根据自己的实际情况来合理选择和饮食。

好了各位，热爱生命的人不孤单，就让他们相遇在《中医祁谈》。本讲话题就到这里，接下来是咱们的互动答疑环节，我们来看看同学们都有什么样的留言。

祁营洲老师互动答疑区

梅子－睿：请问祁老师，我孩子近5岁，总是脾气不好，爱发火爱生气！在几个月大时就发现，他一旦生气了，一哭脾气很大，感觉就属于肝火旺的类型，有什么代茶饮调理吗？

祁老师：这个问题是针对一个5岁的孩子。那么说到了孩子的问题，我们就不得不回到孩子的体质问题。从中医的角度来说，有八个字非常重要，希望各位一定要记住，叫作"肝常有余，脾常不足"。说简单点就是，孩子就是容易肝火旺，肝火旺的同时会导致脾胃出现一些虚弱的情况。因为从中医五行的角度来考虑，肝在五行当中为木，脾在五行当中为土，它是一个相克的关系。当肝火过旺，就是木旺容易克脾土。

针对这位听众提出来的他家孩子经常容易发脾气，容易肝火旺的情况。首先，正确的引导和教育应该作为一个基础，而这一点作为家长应该努力思考，如何去正确引导，如何正确教育。

作为一名医生来说，针对孩子经常容易肝火旺这样的情况，我给您推荐一个代茶饮，这个代茶饮的方子有两味药，第一味药叫作夏枯草，第二味药叫作陈皮。这两味药在药店都可以买得到。我的建议是选择各适量，比如说夏枯草，选择2～3朵或1～2朵就可以。陈皮就是咱们所谓的橘子皮，用鲜的也可以，用干的也可以，大概用5～10克。

夏枯草的功效是清肝火、散郁结，功效直接针对肝火旺的情况而设，但

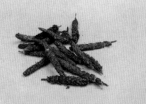

夏枯草
性味归经：苦、辛，寒。归肝、胆经。
功效：清肝火，散郁结。

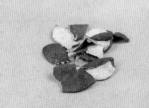

陈　皮
性味归经：辛、苦，温。归脾、肺经。
功效：理气健脾，燥湿化痰。

是对于孩子来说，刚才我讲到，孩子的体质是"肝常有余，脾常不足"。因为夏枯草的性质稍偏寒凉一些，这个时候我们用少量的陈皮作为反佐来保护一下脾胃。

有事儿没事儿让孩子喝点，或者感觉哪几天孩子肝火旺的时候，可以给他喝一点儿。况且，夏枯草和陈皮放在一起组成的代茶饮，味道还非常好，没有任何的苦味。

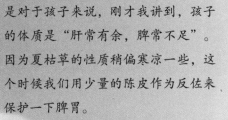

红木家具批发 MR 周：请问祁老师，我的小孩子还差几天就一周岁了，6 天前去医院了，医生看了孩子嘴巴里，说有疱疹。另外嘴巴外周围也有

2 颗红色的点点，手和脚正常。医生一次开 2 天药，连续开了 3 次。6 天过后，孩子吃饭和精神状态都很好，但是嘴巴旁边的红点点反而增多了，手脚始终正常。

祁老师：这位名字比较长的同学问了一个关于小孩儿的问题。咱们上一讲中详细解读了小儿疱疹性咽颊炎。我们也提到了如果发现嗓子当中出现了这种疱疹，我们大概推断它为疱疹性咽颊炎；如果同时合并手脚、肛门周围出现疱疹的话，则提示为手足口病。

而这位同学的孩子目前主要是嘴巴周围的红疹比较多，我们应排除是疱

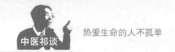

疹性咽颊炎。那么在嘴巴旁边出现的疱疹一般提示什么呢？一般提示的是心脾有热。因为中医讲，心开窍于舌，脾开窍于唇。当心脾有热的时候，很多孩子会出现口唇发红，有时候会连及舌尖也是红的，甚至会出现一些口疮。

那么针对这种情况，如果您家孩子吃饭和精神状态都很好，我现在权且给您一个小方子，那就是用一味药——淡竹叶。对于一个一周岁的孩子，您可以选择少量的淡竹叶，5～10g或者3～5g煮成水供他一天来喝。淡竹叶具有清心火的功效。连续喝几天，可能嘴巴周围的红点就会消去了。

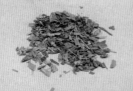

淡竹叶

性味归经：甘、辛、淡，寒。归心、胃、小肠经。

功效：清热除烦，生津利尿。

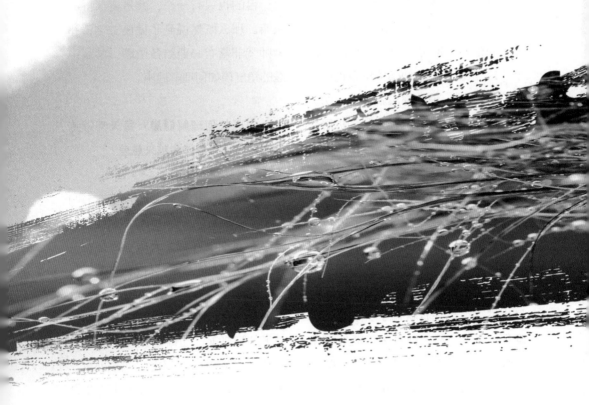

《中医祁谈》第十讲：

你虽锻炼了身体，但真健康了吗

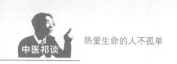

生命在于运动，可是你虽锻炼了身体，但真的健康了吗？天还没亮就晨起锻炼，为什么总感觉疲乏无力疾病不断？广场舞大妈越夜越美丽，为什么还会整夜失眠睡不着？什么是健康的锻炼方式？你适合哪种锻炼方式？

话说最近我听了一个医学讲座，再次谈到了健康是快乐生活的根本。说健康是"1"，事业、财富、婚姻、名利等都是后面的"0"，那么由"1"和"0"可以组成10、100等N种不同大小的值。但是，如果没有健康这个"1"做基础，其他条件再多也只是"0"。所以，没有健康就没有一切。所有的"0"都是"1"的外延和扩展。健康到底有多重要，想必只有在失去健康的时候，才最有感悟呀。

这段论述我相信很多人都听过，似乎已经成为老生常谈。但不可否认的是，在这种言论有意无意推动下，人们的健康意识的确是越来越强了。而随着人们健康意识的增强，运动健身也就变得越来越普遍了。不信您瞧瞧那广场、公园、健身房等随处可见锻炼身体的姑娘小伙们，同时那些大叔大婶、大爷大妈们也是不甘落后，锻炼得同样是热火朝天。而健身的方式可谓是五花八门，舞剑的、甩鞭的、扭秧歌的、跳广场舞的、散步的、慢跑的等等，各式各样。

您瞧瞧，这可是全民健身总动员呀。目的也只有一个，就是要保持健康嘛。那么既然说到了健康二字，祁老师就非常有必要给各位聊一聊从中医的角度该如何理解健康。

中医如何理解健康？每天都锻炼身体，为什么身体会越来越差？

知名中医徐文兵老师有一本书叫作《字里藏医》，其中就针对"健康"二字有详细的解释。大概意思是说，"健"是强有力的意思，"健，强有力也"。比如说《易经》中说的一句话，"天行健，君子以自强不息"。意思是说什么呢？说天的运动啊，也就是大自然的运动是刚强劲健。那么相应地，君子处事，也就应该像天一样，自我力求进步，刚毅坚卓，发愤图强。那么"康"呢？"康"的本义是各个方向都有路，行得通的意思。所谓"康庄大道"，就是通达各个方向的道路。俗话说要想富，先修路，也只有道路通畅，物质和能量才可以相互交换。只有各个方向的脉络通畅了，营养物质才能相互交换，气血才得以在人体内流动，人体也就因此获得了健康。

如此看来，古人所说的"健康"，其实就是指气足有力为健，经络通畅为康。那么身心要健康，就需要咱们不但要有心气，也就是我们说的正能量，同时还需要我们想得通、想得开。你会发现很多身体欠佳的人，要么是没有了心气，没有了积极进取的精神，要么就是想不开，一条路走到黑啊。所以咱们汉字最有趣的地方就在这里，简单的"健康"两个字，却蕴涵了这么多的道理。

说完了"健康"二字，那究竟哪儿需要健康呢？当然是身体需要健康。所以我们再来说说这"身体"二字啊。"身"是指身躯、躯干的意思；"体"是指肢体、分支的意思。假如我们把人比喻成一棵大树，"身"就是树的主干，"体"就是树干上发出的小树枝。于是你会发现，"身"是本，"体"是末。先有强健的身躯，才会有强健的肢体啊。所以咱们锻炼身体，首先不能舍本逐末，或者是本末倒置。

我相信很多人都见过壁虎吧！你看壁虎在遇到危险的时候，可以自断尾巴逃生。这是天赋的本能啊，舍车保帅，舍末保本。但遗憾的是，我们现实中很多人，看似是锻炼了身体，却最终也没有获得健康。

那么接下来祁老师就要给各位详细盘点当下锻炼身体的两大误区，而且还是两个日用而不知的锻炼误区。

锻炼身体的两大误区会对身体造成什么样的危害？每天天还没亮就去锻炼，真的对身体好吗？晚饭后锻炼身体，为什么还会失眠睡不着？

这第一个误区，我们是否当真需要起个大早去锻炼身体呢？因为我发现，很多人尤其是老年人早上五六点钟，天还灰蒙蒙的就在瑟瑟的寒风中要起了太极剑，等太阳出来的时候，这帮老年人已经锻炼完了，甚至连菜都买好回家了。我就有一位这样的老年病人，每天一大早就坚持去锻炼，同时在找我去看病的时候很不解地问我说："为什么我每天早上去锻炼还疾病不断，还是觉得每天神疲乏力呢？"

这是为什么呢？我就给他解释了，这早起锻炼也是有讲究的嘛！《黄帝内经》中说了非常重要的四个字，叫"必待日光"。特别是秋冬两季，不是说起得越早对身体就越好啊。所以，各位，锻炼并不是什么时候都可以练。除了那些大家都知道的要避开大风大雨、大寒大暑之外，当太阳还没出来的时候，从健康的角度来说是不太适合晨练的。古人早就已经把养生的智慧都说清楚了，只是我们都离古人好远好远。我发现社会发展到现在，有些时候我们反倒需要向古人学习了。

刚才咱们说到了《黄帝内经》中提到的四个字，"必待日光"。其实呢，《黄帝内经》中提倡一年四季起床的时间还应有所不同呢。比如，春天、夏天咱们要夜卧早起；秋天，要早卧早起；冬天呢，要早卧晚起。而且一定要等到太阳出来之后再起床，并且把这种起居的养生方式归为"春夏养阳，秋冬养阴"的范畴。

当然了，在当今社会快节奏的生活状态中，上班族都是被闹钟闹醒的，能多睡一分钟绝不少睡一秒，很难形成这样的养生起居规律。虽然很多人未必能严格按照古人的养生之道去生活，但也应该大致顺应这四季的起居规律嘛。总之，锻炼虽好也要讲究时间，否则身体没练好反落下了疾病，得不偿失！

这第二个误区，就是还有很多人选择在晚上锻炼，究竟对不对呢？俗话说，生命在于运动，没有运动就没有生命。而很多人说白天没有时间，于是就把运动安排在了晚上。您看跑步的、健身的，还有一帮老年人跳广场舞的。咱就以跳广场舞为例吧，作为医生我发现很多人每天都在跳广场舞，身体不但没有强壮起来，反而依然有失眠、头晕、血压偏高等不适的症状。

刚才咱们说了，《黄帝内经》倡导春夏养阳，秋冬养阴。而一天当中我们也可以分为四季，白天就相当于春夏，晚上就相当于秋冬啊。白天运动锻炼是为了养阳气，晚上静坐休息是为了养阴气嘛。您看晚上连小鸟都知道藏在林子里，而您非要在晚上疯狂折腾到十一二点，这岂不是违背了大自然的正常规律吗？晚上精气神都处于内敛收藏的状态，您非要再把它给发越调动起来，其实对健康也是不利的。

再引用一段《黄帝内经》中的原文，"故阳气者，一日而主外，平旦人气生，日中而阳气隆，日夕而阳气已虚，气门乃闭。是故暮而收拒，无扰筋骨，无见雾露，反此三时，形乃困薄"。可见，依然是主张晚上不要运动，不要扰动筋骨，不要汗出伤阳。同时，还主张白天不要睡懒觉。常言道，日出而作，日落而息，这是中国传统的运动养生观。同样地，在当今社会快节奏的生活状态中，很多人未必能严格按照古人的养生之道去生活，但看完了本讲之后，您至少也要提醒自己在晚上别太疯狂了。

通过本讲话题，祝愿各位真正能达到锻炼身体以求健康的目的，生命当有动有静，有张有弛，静若处子，动若脱兔。

好了各位，热爱生命的人不孤单，就让他们相遇在《中医祁谈》。本讲话题就到这里，接下来是咱们的互动答疑环节，我们来看看同学们都有什么样的留言。

祁营洲老师互动答疑区

墨子酥：请问祁老师，介绍这么多中药零食，为什么不讲讲大杏仁呢？

祁老师：说到杏仁，就不得不说这坚果了。说到坚果，就不得不说到世界四大坚果。我们都知道，榛子、核桃、杏仁、腰果被人们称为世界四大坚果。它们的共同特征是，都有坚硬的外果皮，里面包裹着含有油脂的可食种子，有比较丰富的营养价值。您可一定注意了，它的概念是富含油脂的可食种子，说明这四大坚果是随时都可以拿来食用的。那么作为四大坚果之一的杏仁也是如此，它是随时可以食用的。

但是它和咱们中药里边说的杏仁可完全不是一个品种。在中药里我们说的杏仁指的是苦杏仁儿。而苦杏仁儿是有小毒的，是不能生吃的，所以在中药房我们买到的往往是炒杏仁。在生活中您可别吃错了。

小秋：学习了本讲之后才发现，

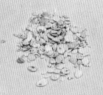

炒杏仁
性味归经：苦，微温；有小毒。归肺、大肠经。
功效：止咳平喘，润肠通便。

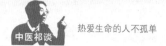
小时候我们也吃过很多中药零食的。印象中嗓子不舒服妈妈就给买甘草橄榄，甜甜的，挺好吃，现在都看不到卖了，好可惜。

祁老师：这位同学由于学习上一讲内容，勾起了对于童年的诸多怀念，说明《中医祁谈》还起到了"致青春"的作用。那么看过我的回复之后，建议小秋同学可以在家里默默地唱一首歌曲，《让我们荡起双桨》！

《中医祁谈》第十一讲：

你了解自己的"汗情"吗

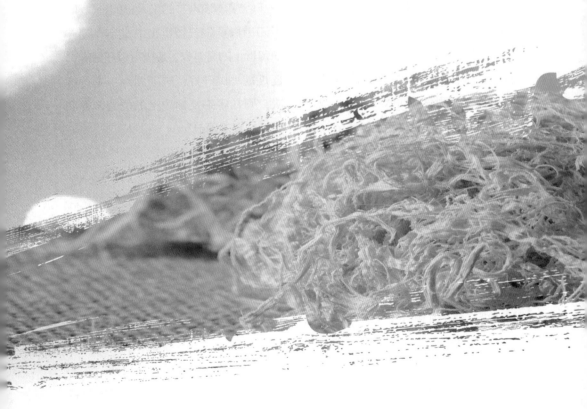

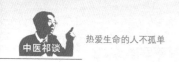
你知道如何从汗液中分析自己的身体状况吗？为什么有的人容易大汗淋漓，有的人却很少出汗？为什么有的人出的是冷汗，有的人出的是热汗？什么汗是正常的，什么汗是需要引起注意的？

话说，曾经有一位病人以"汗出不止"为主诉来找我求诊，这类病人往往在入秋时节，天气已经凉下来的时候，身体却没有感觉凉爽下来，反而还是出汗不止，相当难受。有需求就有市场，我发现网上竟然就流传有相关的"中医汗贴"，称身体不同部位的出汗，说明有不同体质上的问题。比如说额头多汗是肝阳上亢，鼻头出汗是肺气不足，胸口出汗是脾胃失和等等不同的说法。

不同部位出汗说明不同体质上的问题，这样的说法到底对不对呢？祁老师今天就来给大家说说出汗是怎么回事？什么样的汗是正常的？什么样的汗是必须要注意的？总之，本讲将跟各位聊一聊我们身上的"汗情"。

汗，人皆有之。鲁迅先生曾在《文学与出汗》这篇文章中，从社会学的角度评说过"香汗"和"臭汗"的不同，我把原文摘抄如下：

譬如出汗罢，我想，似乎于古有之，于今也有，将来一定暂时也还有，该可以算得较为"永久不变的人性"了。然而"弱不禁风"的小姐出的是香汗，"蠢笨如牛"的工人出的是臭汗。不知道倘要做长留世上的文字，要充长留世上的文学家，是描写香汗好呢，还是描写臭汗好？这问题倘不先行解决，则在将来文学史上的位置，委实是"岌岌乎殆哉"。

连出汗都能整得这么文绉绉，不愧是一代文豪！这是鲁迅当年从文学的角度比较严肃地探讨过汗。那么，从中医的角度，我们又该如何正确理解汗呢？

中医是如何理解出汗的？我们可以从哪些特征来解读不同的"汗情"？

中医学认为"汗为心之液"，同时呢，出汗的情形不同，往往能反映出病情的阴阳表里、寒热虚实等。中医的《十问歌》里，首先便是"一问寒热二问汗",可见汗液作为诊察病情的第二指标实实在在应该为临床医生所看重。借助有无汗液,出汗时间、部位、多少或者是汗液颜色、气味的不同可以来分辨病情的轻重缓急和预后的转归。

在此,我要提醒大家的是可千万不能把汗看作是人体内排出的废物啊。因为它是人体的五液之一,属于清液,可并非人体新陈代谢产生的糟粕物质。一般来说,人体内的津液出于腠理,就叫作汗。那什么叫腠理呢?就是指皮肤和肌肉的那些纹理。也就是说,人体内的津液出于皮肤之后叫作汗。中医《黄帝内经》也说了,"汗者精气也"。

正常情况下,汗是体内精气由于人体自身调节功能的需要而排出的。正常的汗出,有调和营卫、滋润皮肤的作用。另外,大家都知道,正常人在体力活动、进食辛辣、气候炎热、衣被过厚或是情绪激动等情况下都可能出现出汗的情况,这些都属于正常的生理现象。

但如果你该出汗时反而不出汗,或者是不该出汗而出汗,也就是说当汗出而无汗,不当汗而汗多的时候,或者是仅见身体的某一个部位出汗,这都属于病理现象。接下来,祁老师就要给各位详细盘点一下我们不得不知的十种"汗情"。

以下这十种"汗情",你属于哪一种?不同的部位出汗,和什么有关?只在局部出汗,又是什么原因?自汗和盗汗,冷汗和热汗要怎么区分?

第一种是头部出汗,古代叫作"但头汗出",也就是只有头上出汗,"齐颈而还",脖子以上出汗,脖子以下就不出汗了,这就叫作但头汗出。头部出汗最常见的原因是上焦热盛或者湿热向上熏蒸。咱们举个简单的例子吧,就相当于平时在蒸饭或者蒸食品一样,这个时候我们会发现,蒸笼的上面冒着热气,仿佛是出汗一样。另外一个原因,也可能是虚阳上越,就是阳气虚在上,那么这种情况是一种虚证,往往见于一些大病。当然了,头部出汗还有一个正常的原因就是由于一些食物刺激而产生的影响。比如说有些人吃了一碗辣椒,出现满头大汗,这也叫头部出汗、但头汗出。

第二种是半身汗出。也就是只有身体的一半出汗,或者是左半身,或者是右半身,或者是下半身,或者是上半身。那么这个病位到底在哪儿呢?一般来说,出汗的那半身是正常的,而不出汗的那半身是不正常的。比如说瘫痪的病人,往往是左半身出汗右半身不出汗,或者是相反,右半身出汗左半身不出汗;截瘫的病人往往是

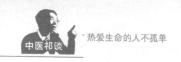
下半身不出汗。无汗的那一半常常是病位之所在，大致原因是由于这半身经络阻痹、气血不畅所导致的，所以不出汗的那半身便是病变位置之所在。这种情况相对比较严重，大家如果遇到这样的汗情可要引起注意！

第三种情况是手足心出汗，也就是手心和足心出汗。但各位要注意，如果平时我们的手足心微微汗出，这一般是属于正常的生理现象，但如果手足心出汗过多那就是病态了。手足心出汗过多最常见的原因，和阴虚内热手足心发热的原理基本相同，都是属于阴虚内热或者是由体内一派郁热所导致的。另外一种常见的原因是阳明燥热。这个阳明燥热该怎么理解呢？指的是阳明胃经，就是我们的胃肠道内一派实热，这个时候手足溅然汗出。这是《伤寒论》里面讲到的阳明腑实证，就是我们的胃肠道里边一派热象，或者是燥实内结的时候，也会出现这种手足心的汗出。这种情况在生活中是很常见的。

第四种情况就是心胸汗出，在我们的心口或胸窝这些部位出汗。那么各位必须要注意，这种心胸出汗，在很多时候也可以是正常的现象。大家想一想，在热的时候，热到自己必须要出汗的时候，究竟哪些地方容易出汗呢？你会发现，一个是我们的背部，因为背部容易出汗啊。另外呢，我们

的腋窝，对不对？腋窝这个地方也是容易出汗。另外，还有一个容易出汗的地方，其实就是我们的胸口部位。因为这个地方阳气旺盛，可以很好地散发热能，让汗从这个地方散发掉。所以我们平时在正常人身上也可以见到心胸出汗的情况。但是如果说这个部位出汗过多的话，那就是病理状态了。那么在病理状态中呢，多见于虚证。比如说心脾两虚、心肾不交的病人。

第五种情况是阴部出汗。阴汗，可不是讲的夜晚的这个阴，我们讲的是男女阴部的这个阴。比较常见的是外阴部出汗，甚至有些男士或女士还会伴随外阴瘙痒等症状。阴部出汗，多半是由于下焦湿热所导致的。这是机体下焦有湿热的一种表现。

第六种情况是自汗。自汗是什么意思呢？就是人在清醒的情况之下就出汗了，或者稍稍活动就出汗，甚至不活动时也冒汗，再或者说大家都不出汗，就他一个人在那出汗。自汗的常见原因是气虚和阳虚，由于阳气比较虚弱，不能固护肌表，所以津液外泄，才导致了自汗的情况。活动之后会更加耗伤阳气，所以自汗加剧。

第七种情况是盗汗。这个名字起得很有意思啊，偷盗嘛，像贼一样。那么盗汗的意思就是说，睡着了之后出汗，一醒过来汗就停了，就像贼一

样，挺邪乎的。但是各位，说到盗汗，我必须要明确以下两点：第一，它不等于你晚上盖被子盖得多了，所以出汗了，这个不能叫盗汗。第二，很多孩子睡着了之后，脑门儿上可能会容易出汗，是因为小孩儿属于纯阳之体，如果汗出不是过多，这种情况下也不能说是盗汗。

那么盗汗的原因是什么呢？往往是阴虚内热所导致的，阴虚而产生内热。当然了，除了阴虚内热之外，实热证也可以出现盗汗。比如说我的有些病人被诊断为胃热或者肺上有热，他晚上也有可能会出现盗汗的情况。

究竟是盗汗还是天热出汗，很多人都傻傻分不清楚。同一个温度，有些人盖被子都不会出汗，有些人即使没盖被子也出汗，这就应该注意是否盗汗啦。

第八种情况是冷汗。这种情况，有人讲，哎呀，我出的汗自己摸上去都是冷的。那这种情况，一般来说都是阳气不足。当然还有的是受到恐吓或者惊吓之后，出了一身冷汗，那么这种情况应该是属于正常的。

相对于冷汗，我们也提一下热汗，也就是出的汗是热的。有人说，我的汗出来都是热的。那么这种情况，当然一般是属于热证了，常常是由于体内的热邪熏蒸导致的。

第九种情况是黄汗。出汗之后粘在衣服上，并且汗的颜色偏黄。我就有这样几位病人，在夏天的时候，他自己本身不知道，但是衣服干了之后变成黄色了，甚至这个颜色还很深，这种情况就叫作黄汗。实际上黄汗是一种病，它多半是由于湿热交蒸所致。

第十种汗情，也是最后一种汗情要跟各位解释的，其实是两种汗。一种叫战汗，一种叫绝汗。为什么要把这两种汗放在一起来讲呢？是因为这两种汗，都可以共同反映人体的一种危象，所以我们一起来讲。

首先来解释战汗。战汗就是病人本身病势比较重，突然看到其全身战栗抖动然后浑身出汗，我们叫战汗。一定要先见全身的战栗抖动，然后汗出，才能称之为战汗。战汗在中医看来，是邪正相争、病变发展的一个非常重要的转折点。如果各位真的在生活当中见到战汗这样的情况，一定要注意密切观察病情的变化。如果汗出热退，脉静身凉，这种情况反倒是一个好现象，它是一个邪去正复的情况，也就是说正气逐渐得到了恢复。但如果说汗出而热不退，病人的表现依然是烦躁不安，那么这种情况就是一种危象了，往往提示邪胜正衰，正气越来越不足了。

好了，除了战汗可以表示人体的一种危象之外，接下来要给各位分享

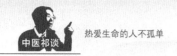
的就是绝汗了。绝汗在中医学当中，也叫作脱汗。它是指在病情非常危重的情况下，突然出现了大汗不止的情况。但各位一定要注意，这个跟咱们在大夏天高温下被晒得大汗淋漓是完全不同的。它的前提是一定要在病情危急、危重的情况下出现的大汗不止。这种情况往往是一种阴阳离决的表现，中医把它叫作是亡阴或者亡阳。这种情况就是另外一种危象。

好了，以上给各位盘点了十种我们不可不知的"汗情"，有寒有热，有虚有实，病情也是有轻有重。希望本讲内容能让各位做到心中有数，对自己、对家人、对身边的朋友能有一个相对清晰的提前自我诊断，为下一步就医做好预判。

好了各位，热爱生命的人不孤单，就让他们相遇在《中医祁谈》。本讲话题就到这里，接下来是咱们的互动答疑环节，我们来看看同学们都有什么样的留言。

祁营洲老师互动答疑区

四月榕：请问祁老师，入秋后天气已经凉下来了，但我反而每天睡到半夜就会热醒，这是身体有什么毛病吗？

祁老师：这位同学说半夜之后会热醒，当然这个热也有可能伴随有出汗的情况，因为热嘛！这位同学虽然说半夜会热醒，没有指具体的时间点，但是根据我的临床体会，大概会出现在以下两个时间段。很多病人出现热醒的第一个时间段是在晚上11点到凌晨1点；第二个时间段是在凌晨3点到5点。

首先来看从晚上11点到凌晨1点，从中医的角度来说这时属于子时，这个时间段热醒往往提示的是肝胆有热；凌晨3点到5点，这个时间段叫作寅时，往往提示的是肺经有热。如果是在子时热醒，那么我建议这位同学服用一个中成药——小柴胡颗粒，各大药店均有销售，一次1袋，一天2次。如果是在寅时热醒，就是在3点到5点这个时间段热醒的话，我的建议，可以选择一个代茶饮，选择以下两味药：竹茹和白茅根。这两味药在配伍的时候，可以选择竹茹15～20g，白茅根10～20g。这两味药放在一起，具有很好的降肺清肺的作用。

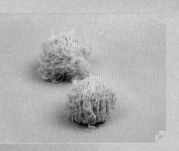

竹 茹

性味归经：甘，微寒。归肺、胃经。

功效：清热化痰，除烦止呕。

白茅根

性味归经：甘，寒。归肺、胃、膀胱经。

功效：凉血止血，清热利尿。

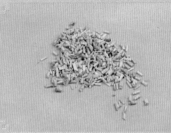

以上这两个推荐，小柴胡颗粒解肝胆之热，竹茹和白茅根降肺清肺，供这位同学参考使用。

毛衣：我就是"不当锻炼"的受害者，几年前听说练高温瑜伽减肥，结果练了几个月后，便秘了，一直没好，痛苦死了。请问祁老师，怎么办？

祁老师：我们在上讲中讲到了锻炼的问题，这里我重申一下，锻炼虽好，但一定要选择适合自己的锻炼方式。不要为了锻炼身体，却又落下了一身的疾病。所以说选择正确健康的锻炼方式对当下每一个人都显得非常重要。

对于这位同学的便秘问题我们该怎么解决呢？我强烈建议这位同学仔细看看《中医祁谈》第五讲当中讲到的话题"你不可不知的健康密码——米田共"，其中我详细论述了关于便秘甚至还有便溏的一些不同的治疗方法。

《中医祁谈》第十二讲：

中秋特辑——茶里的中医

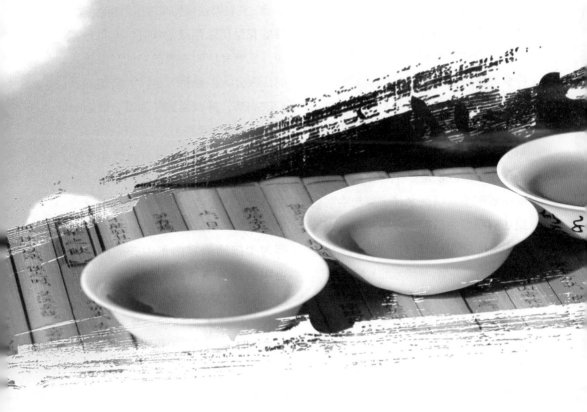

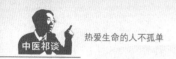
独在异乡为异客，每逢佳节倍思亲。这个中秋节，你在何处吃茶赏月？吃着月饼，赏着月亮，唯有配上一壶清茶才更有滋味。你知道我国哪里盛产好茶吗？你知道茶有哪七种分类吗？什么时候喝什么样的茶对身体最有益？

每逢中秋佳节的时候，想必大家都会被一种浓浓的节日气氛所包围。是的，我们每一年都会迎来一个中华民族的传统节日——中秋佳节。其实我们不必去评论到底是十五的月亮圆还是十六的月亮圆，我们只用去关注中秋赏月，吃月饼，赏月赏花赏秋香。亲朋好友举家欢乐、吃着月饼、赏着月亮，甚至还要听妈妈讲那过去的故事时，是不是少了点喝的？作为中国的传统，茶应该是必不可少的。除了喝中药时不宜喝茶之外，茶与中医到底还有哪些关系呢？今天与各位来谈谈中医是如何认识茶的。

开门七件事，"柴米油盐酱醋茶"，茶排在我们日常生活中的最后一位，还有一句话，"琴棋书画诗酒茶"，茶也排在最后一位。可见茶是人们在吃饱穿暖以后，再去做的雅事。换句话说，茶是雅俗共赏的，生活要过成什么样，全靠自己。

我国是茶的发祥地，是世界上最早采制和饮用茶的国家。那么，茶是怎么来的呢？据说上古时期，五谷和杂草长在一起，药物和百花也是开在一起。究竟哪些植物可以作为粮食吃？哪些花草可以用来治病呢？谁也分不清。直到有位叫神农的神仙降落到人间，教会人们栽种五谷。为了解除人们的病痛，神农尝遍了百草，最后编制出《神农本草经》。

《神农本草经》里面记载有："神农尝百草，日遇七十二毒，得茶而解之。"这就是说，茶最初是用来解百草之毒的。用通俗的话来解释就是：因为中药治病靠的是中药的偏性，也叫中药的毒性，吃了一些中药之后，再去饮茶的话就可以解除药毒。用我们现代人的理解就是茶是可以解药的。

三国时期的华佗在《食论》当中也说到："苦茶常服，可以益思。"您瞅瞅，说经常饮茶，还可以益思，增智健脑。

唐代药学家陈藏器在《本草拾遗》中讲得更为神奇。他说："止渴除疫，贵哉茶也。"说这个茶，不仅可以止渴，还可以除瘟疫。"诸药为各病之药，茶为万病之药。"可见陈藏器对茶的推崇程度已经到了如此地步，他说诸药为各病之药，而茶为万病之药，说茶是可以治疗万病的。

明代医学家李时珍在《本草纲目》当中也确切地写到茶的药性。他说："茶苦而寒，阴中之阴，最能降火，火为万病，火降则上清也。"这个论述中，就点到了茶的药性是偏寒的，属于阴中之阴。茶的功效是什么呢？是可以起到降火作用的。

而茶圣陆羽在《茶经》的第一句就是："茶者，南方之嘉木也。"意思是说，茶是生长在南方的珍贵的木本植物。我国的茶叶主产区分布在长江以南，其中又以江南、华南和西南的茶为上品。《黄帝内经》当中也说到："南方者，天地所长养，阳之所盛处也。"在阳最盛之处长出了这具有阴寒性质的茶，这也是阴阳学说中此消彼长的具体体现吧。

茶和中药一样，经过不同的工艺炮制能改变它的性味。按照制茶工艺，我们可以把茶分为不发酵、半发酵和全发酵三类。没有经过发酵的茶，是寒凉的，而经过发酵的茶，特别是那些全发酵的茶，就变得很温和了。接下来，祁老师就按照茶的颜色，给各位盘点生活中的七大类茶。

中国茶，可以分为哪七大类？不发酵、半发酵和全发酵茶，都有哪些功效？如何根据自己的体质选择适合自己的茶？

首先介绍的第一种茶，就是我们非常非常常见的绿茶。绿茶属于不发酵的茶，我们在日常生活中经常见到的西湖龙井、黄山毛峰、碧螺春、六安瓜片、太平猴魁等都是绿茶。从理论上来讲，绿茶对胃有一定的刺激作用。所以，除了空腹时最好不喝绿茶之外，大量饮用也可能会导致胃部不适，尤其是那些身体比较虚弱的人。除不宜大量饮用绿茶外，其冲泡的浓度也要适中。因为太浓的绿茶也会影响到胃液的分泌。

绿茶的好处早已经被世界卫生组织所认可。比如现代研究证明，常喝绿茶有助于延缓衰老、抑制心血管疾病，还有防癌抗癌等功效。

第二种茶是白茶。白茶也属于不发酵的茶，因为制作白茶的方法特殊，保留了酶的活性，所以白茶非常适于多年存放。存放期间，白茶内的物质不断转化，比如茶多酚会被氧化，纤维素会被水解，于是白茶泡出来的茶汤就会变得甜滑醇厚。所以白茶有"一年茶、三年药、七年宝"的说法，比如我们生活中常见的白毫银针、白牡丹和寿眉等都属于白茶。

白色属肺，开窍于鼻，如果当肺有热或者咳嗽痰黄的时候，就可以喝白茶来宣肺止咳。因为白茶性偏寒凉，除了退热祛暑、清热解毒等功效外，白茶中含有的丰富维生素 A 原，被人体吸收后，能迅速转化成维生素 A，对视力保健也会有很好的作用。

第三种茶是黄茶。黄茶属于轻发酵茶，比如我们日常生活中所见过的君山银针、霍顶黄芽、黄大茶、黄小茶和温州黄汤等都属于黄茶。黄色在中医中对应的是脾，脾开窍于口唇。黄茶制作中最神秘的闷黄技术，使得黄茶含有大量的消化酶，所以对脾胃最有好处。那些消化不良、食欲不振、懒动肥胖的人群，平时可以饮用黄茶。

第四种茶是红茶。红茶属于全发酵的茶，各位会发现，它的名字和色泽就透出了一种温暖，似乎让我们想起了秋天的红叶。红茶的汤色完全来自于发酵的程度，发酵程度越少，制成的茶就越接近于自然的滋味，而发酵越多，则越接近于人工的味道。所以，发酵好的红茶，褪尽青涩，仿佛拥有了最耐人品味的滋味。代表茶有福建

的正山小种红茶、安徽的祁门红茶和云南滇红等。

在中医看来，红色属心，开窍于舌，所以饮用红茶可养心。红茶的温暖，除了体现在色泽上外，还体现在它温和的性情。经过彻底发酵的红茶，茶多酚停止了氧化反应，对胃部的刺激性也就大大减小了，而且其氧化物还能促进消化。所以，常喝红茶有养胃的作用。

第五种茶是青茶。青茶属于半发酵茶，其实这种半发酵茶更为人熟知，它的代表应该是乌龙茶了，比如我们常见的大红袍、铁罗汉、白鸡冠、铁观音等都是乌龙茶。从中医的角度来说，青色对应的是肝，肝开窍于目。当你感觉到口苦、眼睛干涩的时候，青茶是清热降肝火、去油腻最好的选择。

第六种茶是黑茶。黑茶，以云南普洱茶、广西六堡茶和湖南安化的黑茶为代表。从中医来说，黑色对应的是肾，肾开窍于耳。特别是普洱茶，普洱茶是云南特定区域内特有的大叶种茶，可以分为不发酵的生茶和发酵的熟茶，由于普洱茶加工工艺晒青的特殊性，其生茶具有越陈越香的特点。而普洱的熟茶，因其经过人工全发酵，具有独特的成香，并且性情变得比较温和，有养胃、护胃、暖胃、降血脂的功效，最适合冬藏的冬日季节饮用。

最后一种茶，是跟颜色没有关系的茶，叫花茶。茶叶具有极强的吸味性，所以可以把带有芳香气味的鲜花与制好的干茶放在一起，采用一定的工艺，最终起到茶引花香，花增茶味，相得益彰的作用。

常见的花茶，比如茉莉花茶，能够祛寒邪、解郁；再比如玫瑰花茶，可以通经活络、调和肝脾、理气和胃。

花茶也可以自己来调配，随心所欲地组合，泡出自己喜欢的一些味道。比如说菊花枸杞茶，可以清肝明目，适合于春天来饮用；荷花荷叶茶，可以养心宁神，最适合于夏天；到了秋天，是桂花盛开的季节，传说中桂花树是月宫当中唯一开花的植物，桂花乌龙就是桂花加干乌龙茶制成的一种茶。

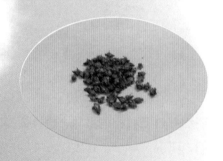

玫瑰花

性味归经：甘、微苦，温。归肝、脾经。

功效：行气解郁，活血止痛。

菊　花

性味归经：辛、甘、苦，微寒。归肺、肝经。

功效：疏散风热，平肝明目，清热解毒。

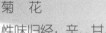

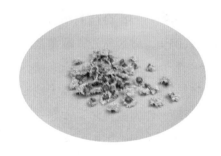

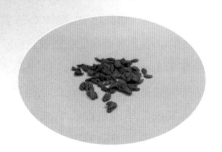

枸杞子

性味归经：甘，平。归肝、肾经。

功效：补肝肾，明目。

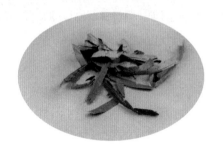

荷　叶

性味归经: 苦、涩, 平。归心、肝、脾经。

功效: 清暑利湿, 升阳止血。

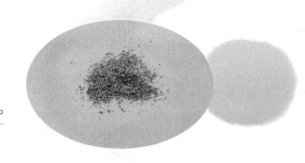

桂　花

性味归经: 辛, 温。归肺、大肠经。

功效: 化痰散瘀, 温中散寒, 暖胃止痛。

　　请大家试想在中秋的月光下, 当你在阅读本书时, 泡一壶桂花龙井, 摆上一溜白色的小茶碗, 犹如月亮在星空中的运行轨迹, 金色的小月亮就出现在茶碗里, 微风吹过, 薄暮蒙蒙中, 暗香浮动。您不知不觉举起茶碗, 感觉好似手捧一轮明月般, 令人感慨万千。最后, 您闲庭漫步, 饮尽一碗的月光。是不是很唯美呢? 当安静下来, 用心神与茶交流的时候, 我想会有不同的美妙感觉。

　　很多朋友会问, 喝茶是一门很高深的学问吧? 特别是茶还和中医牵扯在一起的时候。说到高深, 也确实是高深, 因为茶按其不同的树种可以延伸出成百上千的茶成品, 每一种成品还都有自己独特的滋味, 也许值得我们去研究一辈子。有人说滋味的感受在舌头上, 舌头不同的部位负责品尝不同的味道, 比如说舌尖儿负责甜味, 舌头中间负责鲜味, 舌头后边负责苦味, 舌前两侧负责咸味, 后两侧负责酸味, 是不是很神奇呢。

　　另外, 组成茶叶的茶多酚、茶氨酸、生物碱、茶多糖这些成分是茶叶中特有的, 其他植物里面完全没有或者含量微乎其微。而且这些物质具备水溶性, 能够溶于水被我们所吸收。所以, 经常喝上一杯适合自己体质的茶, 也许喝着喝着便喝出了高深的学问来。

　　要说简单也是很简单, 品出不同的味道, 鉴定不同的级别, 靠茶叶专家去做就好了。其实茶，就是一种树叶，老百姓家中最普通的饮料。喝茶真是一件简单的事情。当口渴的时候，来一杯茶，既解渴又能休息一下，这就是喝茶最初的本意了。

所以，不管每一个人如何去理解这杯茶，它其实就是一杯茶。这杯茶究竟有什么样的滋味，需要自己去品尝。你品出了什么，什么就是你。所以，我们也可以得出这样一个结论，那就是：心就是茶，茶就是心。

各位，如果你此时此刻手里正捧着一杯清茶，如果你还有一颗静心的

话，那么就应该在内心深处去反思，人活一世，活在这个世界当中，究竟你会是谁的茶，你又在等待着哪杯水呢？中医就是生活，生活中处处有中医。

但愿在每一个浪漫唯美的月圆之夜，不管您身在何处，唯愿与君天涯共此时！

好了各位，热爱生命的人不孤单，就让他们相遇在《中医祁谈》。本讲话题就到这里，接下来是咱们的互动答疑环节，我们来看看同学们都有什么样的留言。

祁营洲老师互动答疑区

海阔天空：请问祁老师，我的工作每天都是坐着的，到了下午脚都会有点肿，早上睡醒眼睛也会肿，这是怎么回事？吃喝睡都正常，每天大便都是早上6～7点之间，每天一次，但不成形，很烂，请问老师是什么原因？谢谢老师。

祁老师：这位同学大概问了两个问题，但其实在我看来这两个问题是密切相关的。

首先，下午脚肿，早上眼睛肿，我高度怀疑是肾的问题。所以强烈建议这位同学查一查肾，至少来说应该查一个尿常规。另外，早上排便在6

点到7点之间，从中医的角度来说此时属于大肠经当令，况且是不成形的，至少说明了肠道功能是差的。再结合您第一个症状，我高度怀疑您的问题和肾有关。从中医的角度综合来考虑，我大概给予大胆的推测，您应该是属于脾肾阳虚，这是我的一个大致判断。

具体的诊断，我还是建议您：第一，检查。第二，在当地找到一个真正靠谱的中医大夫来为您认真诊断，开处方，进行调整。

心晴love：请问祁老师，有时控制不住的哭泣流泪是脾的问题还是肝

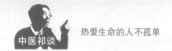

的问题？我前两天因为一件小事而控制不住地哭了，后来再想到这事就流泪流鼻涕，不过现在想想也没啥值得哭的，这种爱哭体质可以治疗吗？

祁老师：呵呵，真是什么问题都来向大夫求救了，当大夫可真不容易呀。其实，从中医的角度来说，哭哭挺好的！哭哭就不会肝郁了嘛！哭泣本身是自我解脱的一种自救行为。那么反过来从治疗的角度来考虑，如果说能够通过某种治疗方法让一个人气机舒畅，心情豁达，那么自然就不会哭泣了。

当然这是一个理论上的解释。那么与其说这位同学是一种爱哭的体质，还不如说是一种爱哭的性格。那么与其拿着一个爱哭的性格向大夫求救，我建议还不如反观下自己的内心世界，让自己的心性不断强大起来。

很多时候我们都会发现，在这个世界中，当我们自己遇到困惑的时候有两条思路，第一条思路是外求，第二条思路是内求。也许我们求医问药都属于外求的范围，但是你会发现，在生活当中，生命当中，某一些困惑反倒需要我们不断去内求。

《中医祁谈》第十三讲：

我们该如何正确认识抑郁症

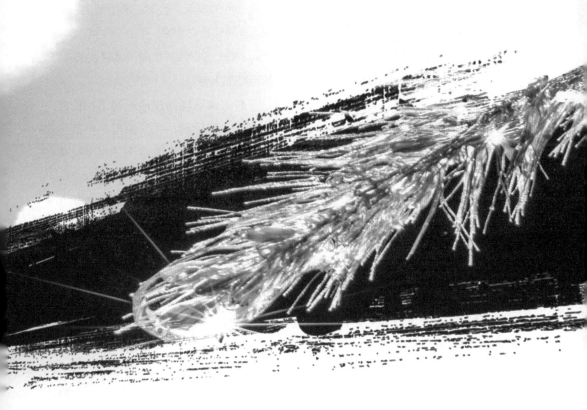

在这个快节奏的时代，为什么越来越多的人会患上抑郁症？什么是抑郁症？抑郁情绪和抑郁症有什么区别？抑郁症是一种病吗？西医和中医分别是如何理解抑郁症的？中医对抑郁症有什么治疗思路？

最近几年因抑郁症而选择自杀的新闻事件屡见不鲜，一个个年轻的生命就此陨落，大家心痛之余转而开始关心一个问题——抑郁症究竟是个什么鬼？

回想一下，曾被抑郁症带走生命的名人还真是不少：张国荣、阮玲玉、三毛、顾城、海明威，等等。对于大部分普通人来说，抑郁症似乎是一种"大人物才会得的病"，好像跟自己没什么关系，以至于甚至有不少人几乎将娱乐圈、艺术圈和抑郁症画上了等号。但其实，娱乐圈的抑郁情况也只不过是冰山之一角，因为他们作为公众人物，其健康状况自然而然更容易受到关注罢了。其实抑郁症并不是只针对名人，在我们的身边也很常见，只是由于多数人对它并不了解，所以它就变得更加隐蔽，于是伤害就更大。

我们该如何理解抑郁症呢？很多人并不了解什么是抑郁症，似乎也没有任何关于抑郁症的科普知识被纳入到我们的必修教育体系当中，所以人们会倾向用已知的经验去做联想和判断，把听来的抑郁症的表现，比如说情绪低落、失眠、不愿意社交等等，和由于性格内向、脆弱、想太多导致的负面情绪联系起来，甚至是画上等号。

有人曾这样描述自己得了抑郁症的感觉，原话说："就像是……跌进了一个深不见底、没有绳子也没有梯子的黑洞中，一点力气也没有，很绝望。偶尔上面的洞口路过几个人，会朝底下的我喊：你赶紧上来啊，以我的经验，这洞不会太深，你就是把自己吓的，别把它想得太可怕，你用点力、用点心，努努力肯定能上来的！"

这种描述还真的挺让人害怕啊。不仅如此，得了抑郁症的人，还会有不同程度的病耻感。他会自我歧视，会开始思考：是因为我不坚强、太矫情吗？还是社会的价值观、大家的认识都错了呢？所以，为了不被"歧视"，很多人会隐瞒自己的病情，或者是否认自己得了抑郁症。

究竟什么是抑郁症？抑郁症有哪些症状？

抑郁症，又称抑郁障碍，是一类复杂的疾病。抑郁症是在生理易感性的基础上，与后天环境相互作用，导致人体表现出一系列"抑郁症状"的持续动态过程。我给大家总结了以下十点比较明显的症状：

第一，情绪持续化低落。比如经常觉得空虚，没有价值感。

第二，对周围的一切事物都丧失了兴趣。

第三，食欲猛增或者食欲丧失，伴随着体重发生明显变化。

第四，睡眠出现问题，要么是失眠，要么是嗜睡。

第五，行为发生改变，要么是行动比较迟缓，要么是变得非常烦躁。

第六，疲劳，没有精神。

第七，自我评价低，经常思维消极。

第八，思维迟缓，注意力不够集中。

第九，最可怕的一种，经常会有死亡的念头。

第十，多个不良的症状持续、连续两周以上。

有些女生大姨妈来的时候，还真的是以上大部分症状都会经历一遍，有时候痛到生不如死。或者生活中遇到的一些事情，比如失恋，使得你有那么两三天滴水不进、哭泣不止。但关键是，倘若你出现以上诸多症状，每天都如此，而且持续超过两周，那么你大概就应该寻求专业帮助了。

以上提到的，都是一些非常明显的抑郁障碍症状，或者叫作"重度抑郁障碍"，这是我们通常比较熟悉的，也是我们每每谈到"抑郁症"的时候，自然而然想到的一种，但其实抑郁症还有其他几种亚类型。

其中一种是恶劣心境，患者的症状不如重度抑郁症那么严重，不至于过分影响生活。但是情绪长期不好，或者是长期的消极，会有极高的重度抑郁发作的可能性，甚至会出现医学当中的"双重抑郁"。另一种是双向情感障碍，就是说情绪有两个方向，躁狂和抑郁在患者身上会交替出现。当躁狂发作的时候，人会感觉到极端的兴奋、充满能量、自信而无所不能，严重的人还会出现幻听、幻视的症状，甚至不能觉察到自己的行为；而在抑郁发作的时候会有相反的发展，人会觉得自己绝望、无力、无欲，觉得自己一无是处。还有一种是季节性的抑郁，顾名思义，就是因为季节引起的抑郁，而且只是在固定的季节发作。

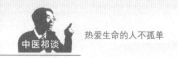

抑郁症该如何诊断？西医和中医分别是如何理解抑郁症的？抑郁症能被仪器检测出来吗？抑郁症的发病原因是什么？中医治疗抑郁症的基本思路是什么？我们该如何帮助身边的抑郁症朋友？

就西医来说，抑郁症被归为精神类的疾病。抑郁症是无法用一个直观单一的方式给予诊断的，比如说通过做一个血样测试，或者把人放在一个什么样的机器里面一扫描便知其病情，通过这些方式是诊断不了抑郁症的。时至今日，关于抑郁症的诊断仍然主要依赖于精神科医生对于患者症状的问诊而获得。

抑郁症的发病原因也是众说纷纭，西医认为抑郁症有很多可能的起因，比如大脑激素、神经递质的不平衡，基因易损性，遗传，生活中的压力事件，药物以及药物的滥用等因素。一般来说，是这些因素中的部分或者全部共同作用最终导致了抑郁症。

中医是如何理解抑郁症的呢？中医认为抑郁症的主要病因大概是由于肝失疏泄、脾失健运、心失所养所导致的。虽然肝、脾、心三个脏腑皆有相关，但是在功能上又各有侧重。

但比较明确的是，中西医都认为抑郁症是种疾病，是可以治疗的，最重要的是要寻求专业人士的指导。比如在中医看来，运用真正的中医理论，从治病必求于本的思想出发，进行全面的脏腑调理，先生理后心理或者是身心同治，最终可实现从身体到情绪的根本转变。

如果当您发现自己或者是亲朋好友有抑郁情绪时，一定要努力积极寻求身边靠谱医生的帮助，也许就可以很好地避免从"抑郁情绪"变为最终的"抑郁症"。有抑郁情绪倾向时就要积极就医，若因为羞于启齿耽误了最佳治疗时机，那就得不偿失了。

比如，我在临床中就发现一些这样的病人，由于长期熬夜最终造成了失眠，之后从焦虑又发展为抑郁症。最初都是主动不睡觉，但到最后等到自己想睡了，身体却不听使唤了。但大家想想，什么叫"日落而息"呢？其实真正把自己放空的状态就叫"息"。道家认为，睡觉也叫小死，人如果没有经常的小死就换不回大活。

白天为阳，晚上为阴，打坐和睡觉都是入静，静就是阴，只有养好这个阴，才能转化出足够的阳，阳气足了咱们白天才能神采奕奕。所以从这个角度来说，对于抑郁症的治疗，首先应该是要助眠，或者是安眠。

为了防患于未然，祁老师特贡献给各位一款代茶饮为您助眠，我推荐的这个代茶饮是：炒酸枣仁30g，灯心草4～5段，竹茹10g，水煎代茶饮。

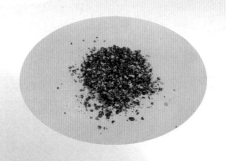

炒酸枣仁

性味归经：甘、酸，平。归心、肝、胆经。

功效：养心益肝，安神，敛汗。

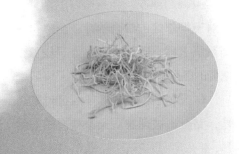

灯心草

性味归经：甘、淡，微寒。归心、肺、小肠经。

功效：利尿通淋，清心除烦。

从中医角度来考虑，失眠的机理是阴阳之间的关系出了问题。中医认为，白天为阳，晚上为阴，阳主动，阴主静。白天为阳，人在白天是动的；夜间为阴，人在夜间是静的。睡眠是阳入阴，阳入阴人则会安息。所以说，阳能够正确地入阴，便是睡眠的最佳状态。反之，失眠就是阳不入阴，阳气一直在外边，等于是阳气在涣散。而这个时候我们就需要找一味能够内收、内敛的药。比如酸枣仁宁心安神、敛汗养肝，有收敛的作用，失眠的病人正好需要有这种作用的药物来帮助收敛。除了酸枣仁之外，还有其他的药物可以帮助失眠的病人收敛，我再举两味药为例，龙骨和牡蛎。临床中，我的药方里经常会用到龙骨和牡蛎这两味药，它们也具有收敛的功效，也可以宁心安神。因为龙骨、牡蛎的味道不太好，所以我在代茶饮中就不做推荐了。

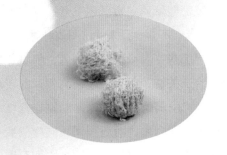

竹 茹

性味归经：甘，微寒。归肺、胃经。

功效：清热化痰，除烦止呕。

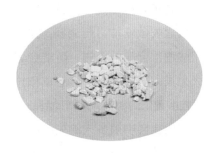

龙 骨

性味归经：甘、涩，平。归心、肝、肾经。

功效：镇惊安神，平肝潜阳，收敛固涩。

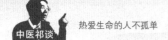
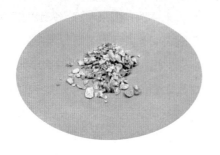

牡　蛎

性味归经：咸、涩，微寒。归肝、肾经。

功效：平肝潜阳，软坚散结，收敛固涩。

咱们再来看看灯心草。顾名思义，它可以做灯芯。为什么我在灯心草的用量上说的是4～5段，而不是4～5克呢？那是因为灯心草很轻，一般药店都把灯心草切成一段段地卖，如果4～5克就是一大把，我们用不了那么多，4～5段也就够了。灯心草的功效是清心降火、利水通淋。因为灯心草可以做灯芯，所以我们认为它还可以清心。

酸枣仁可以收敛，药性偏补，灯心草清心降火，是偏清的，这个时候我又加入10克的竹茹来清热化痰，可见这个方子的配伍是寒热并用的。用酸枣仁之收敛安神进行调补，担心单纯用酸枣仁会温补太过，可能会导致虚火上炎，所以加入了灯心草和竹茹去反佐酸枣仁的温性，来帮助清心火。因为现代社会中很多人的失眠已经不再仅仅是单纯的虚，而往往是虚火上炎。这时候，我们既需要温补，同时又应该在温补当中加入一些不同类的药物进行反佐，这样才会更为恰当。

好了，以上这个代茶饮对于具有抑郁情绪或者抑郁症，或是生活当中经常失眠的朋友，会有很好的帮助。但对于抑郁症的综合治疗，当真是一个系统工程，还需要当事人寻找值得信赖的医生进行综合调理。

作家咪蒙说："抑郁症最难的就是，完全不被理解。大家持有的态度是，要么觉得你不是病，是作，指责你；要么觉得你是精神病的患者，远离你。这两种态度都很残忍。"

当然在我看来，作为抑郁症患者的朋友或家人，我们应该做的就是，要鼓励他就诊、遵医嘱吃药、求助专业人士，不要一上来就试图改变对方。对于那些"高冷型"的病人，我们应该给予关注、尊重、接纳与爱；对于那些"脆弱型"的病人，药物也只能解决生理问题，而心理问题同样需要家人的关怀、陪伴和理解。比如有时候看到病人无缘无故的哭泣就烦、就不想理他、就绕着走了，这样都会加重病人的病情。也许此时什么也不用说，拉拉手或者抱一抱都会有利于病人的康复呢。家人朋友的关心与理解，就是一味最温暖最有效的药。

本讲话题就到这里，容我最后再强调一下，我们本讲的初衷是希望大家对抑郁症能有一个科普式的认知，抑郁情绪和抑郁症是两回事儿，专业科学的抑郁症检查远没想象当中的那么简单，所以在生活当中请大家不要轻易就给自己或者是给身边的人贴上"抑郁症"的标签。

另外，生病不可怕，讳疾忌医才可怕。如果您当真感觉不对了，先去诊断。如果确诊了，咱就积极治疗；如果不是，那咱也别矫情，好好地继续生活。

最后，生病不是你的错，这就是个病，有病治病，这才是最正常的思维方式。同时，也请您千万不要厌恶自己，我经常在生活当中告诉我的若干病人，能得这个病的基本上都是善良的好人，因为坏人都让别人抑郁了嘛。所以，请不要抱怨、埋怨自己。我相信，在生活中每一个与抑郁症斗争的人，并且能在抑郁症的折磨中坚强活下来的人，都是斗士，是生活中真正的勇士。

好了各位，热爱生命的人不孤单，就让他们相遇在《中医祁谈》。本讲话题就到这里，接下来是咱们的互动答疑环节，我们来看看同学们都有什么样的留言。

祁营洲老师互动答疑区

演乐：请问祁老师，茶茶茶，想说爱你不容易，喝了茶就失眠的飘过，老师怎么办？

祁老师：又想喝茶，又会导致失眠，这个的确是进退两难，解决的方法是您可以喝完茶之后，喝点安神的药！当然这是一句玩笑话。

其实严肃地讲，茶虽好，但是再好的东西，在这个世界中也不见得每个人都适合。如果一喝茶就失眠，当然我觉得这类人的比例也不会太高，

如果您当真就是这么一小撮茶喝了就失眠的主儿，那不合适也就不必勉强了嘛。您把喝茶改为喝白开水也是可以的。

王蕙闲：请问祁老师，贫血或者血虚的人适合喝茶吗？

祁老师：其实我强烈建议这位同学可以把上一讲再反复读几遍。因为上讲中我讲到，茶其实从药性的角度来考虑，有寒有温，就是说未发酵的

茶往往性质偏寒凉一些，经过加工发酵之后，性质会偏温和一些。

　　那么您问我贫血或血虚的人是否适合喝茶，在我看来，只要找到一款适合自己喝的茶就可以了。比如，

如果在贫血或血虚的基础之上，身体有虚火，我建议可以喝一些绿茶；如果本身是一个寒湿的体质，那么喝一些诸如红茶一类偏温的茶是完全可以的。

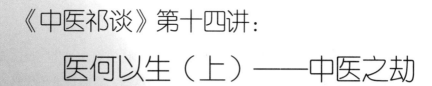

《中医祁谈》第十四讲：

医何以生（上）——中医之劫

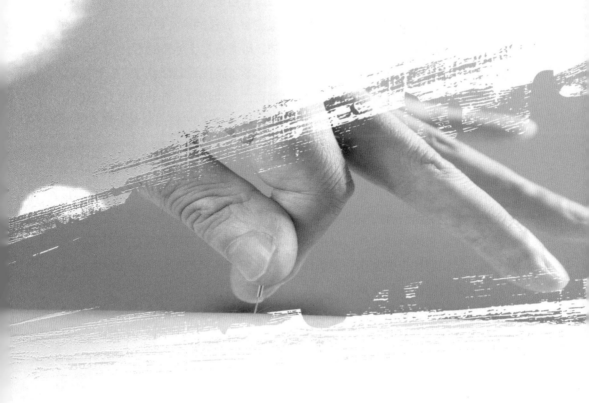

医生的称谓有什么来历？从古有之的医患关系为什么一直得不到合理的解决？华佗惨死于曹操手下给我们留下了什么启发？没法通过科学来检验的中医真的不科学吗？西方的资本家是如何一步步让中国人民倒向西医的？

《人民日报》曾刊登过一篇名为《不能让医生靠卖药赚钱》的文章。这篇文章中指出，患者抱怨说钱都花在了买药上，时间都耗在了检查上，而医生的问诊也就那么3分钟。同时，医生也委屈地说，每天接待的病人少说上百，忙活十几个小时那是家常便饭，可挣得还没有家门口的宠物医生多。

这篇文章还指出，看病，病的是患者，看的是医生，结果两头心里不痛快，这着实有点尴尬。据悉，一些医院实行"以药补医"，靠多卖药、多检查才能维持运转。对于医生来说，每天高强度、高风险的工作，带来体力上的消耗和精神上的紧张，但所得收入与劳动付出却明显不成正比。医生的收入理应来自于诊疗技术，而不是卖药，这样医生的智力价值和技术价值才能得到充分的尊重。

这话说的的确也是有理有据呀，但也有网友不买账。有网友留言说，说得不错，但老百姓不认可呀，很多

百姓的价值观在"药"上。我花钱要得到东西，您的技术高那是应该的，您就应该用最高超的技术为我提供服务。老百姓认为诊疗费不能多收，如果花10元钱的诊费却只开出2元钱的药，可能病人就会不高兴。

这不禁让祁老师想起了一个故事。据说二十世纪九十年代初徐文兵老师刚回国行医的时候，诊费大概是400元，据说当时开出的药并不贵，而且疗效也很好，但国人觉得花这么多钱看大夫是不值的。而如果说诊费只有10块，开出几百块钱的药，病人咬紧牙关勒紧裤腰带那也是必须要买药吃的。更有意思的是，当徐文兵老师给外国人看病时，却发现很多外国人对这样的诊费却是非常的认可。

您瞧瞧，这中西医之间对于诊费和药费之间的看法还真是有着很大的差异呢。但话又说回来了，患者有的是冲着药去的，也有的是冲着大夫去的，但其实都是冲着疗效去的。

于是医生医生，如今却有了"医何以生"的窘境，尤以中医的生存现状令人担忧。所以本期话题，祁老师就要从另一个角度跟大家好好聊一聊这从古到今的"中医之劫"。

古代把医生称为什么呢？一代名医华佗最终也逃不掉的医患关系，在今天为何还是没能得到改善呢？洛克菲勒家族对中医的阴谋究竟有多大？没法通过科学来检验的中医真的不科学吗？

"医生"这个词，最初见于《唐六典》。在《唐六典》中详细记载了"医生四十人"。那个时候，医生就是指学习医学的人。因为唐代置学习医，才有了"医生"这个称谓。医生还有大夫、郎中、杏林等别称。直到近代，医生才成为那些业医者的统称。

北方人习惯管医生叫"大夫"，南方人习惯管医生叫"郎中"。但是大（dài）夫的大（dài）字，是个多音字，也可以念大（dà）。大（dà）夫呢，也是一个名词，那么大（dà）夫的来历是什么呢？大（dà）夫本来是一个官名。在夏商周三代时期，天子及诸侯皆设有这样的一个官职，分为上大夫、中大夫、下大夫三级。到秦汉的时候，有御史大夫、谏大夫、

太中大夫、光禄大夫等名。到了清代，文官阶自正一品至五品，也叫大夫。在旧时，太医院专称大（dà）夫。到了唐末五代以后，我们发现，中国历史当中开始出现了官衔比较泛滥，以官名称呼逐渐形成了社会风气，所以那时，北方人尊称医生还叫"大（dà）夫"。但是为了区别于大夫这个官名，于是就把医生原有"大（dà）夫"的大（dà）字改为读成大（dài）字，所以又叫大（dài）夫。

这你就会明白了，大（dà）夫变成了官名，大（dài）夫变成了医生的一个称谓。

明白了这大（dà）夫和大（dài）夫的来历之后，再回到这医患关系上来。

杨锦麟先生在《健康报》举办的院长沙龙上曾谈到，他说医患关系从古至今都不是一个伪命题，最早的医患关系应该追溯到华佗与曹操。但这就是我们的命，我们的承担，一个中国传统士大夫精神在医生这个行业当中能体现的是什么呢？是文化。一代名医华佗，如果在今天绝对是一位优秀的脑科大夫，可当时曹操的思想跟不上，以为开颅手术是巫术。有时候真理真的需要时间来检验呀。

看到这个报道，我不禁产生了一个疑问。纵使医患关系从古至今都有，

可古时候杀得了华佗的也只有曹操，没见哪本古书上说生病的老百姓天天跟看病的大夫打架的。而当今医患关系的尖锐程度不夸张地说，远远超过官渡之战的杀伤力。古今医患关系，的确是有量的悬殊、质的差异，那究竟是为什么呢？

在此祁老师要给各位再讲一个故事，是源自于美国一个大财团的谋利阴谋。

话说2004年小洛克菲勒去世后，美国人汉斯·鲁斯克撰写了一本书，书名叫作《洛克菲勒药品帝国的真相》。当然这本书是用英文写出来的，英文的原书名叫作 The Truth about the Rockefeller Drug Empire: The Drug Story。这本书将洛克菲勒对中医的阴谋策划和盘托出，主旨思想是说中医的存在似乎妨碍了洛克菲勒集团垄断梦想的实现。各位会发现，在本书当中，一个外国人在努力地为中医发声啊。

说到了洛克菲勒，不妨再进行一个小插曲吧，咱们来讲一讲洛克菲勒家族，就是 The Rockefeller Family。这个家族是美国的老牌银行巨头，最早在十八世纪二十年代来自于德国，从发迹到现在已经绵延了6代人之久，仍未出现颓废与没落的迹象。洛克菲勒财团的创始人叫约翰·D.洛克菲勒，

最早在美国内战时期供应联邦军队物资。到战争结束后，他开始投资石油，并在1870年以100万美金联合并创立了一家石油公司，这家石油公司的名字叫作 Standard Oil。与此同时，以石油垄断为基础，通过不断的控制金融机构，他又把势力范围伸向国民经济的各个部门，参与到文化、卫生与慈善事业，建立各种基金，比如说投资大学、医院，逐渐发展成为美国的垄断集团之一。

洛克菲勒集团于1915年在中国成立了协和医学院，把西医打了进来，并以学术基金会的名义免费培训中国人学习西医。汉斯·鲁斯克在书中这样写道："医学院校被告知，如果他们想从洛克菲勒慷慨的赠予中得到好处，就必须让5万万中国人民信服地把他们经过了多少个世纪检验的安全、有效却又廉价的草药扔到垃圾箱里，让中国人民赞成使用美国制造的昂贵的有致癌、致畸作用的那些'神'药，当这些药致命的不良作用再也掩盖不住的时候，则需要不断地用新药来替代。"

怎么屏蔽掉安全、有效、廉价的中医，让老百姓去相信昂贵的西药？答案是通过"科学"！

咱们以针灸为例，中医似乎不能通过大规模的动物实验来"验证"针灸的有效性，所以在他们看来，针灸

似乎就没有任何的"科学价值"。通过这样以点带面的方式来诱导民众怀疑中医、否认中医，直至厌弃中医。朴实的中国人民相信了眼睛看见的科学实验，却忘了老祖宗留下的针灸是给人治病的。借此洛克菲勒集团堂而皇之地以科学的名义说，中医是不科学的。因为科学是最好的东西，中医不科学，所以中医就不好。我在2014年参加APEC会议的时候，作为中方的中医代表曾经说过这样一句话："不是中医不科学，也许是科学还赶不上中医嘛。"

好，咱们再回到洛克菲勒集团。洛克菲勒集团当时还收买了很多文人来批评中医，在政府内推行取缔中医、提倡废医留药等一系列举措。同时由于西医在手术、抢救方面的高明之处，洛克菲勒集团的医用器械、西药的销售量也就猛然大增。

西方势力再强大，也不至于能影响到5亿人，关键是我们自身的确也很不争气呀。清朝末年，由于清政府一直采取抑洋压汉的政策，尤其是慈禧与光绪相隔一天死亡的事实，最终太医院被废置，中医自此就不被重视了。此时，大量的官派留学生归来，其中学习西医的学生基本上也是一致反对中医的。到了1929年2月，在南京召开的卫生委员会上，包括当时主持会议的卫生机构负责人刘瑞恒在内，与会的17人当中竟然没有一位是中医，这次会上最终也通过了废止中医案。

当中西医之争由民间讨论走到了以行政手段进行废止中医的境地时，各位，中医存亡之事就成为了一件攸关中华民族文化存亡的政治大事。中医在经过将近一百年后，能恢复到现在如此欣欣向荣的局面，可见中医文化的强大，同时也需要我们后人的继续努力。

在今天看来，无论西医是通过怎样的手段进入中国的，它确确实实给中国带来了精密的检测仪器、高超的外科手术、先进的急救手段等。相对而言，中医的安全、有效、廉价与西医的精准、快速、便捷形成了明里互补、暗里竞争的格局。所以，我们不要排斥西医，要取各家之所长，毕竟咱们的目的都是为了治病嘛。

俗话说，秀才遇到兵，有理说不清；秀才学医，笼里捉鸡。可是捉到鸡，遇到兵又该怎么办呢？中医这一劫究竟要怎么破，下讲我们继续讨论。

好了各位，热爱生命的人不孤单，就让他们相遇在《中医祁谈》。本讲话题就到这里，接下来是咱们的互动答疑环节，我们来看看同学们都有什么样的留言。

祁营洲老师互动答疑区

茗伃：请问祁老师，我上半身汗超多的，头上、背心、前胸、腋下，吃顿饭都大汗，皮肤也很油腻，容易紧张，睡眠不好爱做梦。请老师指点！

祁老师：建议这位同学再次研读下第十一讲"你了解自己的'汗情'吗？"其中详细介绍了不同的出汗情况，这位同学说上半身出汗，头上、背心、腋下，吃顿饭都会大汗。我判断基本上是以热证为主。而且，他说到皮肤也很油腻，证明还是有湿的，这是一个湿热交蒸的出汗情况。同时，他说睡眠不好，爱做梦，这点很好理解。当有湿热交蒸，然后影响到了心神的时候，往往会导致失眠，或者睡眠不佳这样的情况。

对于这位同学的情况，我们该如何处理呢？当然，处理的方案就是要清利湿热嘛！如果说选择中成药的话，我不妨推荐给这位同学一款简单

明了的中成药，名字叫作四妙丸。这个中成药在各个药店都可以买到，有很好的清利湿热的作用。在您服用的时候可以一次1袋，一天2次，连服上5～7天看看疗效究竟如何。

我爱生活：抑郁情绪和抑郁症不仅伤害自己，也给周围的人带来困扰。我在自己生日那天，失去了自己第一个宝宝。白天笑得开心，半夜一个人的时候就总是哭，都不想见人了。

祁老师：唉，这是一个相对来说比较伤感的留言啊，看到这个留言之后，会让我也觉得非常的伤怀啊。但是，我必须还要说的是，这位朋友，小生命的来去都有因缘，我们不必过分伤怀，也许他还没做好充分的准备，还没做好准备与你来相遇。对于你来说，应该做的就是照顾好自己，调理好自己的身体，继续静待幸福来敲门吧。

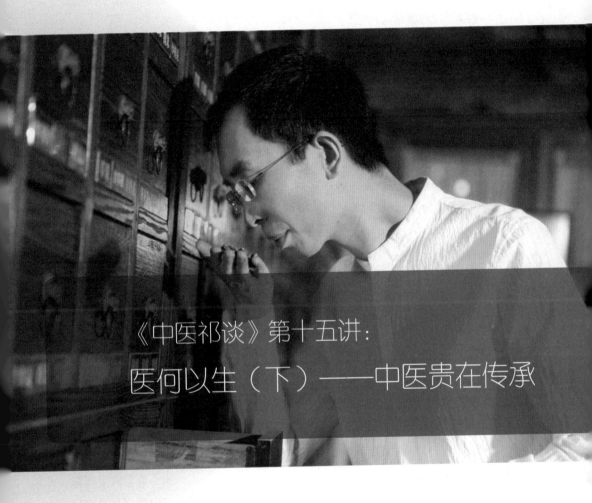

《中医祁谈》第十五讲：

医何以生（下）——中医贵在传承

将近一个世纪的中西医之争，其争辩的根源是什么？SARS肆虐的2003年，中西医的治疗结果有什么差别？面对肿瘤，中西医是单干还是应该携手抗疾？救了命却可能会留下不可逆的后遗症，您该何去何从？面对呼声越来越高的中医国际化，现阶段我们该如何思考？

在上一讲中我们聊到了一个相对沉重的话题——中医之劫。俗话说，秀才遇到兵，有理说不清；秀才学医，笼里捉鸡。可捉到鸡，遇到兵又该怎么办呢？本讲话题中，祁老师要用一些实例跟各位来聊一聊。

话说2003年，SARS疫情在广州爆发，广州普遍采用中医疗法，疗效是非常的明显。据当年的报道说，接受中医或中西医结合治疗的病患死亡人数明显低于只接受西医治疗的病患死亡人数。另外值得提及的是，接受中医治疗的病人基本没有留下什么后遗症，而接受西医治疗的病人则出现了不同程度的肺部纤维化和股骨头坏死的情况。同时，中西医之间治疗费用的对比也是极其的鲜明。

当然，祁老师并没有任何要抨击西医的意思，只是在就事论事。况且，在我心目当中，一直都认为，医生贵在要为病人提供最佳的治疗方案，不管你采用的是中医还是西医，抑或是苗医、藏医等其他的医学形式。一切都应该出自医者的内心，同时以能够解决病人的痛楚为最终的归旨。

但是近百年来，中西医的较量基本上是从未停止过啊，回首中医的坎坷命运，最大的痛苦莫过于传统中医理论体系的概念似乎无法用当代的科学语言来解释。您瞧瞧，这茶壶里煮饺子，心里有数，嘴上咱哪儿说理去！

话说2016年8月25日在美国纽约联合国总部召开的"2016中医流派国际发展论坛"上，凤凰网的高级副总裁刘书坦言，中医不同于西医的理论体系，它脱胎于中国传统的哲学，并非建立在任何的学科之上，甚至也没有任何学科为它提供理论数据。中医不搞人体解剖，也从不在显微镜下看看病毒细菌是个什么模样。因此，中医一直无法在科学的殿堂中登堂入室。

您看，这说得也很无奈啊。但究竟中西医这对朋友或者说这对老朋友应该如何在当今社会中正确相处呢？

面对疾病，中西医应该如何相处？如何取各家之所长，共同抗疾？对待肿瘤，中西医的治疗思路有何不同？除恶务尽与带病生存，对于人这样的有机体，哪种方式更为合适？

2016 年 90 后演员徐婷患淋巴瘤不幸逝世，评论也是众说纷纭。那么接下来，咱们就以肿瘤为例，来说说这中西医的差别，以及中西医究竟该如何相互联手，各取所长。

中医与西医的治病理念其实是很不同的，中医治的是人，西医治的是病。西医要用手术刀切除患病的部位，运用化疗和放疗，甚至不惜动用"虎狼之药"，杀死癌细胞，讲究的是除恶务尽；而中医则更强调提高人体的免疫力，"正气存内，邪不可干"，甚至要容忍带瘤生存，让肿瘤细胞失去生存的环境，然后慢慢地凋零。

治疗肿瘤的方法，究竟是西医好还是中医好呢？其实这个问题很难有一个固定的答案。中医治疗的原则之一就是判断正邪，如果邪盛为主，我们要重在祛邪；如果此时此刻正虚为主，我们要重在扶正。倘若在邪盛为主，要重在祛邪的时候，您没有力挽狂澜、速战速决地把病邪去掉，还在一味地慢慢调理，就有可能导致人体自身的免疫系统难以成为屏障，挡不

住肆无忌惮的"强盗"。而在正虚为主，需要扶正的时候，如果一味地使用西医中的"千军万马"，希望快速杀灭所有的癌细胞，也可能伤及无辜，令正常的身体严重受损。当然了，中医当中也有力挽狂澜的猛剂，西医当中也有慢慢调理的缓方。由此可见，如果我们以矛和盾来举例的话，在我看来单用"矛利"的西医或者是单用"盾坚"的中医，似乎都不是治疗肿瘤的唯一方法。治疗肿瘤应该是辨证论治，因人而异，没有必要厚此薄彼，一种医疗手段也好，两种并用也罢，一切都应该以病情的需要为中心。

此外，有学者认为，中医是以"人文科学"为主要方法论的人体生命科学，与以"自然科学"为主要方法论的近代科学有着完全不同的规律。然而几十年来，我国一直沿用"自然科学"的方法，即西医的方法进行中医的科研、教学、临床、管理等，在某种程度上也着实扰乱了中医自身的发展规律。

毋庸讳言，中医应当借鉴西医的先进之处来弥补自身的不足，但一定要量体裁衣。尤其要注意的是一个真正的中医，诊断疾病主要依靠的是望、闻、问、切，而不应该是一味地依赖一些仪器检测。四诊虽然是古老的，但绝不是落后的，四诊同样是一种信息处理的手段。通过"望、闻、问、切"

这四诊，搜集到患者疾病的证据，辨证论治，抓住疾病的本质，分清邪正，扶正祛邪。这才是中医的本，而这个"本"必须要传承。否则，在我看来，中医就没有了生命力。

师徒和师生有什么本质上的区别？不为良相便为良医，古代的中医成才途径有哪两种？学术研究与临床实践，该如何来平衡？面对呼声越来越高的中医国际化，我们该如何正确思考呢？

在相声圈沸沸扬扬的有关郭曹二人的师徒争议，也不禁让祁老师联想到了中医该如何传承的问题。我记得吴伯凡先生在他的《伯凡时间》中提及到，师徒关系不同于师生之间的关系。传统的师徒传承，是一种作坊式的教育方式，师徒是不平等的，而且有着非常密切的、非常个性化的私人关系。比如一日为师，终身为父，您看孙悟空叫唐僧为"师父"，用的就是父亲的父。而师生之间则是相对平等的，并且老师和学生之间是没有什么密切的私人关系，现在的学校里大多是老师和学生的关系。

古代中医成才的途径主要有两条，一条是"家传师授"，一条是"由儒从医"。咱们先来说说这"家传师授"。"家传师授"多是由浅入深，学生一般情况下年龄比较小，起点比较低，老师首先要

给学生确定几本入门的书，让学生诵读几年，然后再跟师坐堂。往往是白天看病，晚上讲解。同时，学生还要学会认药、尝药、采药、制药、抓药等，来增加自己的感性知识。因为医理可以紧密地联系到临床，所以这种口授心传的收获比较大。第二种方式是"由儒从医"。我们可以把"由儒从医"理解成是一种高屋建瓴的成才方式，这种情况往往学生的年龄比较大，也许当时古人的人文知识素养比较高，对中医的基础理论和思维方法容易接受，可以通过自学读懂中医，然后投身于临床，往往能够取得比较高的成就。咱们举个例子，比如说明代著名的大医学家张景岳年轻的时候就是完全靠自学，40岁以后才开始从医。其实，除了张景岳之外，这样的例子在古代医学家当中并非少数。

结合古代中医人才培养的两种模式，在我看来，现代的中医教育既需要传统哲学的思辨，又需要临床经验的积累。然而我们会发现，目前我国中医教育的5年授课中，中西医几乎各半，似乎缺少了中国古代人文科学知识方面的课程，同时也似乎忽视了中医经典著作的教学，或者说是中医经典教学的质量比较差。这是教的现状。

至于学的现状，2016年高考的36位状元中竟然没有一个人报考医学专业。哎呀，真的很无奈！在学习中医的

年轻人中也有不少人，学习的时候对传统文化理解得比较少、抱怨得比较多，不接受传统的中医，甚至要放弃学习中医、从事中医。同时，中医学生在实习的时候遇到的是严重西化的中医院，另外还有找工作、准备考研等事务，的确也让很多人难以专心来实习中医啊。即使有很多人考上了中医的硕士或博士，往往也是由于形势的需要，研究生期间也需要学习大量西医的课程以及进行大量的西医方面的临床实验，知识面是拓宽了，但相当一部分的高学历中医人才的中医功底却令人不敢恭维啊。

面对如此现状，国医大师邓铁涛指出，只有中医队伍自身，特别是高层决策部门能够进行全面、深刻、彻底的反思，不掩饰真相，不回避矛盾，把导致中医衰落的真正原因找出来，中医的传承才可能会落地生根。也只有靠一批又一批深深扎根于临床的"铁杆中医"，担负起历史的责任，同时又要靠合理的医疗改革，中医这门"绝学"才有振兴的希望。你看，这是我们国医大师邓老的殷切希望啊。

放眼望去，中医也正在走向全世界。我国也正在大力推进中医药的国际化。但很有趣的是，国医大师邓铁涛的加拿大籍弟子胡碧玲提出，对于目前有人主张中医药"国际化""现代化"的工作不应该是中国人来做的。

中国人首先应该对自己的东西有信心，最应该做的是把中医本质的东西先学好、做好、做到位。外国人如果谁认为中医药比较好，那就应该由他们来完成中医药"国际化"的工作。

您看这也是一种说法，中医药走向全世界，这也不禁让我联想到了历朝历代远嫁他国和亲的那些公主们。你会发现大多都是皇帝的义女，即便是亲生的女儿往往也是死了亲妈的苦命孩子啊。往往是嫁得风光，但又有谁关心过她们的婚后生活呢？所以我们需要思考的是，如果说中医药在国内的发展都非常堪忧的话，那么在海外会是一个什么样的境遇呢？

所以本讲话题，祁老师重在倡导一种真正的传承，而传承一门手艺的衣钵，往往就意味着一辈子的坚持，直到再也无法对抗时光。因为传承的不仅仅是技艺，更应该有风骨和气质，更应该有对灵魂的拷问。我经常会这么想，这个世界上的每一种技术活儿，骨子里都应该有一份骄傲在。没有点理想主义精神或者我们今天常说的"情怀"二字，就什么都没了。因为在这个世界上，有些路走下去不容易，有些坚守的规矩和底线注定了往往都是孤独的。

不知道各位学习了本讲之后会有何感想？

好了各位，热爱生命的人不孤单，

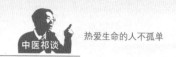
就让他们相遇在《中医祁谈》。本讲话题就到这里，接下来是咱们的互动答疑环节，我们来看看同学们都有什么样的留言。

祁营洲老师互动答疑区

小雨：请问祁老师，好中医太难找了，祁老师能说说怎么判断中医大夫的水平吗？

祁老师：这个问题是很多人在寻求中医治疗过程中一直犹豫徘徊的一个问题啊。究竟该如何寻找到一位好的中医大夫呢？其实关于这个问题，我想在本期节目当中告诉大家一个小窍门。

首先，一个医生水平的高低不能单纯从病人数量的多少来衡量。因为，很多中国人有盲目从众的心理，其实病人多的医生不见得水平就一定是最高的。另外，中国人实在众多，任何一家公立医院，只要是正当执业的医生，都不至于没有病人。所以，究竟如何去判断中医大夫水平的高低呢？我一向提倡以下两种方法。

第一种方法，通过该医生所在医院的同行医生们的选择来判断。如果说，本医院同行医生们的父母或者亲戚病了，自己解决不了或者是不便亲自出手，他们会把自己的父母或者亲戚领去看哪位大夫，大抵就能说明这位大夫的水平是值得肯定的。

第二种方法，从病人的就诊经验来判断。您身边的朋友或者亲戚，他曾经看过哪一位中医大夫，他看过这个大夫的体会和感知是什么？如果他认为这个大夫是比较不错的，大抵也说明这个大夫是值得去相信的。

总之，在我看来，在这个世界上对于医生最不靠谱的评判方法，大概就是单单根据医生的头衔或者是医生所处医院的级别来判断，最终的结果往往可能是让你伤不起呀。

我爱生活：《中医祁谈》这个节目很好！让大家很舒服，心情愉悦，最近心情不好的时候就学习这个缓解心情。

祁老师：看到这个评论之后我本人以及《中医祁谈》的所有工作人员都备受鼓舞啊，我们一定努力做得更好，给自己提出更高的要求，不仅让大家能学到非常有用的一些知识，学习之后能实战实效，同时，还可以帮助大家来缓解心情，甚至起到助眠的作用。我们也希望所有同学读完本书之后都能晚上做个好梦。

《中医祁谈》第十六讲：

天凉请加衣，你的颈部受寒了吗

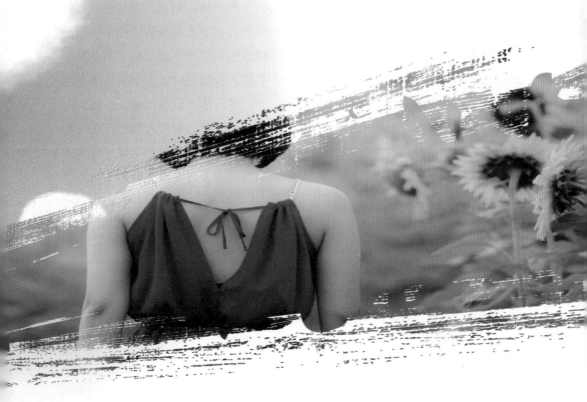

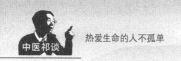

天气渐凉，身体上哪些部位是容易受寒，需要保暖的呢？颈椎不舒服，能一概用常规的颈椎病治疗方法来处理吗？颈椎受寒除了会导致颈椎病，还会导致哪些疾病呢？如何保护我们的颈部不受寒？颈椎病有什么方法可以缓解？很多简单易学的颈椎操，您也可以学会。

话说之前一位女士看诊，她的主诉是感觉颈部非常的不舒服，而且我发现其颈部还有一个大包。据这位女士说，她的颈部几年前就感觉不适，当时并没有在意，于是颈部的包越来越大，整个人也就越来越不舒服。最终经过我的仔细判断，发现该女士寒气比较重。从中医的角度来讲，寒则可能导致气血瘀滞、经络不通，于是体内的垃圾也就有可能会堆积，只不过该病人是表现在颈部不舒服，堆积出了一个包而已。

通常情况下，很多人只要是颈部不舒服了，往往就会被某个大夫诊断为颈椎病，然后根据拍片子所得出来的颈椎椎体的具体表现来说事。除了常规的治疗之外，各位你们是否还经常遇到这样的就医场景啊，你们的医生总是会告诫大家说：你可要注意了啊，千万不要长时间低头看电脑了；你可要注意了啊，千万不要长时间低头看手机了，否则你的颈椎的生理曲度就会变得更直了等这样的说法。其实，这样的就医场景也的确是没有错，因为很多疾病往往就是由不良的生活方式所导致的。但是，话又说回来，当今社会很多人每天的工作和生活，的确做不到完全不看电脑、完全不用手机啊，我们也只能说要尽可能少用一些，尽可能不总是低着头。我也在生活当中听到过有病人抱怨，说医生总是冠冕堂皇地告诫我不要总低头，但我发现很多医生也需要用电脑，也需要用手机呀。

这个病人说得好！因为医生也是人嘛！况且我一直都认为，己所不欲，勿施于人。医生不能总是站在一个制高点上去对病人指指点点，而是应该和病人一起去探讨如何解决实际的问题。比如以我本人为例，有些时候，我个人在生活中就做不到每天晚上十点之前睡觉，如果说我要对病人说，你一定要做到十点之前睡觉，我总觉得很心虚，对吧。所以，己所不欲，勿施于人！

那么今天祁老师就要跟各位聊一聊，尤其是对于我们的电脑族、手机族们，除了要尽可能少低头之外，我们还能做点什么来保护我们的颈部呢？那就是避免我们的颈部受寒，而我发现颈部受寒往往与我们的穿着息息相关。

每到秋季，特别是时令已过霜降时，地气开始下降，天气越来越凉，但如果你留心观察就会发现低领上衣仍然还是主流。的确，对于中青年来说，除了冬季，低领上衣比较时尚流行嘛，而且更受年轻人的偏爱。殊不知，这样的穿着习惯也许会给我们的身体造成很大的伤害。接下来祁老师就要给各位逐一聊聊低领上衣会给身体带来哪些伤害。

第一，颈部受寒会导致颈椎病。我们的颈部包括了颈椎、肌肉、大血管、呼吸道、食管等，这些部位无论哪个受风受凉都会引起人体的各种不适或者疾病的发生。低领上衣使颈部完全暴露在空气当中，如果恰恰又在气温偏低、气候寒冷的情况下，暴露在外的颈部组织就会血流变慢，新陈代谢低下。同时，颈部肌肉受寒冷刺激后出现保护性的收缩，张力增强，也会导致神经、血管的受压，于是也增加了颈椎病的发病危险，这一反应如果在颈部本身已有损伤的情况下就会更加容易发生。

第二，颈部受凉，也会加重高血压心脏病。为什么呢？因为颈部有很多重要的大血管，当颈部受寒冷刺激之后，会使颈部的血管继续收缩，血管压力增高，血压便会增高，在一定程度上增加心脏的负担，这些影响对患有高血压、心脏病的患者有加重病情的可能。另外，颈部受凉，还会容易引起感冒、咳嗽、咽炎等疾病，加重哮喘、肺炎等呼吸道慢性疾病或者是诱使这些疾病复发。

从中医的视角如何认识颈椎病？有哪三个穴位可以保护颈部不受寒？翳风、风池、风府三个穴位都有何来历？诸葛亮的羽毛扇，除了用来装酷还有什么实际作用呢？

好，以上讲的是西医的认识，从中医角度来说，低领上衣不但会使颈部受凉，同时还容易受风啊。颈部受风会有哪些危害呢？

咱们来说说这风。风在中医看来无形却无时不在啊，比如春天多暖风，夏天多热风，秋天多凉风，冬季则寒风刺骨。风气太过或者不及导致人体生病，那么这个风则为邪风，我们也叫风邪。《黄帝内经》中说"风为百病之长"，什么意思呢？就是说风邪是六淫病邪中的主要致病因素，凡是

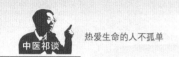
那些寒邪、湿邪、燥邪、热邪等其他的邪气都可以依附于风邪而侵犯人体，比如我们在生活当中经常听到说某某人外感风寒、外感风热或风湿等。所以呢，风邪常为外邪致病的先导。

明白了以上道理之后，那么究竟该如何保护我们的颈部不受寒呢？当然首先就是要提醒各位在秋冬季节天凉的时候，穿衣方面您一定要多多注意，但这一点提醒不是祁老师本讲话题的最终目的，因为这一点似乎大家都知道。

我要跟各位重点讲解的是，有三个穴位是大家必须要重点保护的，这三个穴位分别是翳风、风池和风府。您听听，都带一个"风"字，接下来我们不妨一一仔细讲解。

首先我们来分析一下翳风穴。翳风穴，这个穴位的位置在耳垂之后，乳突与下颌骨之间凹陷处。这两个名词对大家来说似乎不太容易理解。咱们简单一点来讲，就是在我们耳垂后耳根部，您把您的耳垂往后一按，按压在颈侧部的皮肤上，下颌骨旁边的凹陷处就是翳风穴。

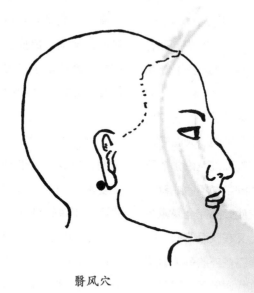

翳风穴

翳　风

定位与取法：在耳垂后方，下颌角与乳突之间凹陷中。于耳垂后方，乳突下端前方凹陷中取穴。

临床应用：散风清热降逆，祛风清热通络，清宣耳窍。

为什么叫翳风呢？它的位置在耳垂后，人如果是迎面遇见了风，耳垂就能给挡上，能够避免被迎面而来的风邪侵袭。"翳"呢，其实这个字，就是指用羽毛做的大扇子，所以我们称之为翳风穴。举个例子，比如说天下闻名的诸葛亮一年四季拿着把大大的羽毛扇，除了摆酷之外，我觉得很重要的一个原因，或者说很重要的一个作用也是为了挡风吧。比如说天天在外面行军打仗，难免会受风寒的来袭啊，风不算太大的时候，用扇子来挡一挡，也算是一种养生吧。

相信很多人都有过这样的生活经历，如果您正在外边行走，突然刮起了一阵大风，并且比较冷的时候，你应该会做出这样一个动作，那就是把领子立起来，然后低下头俯身向前走。其实呢，从中医的角度来讲，这么做是有道理的啊，实际上就是要把我们耳朵后面的翳风穴给挡了起来，避免受风邪的侵袭。

翳风穴，只是挡风的一把羽毛扇，而如果说风邪力量稍大一些，那么我们就需要另外一个屏障了，这个屏障就是风池穴。采用正坐或俯卧的取穴姿势，风池穴位于我们的后颈部，在颅骨的下方我们会摸到两条大筋，大筋的外缘凹陷中，与耳垂下缘齐平，这个位置叫风池。

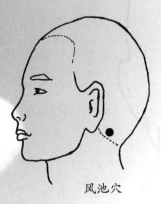

风池穴

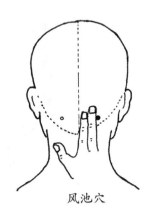

风池穴

风　池

定位与取法：在乳突后方，平风府穴处，当胸锁乳突肌与斜方肌上端之间凹陷中。医者以拇、食两指从枕骨粗隆两侧向下推按，至斜方肌与胸锁乳突肌之间凹陷中，平枕骨下缘处取之，当距后正中线约二指宽度（前提是患者与医者身材相近，否则需加以调整）。

临床应用：疏风解表，平肝息风，清利头目。

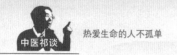

为什么叫风池呢？我们先来讲讲这个"池"吧。"池"在古代专指护城河，就是围绕在城府之外的那条有防卫作用的水路。我们经常听到说"要攻下某座城池"这样的说法。城池二字连在一起，是有特定的含义的。在古代，城市的周围都有一条环绕的河，您要想进城，必须要先过河，所以它具有护卫城市的作用。

风池穴位于头项的交界处，刚好是风邪进入头部的地方。它的作用就像是一道护城河，把头这个"城"护卫起来，不受风邪的入侵。也就是说，想要守住这个"城"，就要从守护这个"池"做起。

如果风邪攻破了"城"四周起到守护作用的风池，那么接下来就直接入"城"了。城内是什么呢？"进城"要经过的一个非常重要的穴位就是我们的风府穴了。风府穴在哪儿呢？风府穴所在的位置在人的后颈部的中央，我们每个人后发际正中直上，枕外隆凸直下凹陷中，也就是我们每一个人后脑部高起的骨头直下的凹陷中。

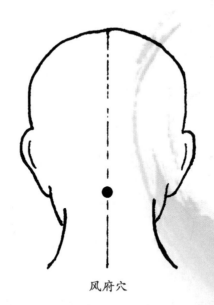

风府穴

风　府

定位与取法：在颈部，后发际正中，枕外隆凸直下，两侧斜方肌之间凹陷中，于枕外隆凸直下凹陷中取之。

临床应用：散风息风，醒神开窍。

"府"是什么意思呢？"府"是一个很重要的地方所在嘛，比如政府所在的那个地方，就叫"府"。城内为府，也就是我们的中枢神经系统，人体有一条直通脊柱的经络叫督脉，风府为督脉的穴位。督脉直通于脑内的髓海，穴下深部就是我们呼吸、心跳等生命中枢所在的地方。所以一旦受风严重，就有可能出现严重的问题了，我们的呼吸、心跳就会受到影响，甚至还会危及我们的生命。所以，如此重要的地方需要我们格外关注。

中风是怎么来的？为什么古人把头痛病叫作"头风"呢？如何加强三个带风穴位的防风能力？古语说"虚邪贼风，避之有时"，说的是什么问题呢？

古人有一句话叫作"高巅之上，唯风可到"。各位想一想，为什么中医要把我们平时生活中所说的脑血管意外、脑血管栓塞等病叫作中风呢？那就是因为在中医看来，我们的头这个高巅之处，只有风可以到达。所以，古人又把头痛病叫作"头风"。

那么究竟怎样加强这三个带风穴位的防风能力呢？在此祁老师教给各位一个非常容易操作的方法。将我们的双手搓热以后，四指并拢，放于我们的后颈部，左右交替自我们的翳风穴经风池穴到达风府穴，来回地擦动，直到我们的颈后部发热。操作就这么简单！通过这样的方法呢，可以加强这几个穴位的气血运行，加强人体防御风邪入侵的能力，这也算是集团作战的好方法吧。

古语说，"虚邪贼风，避之有时"，也就是说对自然界中能使人致病的外邪都要及时躲避。所以我要再次提醒各位，防止风邪侵袭最最简单的呵护方法就是在秋冬季节穿一件带领子的上衣，或者是围上一条围脖来保暖。当然，其他季节里也要注意颈部不受凉。衣服穿对了，也可以减少好多疾病的发生。

针灸和按摩能快速缓解颈椎疼痛吗？长期低头族有什么简单易做的保健操可以保养颈椎呢？

另外需要注意的是，颈部即使不受风寒，这个部位的确也是一个容易受伤的部位，最常见的就是诸如我们开篇所说的电脑、手机族们因长期低头导致颈椎曲度的变直。年轻人如果出现这种情况其实也大可不必太担心、焦虑，通过适当的诸如针灸、按摩等一些治疗方法是可以得到恢复的，只不过恢复的过程可能稍长一些，这也可能会给某些患者带来一定的痛苦或不便，所以做好预防工作就显得非常重要。

那么究竟应该如何预防颈椎病的发生呢？理论上来讲，从根本上预防颈椎病的一个有效方法就是加强我们颈肩部肌肉的锻炼，保持关节的灵活度，使肌肉弹性、韧度增强，从而有利于颈段脊柱的稳定性，增强颈肩顺应颈椎变化的能力。所以本期节目的最后，祁老师就教给大家几个非常简单但又非常便于实施的维护颈椎的小方法。

方法一，抬颈法。怎么做呢？您可以在椅子上正坐位，双手抱住颈部慢慢向后抬头，双手给予向前的阻力，头部抬到极限后慢慢向前归位。就这么简单，每组可以做20次，每天可以做三组，早中晚各做一组。

方法二，颈椎操。怎么做呢？建议您坐位，全身放松，颈伸直，双手自然交叉置于大腿上。我们把颈椎操来详细地分解一下，共分为四个小节。第一节，头正位，低头至最大的限度，然后抬头回到正位。再仰头至最大限度，然后恢复正位。第二节，头向左转，转到最大限度，然后头回到正位。然后头向右转到最大限度，然后恢复正位。第三节，头正位，低头向左转，下颌尽量去够您的左肩，然后回到正位。第四节，相反的方向，低头，头向右转，下颌尽量去够右肩，然后恢复到正位。以上详细给讲解的颈椎操，四个小节依次循环，反复去做。

方法三，缩颈揉肩操。建议大家可以坐位或站立，全身放松，双臂自然下垂，双手半握拳。耸肩缩颈，双肩向前顺时针揉动6到10次，然后颈肩收回到中立位。接下来继续耸肩缩颈，双肩向后逆时针揉动6到10次，然后颈肩恢复到中立位。

方法四，颈椎的"米"字操。米字操在当今社会比较流行，以头作为一个笔头，按顺序反复地书写一个大米的"米"字，每次您可以书写5到10个，一天可以书写若干次。

以上方法均可以作为颈椎病恢复期的辅助手段，当然也可以作为我们平时颈部保健锻炼的方法。动作应该柔和，一般以操作之后感觉头颈部轻快、舒适为度。您每天可以操作若干次，持之以恒，必收良效。尤其在看电脑、手机或伏案工作很长时间之后，您应该适当停下来活动一下，缓解颈部肌肉或韧带的疲劳。总之，本讲话题旨在告诉大家一些颈部受风受寒的危害以及保护颈部的方法，因为健康的生活源于我们平时的细节！

好了各位，热爱生命的人不孤单，就让他们相遇在《中医祁谈》。本讲话题就到这里，接下来是咱们的互动答疑环节，我们来看看同学们都有什么样的留言。

祁营洲老师互动答疑区

三维潮饭：感觉"医何以生"这两讲的尺度很大，资本家太恐怖了。

祁老师：我们在编写"医何以生"这两讲内容的时候，的的确确非常纠结，也非常努力、认真。我可以负责任地告诉大家，整个《中医祁谈》工作组在"医何以生"上、下讲的内容中，都付出了很多的心血。因为我们试图去讲一个非常敏感的话题，我们也生怕读者看完之后发出一片骂声。抱歉各位，我们的心理素质还不够强大。

但是话又说回来，最终的落脚点，我们只是在就事论事，尽量客观地陈述一些事实。我们力争要把这两讲内容讲得中肯、不偏激，轻松、有内涵，面对中西医之争的时候，不讲那些老生常谈的东西。

非常感谢这位同学对我们的支持。

Luzem：长知识呀！希望祁老师除了聊一些实用案例之外，也可以多聊聊像"医何以生"这类话题一样的中医故事和文化。

祁老师：非常感谢这位同学给我们提的意见。我们会不断地去调研、切磋，努力提高我们自己的水平。在下一步的整个规划中，我们会讲解关于中医故事系列、中药系列，还有中医诊断系列等主题，敬请期待！

《中医祁谈》第十七讲：

秋冬季节的穿衣智慧——寒从脚下生

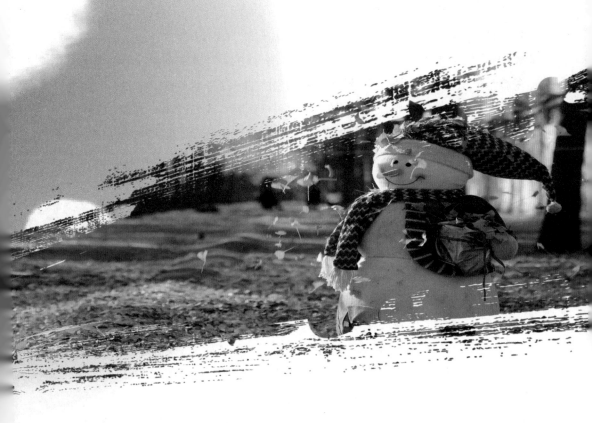

"一场秋雨一场寒"，秋冬季节，我们该怎样御寒？冬天来了应该马上添衣保暖，还是让身体冷一冷锻炼御寒能力？俗话说"春捂秋冻"，哪些人不适合秋冻？身体哪些部位不适合秋冻呢？冬天有什么保暖方法，泡脚的方子又有哪些？

俗话说"一场秋雨一场寒"，我们会发现几场秋雨过后，深秋和初冬的感觉似乎就要渐渐地逼近了。记得某个深秋的傍晚，我在人群当中穿梭，偶尔低头一看，竟然发现这人群中的腿和脚可以明显分为两类：老人们都穿着长裤和袜子，保暖工作普遍做得比较好；而年轻的姑娘们和妈妈们穿着七分裤、九分裤，大都露着脚脖子，七分裤让人更时尚、更潮流的同时也更加"冻人"了，由此年龄分层也变得一目了然了。后来我也有意识地观察到，无论是在韩剧里，还是在我们生活中的大街小巷里，年轻人在秋季都非常喜欢用锥形裤搭配单鞋，即使穿袜子也是袜口在脚踝之下的那种船袜。有时，裤腿的位置还会有随意的卷边，总之一定要刚刚好露着脚脖子，看上去的确是非常干练利落，也有纤细修长之感。然而在这样的秋冬季节，脚部穿得太单薄，尤其是露着脚脖子，也着实让祁老师担忧啊，恨不得冲上前去给每人送一条秋裤。因为从中医角度来说，寒从脚下生，如此导致的受寒势必会给身体带来很多的问题。

有些人会问，不是有一句话叫"春捂秋冻"吗？中医不是也认可这一点吗？是的，"春捂秋冻"的确是中医当中的一个养生原则，其背后的道理是什么呢？我们说春天虽然身体已经感觉到气候转暖，但大地经过长长地封冻，地气并未真正的暖和起来，因此，我们还需要"缓减衣"，也就是慢慢地减掉衣服来保护我们的身体不受寒气所伤。而正好相反，在秋天，虽然说我们的身体感觉到温度已经降低，但大地经过一个夏天的暴晒，地气还是有暖意的。因此，人们可以借助有意识的"冻一冻"来让身体逐步适应变冷的天气，来锻炼自己的御寒能力。

什么人不适合秋冻？"病从寒起，寒从脚生"，中医对此是怎么理解的呢？寒为六邪之一，身体长期受寒会有什么不良后果？

但是，祁老师在这里要严肃地提醒各位，秋冻可并不是适合所有的人。我们说既然秋冻是一种对身体有意识的耐寒训练，那么对体质偏弱或者身体自我调节能力比较差，因而不能承受这种训练或者会导致"弊大于利"的人群来说就是不适合的。咱们具体举例，前者，例如说老年人、阳气本身相对较弱、御寒能力不足者，如果说寒冷刺激太过，容易导致一些慢性病或是旧病的复发，比如常见的慢性支气管炎、支气管哮喘等；后者，比如说孩子。宋代的儿科名医钱乙写了一本非常著名的书，叫作《小儿药证直诀》。在这本书中归纳总结小儿的特点是"脏腑柔弱，易虚易实，易寒易热"。也就是说，小儿自我调节能力是比较差的。于是遇到寒冷的刺激往往不耐受，容易引起诸如腹泻、咳嗽等肠道及呼吸道的不良反应。因此，以上这些人是不应该"秋冻"的。

更重要的是，一些人体重要部位不应该被列入"冻"的范围之内。前面几讲中我们谈到了颈部，今天我们就再来重点谈一谈脚。关于这一点有一句老话说得好，叫"寒露不露脚"。通常每年的寒露节气在10月初，如果

赶上大风降温天气的来临，虽然没到寒露，但很多地方早晚的温度已经很低了。因此我还是建议各位，入秋之后在室外，甚至是夏天在空调开得比较足的场所时，只要是温度偏低，您都应当遵循"不露脚"这个原则。那么，"不露脚"这个原则究竟蕴涵着什么样的中医道理呢？

"病从寒起，寒从脚生"。我们非常有必要来谈一谈这个"寒"。中医把外感病邪总结归纳为"风、寒、暑、湿、燥、火"这六种。"寒"是其中非常重要的一种外感致病因素。身体受寒之后有哪些后果呢？中医把寒邪的致病特征归纳为两个方面，一方面叫寒性凝滞，另一方面叫寒性收引。什么意思呢？也就是说，寒邪侵袭人体之后，容易使我们的气血津液凝结，经脉阻滞，还会使我们的气机收敛。比如使我们的毛孔闭塞，阳气不得宣泄，经脉收缩。因此，感受寒邪之后，可能直接引起我们的关节、胃脘等部位的冷痛感。当然，也有可能长驱直入，带来更深层次的问题或者成为我们身体的隐患。

为什么脚踝处特别需要保暖？脚踝处都有哪些重要穴位呢？三条阴经交汇的三阴交穴，有什么特殊作用？冬季爱美和保暖，你该如何取舍？如何做到美丽与温暖兼顾？

具体到脚部，尤其是大家非常容易忽视的脚脖子这个位置，我们就非常有必要来说一说这里边三个非常重要的穴位。

先说说外侧，我们要讲的穴位叫昆仑。它是足太阳膀胱经的穴位，在我们的外踝尖和跟腱之间的凹陷处，非常容易找，按压的时候有非常明显的酸胀感。关于昆仑穴的具体定位，请查看下图。

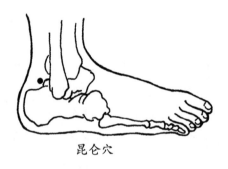

昆仑穴

昆　仑

定位与取法：在足部外踝后方，外踝尖与跟腱之间的凹陷处。正坐垂足着地，或俯或仰卧位，于外踝尖跟腱水平连线之中点处取之。

临床应用：通经止痛。

我们再说说这内侧，有两个需要提到的穴位，分别是太溪和三阴交。我们先来说这太溪穴。太溪穴是足少阴肾经的穴位，它的位置也非常容易找，它刚好和我们刚才所解释的昆仑穴相对。太溪穴位于我们的内踝尖与跟腱之间的凹陷处，按压这个地方同样有非常明显的酸胀感。

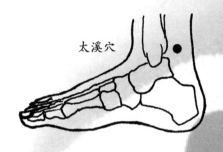

太溪穴

太　溪

定位与取法：在内踝尖与跟腱后缘连线之中点凹陷处。正坐或仰卧，由内踝尖往后推至凹陷处取之。

临床应用：滋阴降火，益肾补虚，调经利湿。

三阴交穴属足太阴脾经上的穴位。因为它是足部三条阴经的交会穴，故名三阴交。那么这三条阴经是什么呢？指的是足太阴经、足少阴经和足厥阴经；交是交会的意思。您看三阴交顾名思义，就是足部三条阴经交会的一个大穴，按压这个地方同样有非常明显的酸胀感。

由此可见，我们的脚脖子虽然不像后背或是腰部那样，受寒之后有明显的反应，但是其实是人体多条经络的重要穴位集中之所在。说了这么多，重点其实只有一个，一定要保暖啊。《伤寒杂病论·伤寒例》这本书当中也强调，

中医祁谈

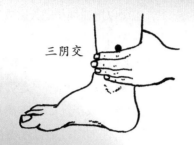

三阴交

三阴交

定位与取法：在内踝尖上3寸，胫骨内侧面的后缘。患者四指并拢，以小指下缘紧靠内踝尖上，食指上缘所在水平线与胫骨后缘交点处取之。

临床应用：健脾益气，滋阴养血，调补肝肾，调和气血，通经利湿。

"君子固密，则不伤于寒"。什么意思呢？要想不受到寒邪的侵袭，"固密"就非常重要。大家尤其要注意这个"密"字啊，"密"什么意思呢？那一定是需要我们全方位保护啊。要怎么做呢？动物依赖皮毛，而人类只能依赖衣物啊。在秋季，我们会发现天地之间的暑气已经消失殆尽，寒意渐浓，尤其需要衣物来帮助我们抵御这一点一点增加的寒凉。

因此在秋冬季节，那些露肩装、露脐装、露背装、低领上衣、低腰裤、短裙、七分裤、九分裤、牛仔破洞装等这样一类衣服就的确显得不那么合时宜了。这些"用料十分节省"的衣服穿在身上也许都是曼妙的风景，从大家的角度看过去是当下的美丽，但从医生的角度看过去却可能是未来的病例；从大家的角度看过去是个性与时尚，从医生的角度看过去却全是行走着的人体重要穴位图啊。因此，《中医祁谈》还是要建议各位年轻人和女士穿衣尤要注意保护身体的各个部位，尤其是今天我们还重点提到的脚踝。也许这样穿"于美丽有过"，但一定"于健康有功"，正所谓"个性诚可贵，时尚价更高。若为健康故，二者皆可抛"。

冬季御寒，都有哪些常用的方法？在没有衣物保暖的情况下，如何借用双手来保暖呢？身体受寒了，有什么合适的代茶饮？

不过，祁老师也并不想做一个保守无趣的人，在奉劝各位多添衣物之外，在这里也要给各位分享一些随身的御寒神器。如果哪一天想要穿上以上我不太推荐的衣服出门，那么怎样尽量减少对身体的损伤呢？为了帮助大家做到美丽与温暖兼顾，以下是我的几个建议：

第一，您可以戴上帽子。有人总结帽子在深秋和冬季的作用，用了一个形象的比喻，说叫"开水瓶的盖子"。大概意思就是，不戴帽子就像开水瓶没有盖好盖子一样，会慢慢地把身体的热量蒸腾发散出去。虽然这个比喻稍有夸张，但帽子对于头部的保暖，作用的确是非常大的。

第二，准备一条大围巾或者是披肩。任何时候觉得冷了都可以拿出来，护住颈椎、肩膀，甚至还可以包住头部。

第三，充分利用自己的双肩背包。如果可能的话，可以考虑出门的时候把常用的包换成双肩背包，可以帮助各位保护自己的背部。

第四，在包里放上袜子。有一个体质虚寒的女性朋友告诉我，她每次出门旅游都会随身带上两双袜子，冷的时候可以随时加上，甚至能起到一部分秋裤的作用。即使没有用上，放在包里也不占地方。从防寒的角度来说，这不失为一个聪明的好办法。另外，我也听有些年轻妈妈跟我介绍说，她让孩子出门运动的时候多带一双袜子，有时出汗了就及时换掉。这都是生活当中很好的智慧之举。

第五，带上一片取暖贴。需要的时候就贴上，也可以迅速地帮助大家来御寒，但是要仔细看说明书，不要贴太久了，也不要直接贴在皮肤上，以防烫伤。

当然，还有最后一招，一定要善于运用自己勤劳的双手。如果不凑巧身边实在是没有任何可以借助御寒的东西，可以把自己的手心放在感觉比较冷的部位，静心凝神，安静地待一会，就能感觉到手心的热量慢慢传递过来，其实这就是一个人体自身温暖的小循环。如果您的手本身不够暖和的话，您可以搓一搓再放上去，会有很快很好的效果。

说了这么多之后，如果恰巧您当天出门时受寒了，究竟有什么办法可以补救呢？中医说，"寒则温之"。所以我们应该随手找一些温热之性的食材或者药材来帮助身体第一时间散寒。那么在本讲中，祁老师给大家推荐一款代茶饮，请记好了，紫苏叶5～10g，泡水饮用。紫苏叶在各个药店都可以买到，而且非常的便宜。

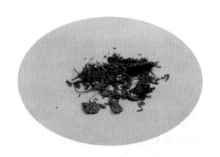

紫苏叶

性味归经：辛，温。归肺、脾经。

功效：发汗解表，行气宽中，解鱼蟹毒。

除了紫苏叶代茶饮，还有什么实用的泡脚方？为什么花椒、艾草这些食材能够对抗寒邪？怎样泡脚效果更好？

紫苏叶的功效主要在于发汗解表，基本上用 5～10 克的紫苏叶泡水喝完之后，大概在 30 分钟之内，就可能会浑身冒汗了。用紫苏来发汗解表、驱赶外寒是一个非常好的方法。

当然，除此之外，既然今天主要讲的是"脚"，我们还要再推荐一下泡脚方。"寒从脚下生"，受寒之后及时泡脚会很快地帮助我们来驱寒。国医大师陆广莘在谈到自己的养生秘诀时就推荐了花椒水泡脚。具体怎么用？50 克花椒用布包起来，然后加水煮开后泡脚。花椒具有温中止痛、祛湿散寒的作用，加之热水泡脚本身就能够活血通络，所以说这是一个很好的方法，供各位来借鉴。

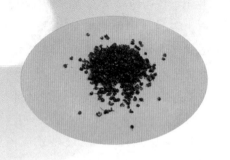

花 椒

性味归经：辛，热。归脾、胃、肾经。
功效：温中止痛，杀虫，止痒。

其实除了花椒之外，像紫苏、艾叶甚至是葱姜都是可以用来煮水泡脚的，以这些药材或食材的温热之性来对抗寒邪。当然了，泡脚的时候您可要切记，水深一定要尽可能没过我们的脚踝，泡脚时间以我们身体微微发热为宜。如果说你能找得着我们前面刚才讲到的三个穴位，再同时做做按摩就更好了。

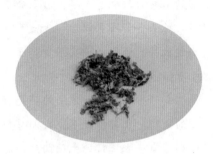

艾 叶

性味归经：苦、辛，温。归肝、脾、肾经。
功效：温经止血，散寒调经，安胎。

"秋风萧瑟天气凉，草木摇落露为霜。"曹丕在《燕歌行》里描述的这一派深秋景象不禁飘入脑海。有人说，我们现在的生活状态是由 5 年前决定的。5 年前的懒散或者是努力决定了我们今天是继续苦苦寻找方向，还是已经有了一定的成绩和生活的自由度。各位，其实健康也是如此，点点滴滴、潜移默化、量变到质变，各种生活习惯成就了今天的你。所以，从生活细节来入手爱护自己是每一个人

的责任。无论是寒冷季节，还是夏季里在冷气开放太过的那些公共场所，愿我们大家都能够穿着得当，御寒有术，顺应天地之道，美丽与温暖并重。

秋冬渐寒，请珍重加衣。

好了各位，热爱生命的人不孤单，就让他们相遇在《中医祁谈》。本讲的话题就到这里，接下来是咱们的互动答疑环节，我们来看看同学们都有什么样的留言。

祁营洲老师互动答疑区

小红花：请问祁老师，我的颈椎以前读书的时候也总是疼，后来舍友说不枕枕头会好一点以后，我就再也没用过枕头，颈椎也确实很少疼了。这个有科学依据吗？

祁老师：其实这个方法的确是有一定的道理。正常情况下，我们每个人的颈椎有一个正常的生理曲度，这个正常的生理曲度是往前凸的。而我们在平时枕枕头的时候经常把枕头枕在了后脑勺上，而这样枕枕头的方法，刚好违背了我们正常生理的弧度，这样的话枕头越高，脖子越不舒服。而把枕头去掉之后，就顺应了我们人体正常的生理曲度，于是你的颈椎可能就舒服了一些。

但是，其实最为正确的枕枕头的方法应该是找一个相对来说比较薄的枕头，刚好让颈椎的整个生理曲度下边垫上一个枕头，更好地符合人体颈椎曲度往前凸的特质，这才是真正科学、正确的枕枕头的方法。当然了，

很多人一开始似乎不太习惯这样枕枕头的方法，因为我们很多人从小到大都是枕在后脑勺上，一下把枕头往下挪了，不太习惯。但是，习惯是慢慢养成的，只要您不断地去适应这个习惯，您就会发现，您的颈椎因为枕枕头而改善很多。

梅子：请问祁老师，8岁男孩，曾经4岁时送到寄宿幼儿园一年，伤了肾气，之后一直没恢复，尿床一直持续到7岁。自5岁起感觉半夜1～5点之间总会醒来一次，持续半小时到一小时才重新入眠。容易感冒流鼻涕，平时该怎么调理和提高孩子体质？

祁老师：这是一个关于孩子的问题。其实梅子同学的这一番论述，有以下几个疑点：

第一，说自己曾在孩子4岁的时候把孩子送到寄宿幼儿园，伤了肾气。这一点，在一个医生的眼中，你的依

据是什么？换句话说，你在寄宿幼儿园过的是什么样的生活，才能伤了肾气呢？

第二，您说孩子尿床一直持续到7岁。关于这个话题，其实我接触过很多类似这样的病人，很多孩子的家长都会说是因为肾气不足了等之类的原因。其实，我们可以说对于孩子尿床来说，肾气不足可以导致孩子的尿床，但你不能反推说尿床就是肾气不足。而现实当中我发现，我手上治疗过的若干个遗尿的小孩，往往并非都是因为肾气不固所导致的。

另外，鉴于小孩每天在夜里1到5点之间总是会醒来一次，容易感冒、流鼻涕等等之类的情况，综合这些叙述判断，我反倒认为他应该重在调理的是肺脏和脾脏，而不一定是肾脏。况且对于小孩子来说，往往是"纯阳之体"啊，而且我发现很多孩子肾气是不缺的，您这个时候非要往肾气上去考虑，也许在治疗上往往适得其反。但是，您所叙述的整个情况，因为我没有见到孩子本人，因此不能具体地来准确判断究竟是哪个地方出了问题。我通过大概情况给您提出的一个建议是调理肺和脾，而不是肾。

《中医祁谈》第十八讲：

你所理解的"冬天进补"其实是错的

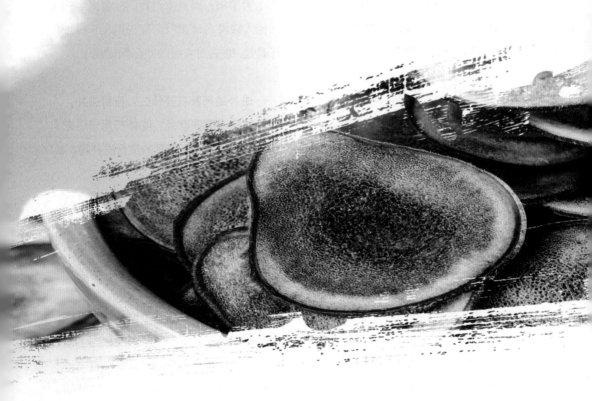

又是一年进补季，你是如何理解进补的？进补就是需要吃些补药或者具有补益作用的食物吗？每个人真的都需要这样进补吗？哪些人适合进补，哪些人进补反倒对身体不利？盲目进补对身体有哪些危害？我们究竟该如何正确理解及看待"冬天进补"？

每年到了冬天，祁老师就深深感觉到这一年马上就要结束了，不知道各位小伙伴们在冬季里是否也会有一种不甘落后的恐慌感。在此，我也希望各位都能够完成自己的年计划以及更好地珍惜我们的生命。

在我的门诊当中，有些病人专门来找到我，希望我能给开一个适合冬天进补的方子。我就问了，您需要补什么呢？病人回答说，您看着给我开呗，哪儿都给补补！

各位会发现，病人要求哪儿都给补补，这样的情景我猜想很多中医大夫应该都遇到过。因为在当今社会，很多人大都好补，所以市场上补品保健品等都是很受欢迎的，甚至很多人已经不满足于国内市场的补品保健品了，开始纷纷到国外抢购去了，然后拿着瓶瓶罐罐带着洋文说明书的保健品开始狂吃。

其实，这种现象也不能大惊小怪，也许从古到今都是如此。倘若回到《西游记》的场景中去，我们会发现，天上的众神仙们也为求长生，想尽办法去参加蟠桃大会，为的是能吃上蟠桃；而地上的众妖精们也是为了长生，想尽办法去吃上唐僧肉；而具体到我们社会当中的普通人来说，我们既上不了天也入不了地，于是就只能去追求那些补品保健品了。

进补的药都有些什么？盲目进补，对身体会有哪些害处？吃补药用于防未病，真的科学吗？你真的适合进补吗？

我也相信有很多大夫为了迎合大众对补药的需求，纷纷给病人开具一些所谓的补药。而具体到现在很多人所服用的补药，大多都可以归类于补肾壮阳或者是滋补肝肾的药物。

但问题在于，这些所谓的补药真就起到作用了吗？或者说就真的起到积极作用了吗？祁老师想到了，至少有一点"积极"作用，那就是现在的补药补品保健品的价格是越来越高了，所以此类药品的利润应该是越来越好了。

诚如以上所述，病人自己也不明白自己的身体状态，就盲目跟风要求补一补，如果这个时候医生再不明白，也糊糊涂涂地就给病人开了一堆所谓的补药，又是让泡酒又是让炖鸡的，结果有可能反而是害了病人。

我一直都认为，生病了我们才应该去吃药，况且还要吃对药，不生病就没有必要去吃药。那有人说，那不对啊，不生病吃点药不是为了防病吗？

我承认，未病先防是咱们祖宗传下来的古训，"治未病"的思路也一直指导着中医学的发展，我本人在临床中也经常帮病人去未病先防。但是，未病先防总得有个方向吧，总得是针对病人身体的具体情况吧，未病先防的用药也未必就一味只用补药，也有可能会用上清泻的药。

所以，用药不是盲目的，更不是都需要去用补药的。用药是通过利用药物的特性（我们中医当中把它叫作偏性）来纠正身体当中的某些病理之偏。中药都有它自己的特性，不是什么病都能治。俗话说得好，水能载舟也能覆舟，药用对了是治病的，用错了可能就是害人的。比如说长期服用滋补肝肾类的药物，因为这类药物大多药性偏滋腻，往往是有碍于脾胃的运化，如果脾胃功能不好的人长期服用这类补药，也许身体没有补起来，脾胃反倒给吃坏了。

俗话说的进补，补的到底是什么？冬季应该如何选择应季食物？虚不受补，中医是如何理解的？有补药就有泻药，泻药都是对身体不好的吗？

那么补的究竟是什么？说到补，它的潜台词应该是我们的身体比较偏虚，"虚则补之"这才是合拍的。但倘若一个人的身体根本不虚，甚至还有内热，你去给他补什么劲呢？各位要知道补过了，反倒是又有病了。补气补气，要知道"气有余便是火"。

我相信听到这个地方也许会有人该反驳我了，说大冬天的就应该补补呀，大部分人都有虚的表现嘛。我的回答是，那可未必。

大家想一想，在冬天，自然界逐渐出现的一个格局叫"阴盛阳衰"。这个时候，很多人开始大量摄入高热量食物，甚至每天都是大鱼大肉的。我发现很多人在冬天开始出现口腔溃疡，对不对？冬天开始脸上长痤疮的有没有？开始出现很多内热之象的有没有？其实道理很简单，因为在冬季，室内开始供暖，甚至有些人白天在单位的暖气温度像过夏天似的，而这个时候，外面又很寒冷，于是出门您又得穿得很严实，导致体内的热气散发不出去，再加上每天高热量的饮食，就更助长了身体的"内火"。所以在冬天，祁老师反倒更加主张要适宜地清清内热，比如说白菜、萝卜都是当季的食物，富含维生素及多种微量元素。而且从中医的角度来说，白萝卜清火降气，还可以消食，非常适合这个节气里食用，而不是要一味地去吃什么补药。

从另一个角度来说，即便你是真虚了，就一定要大量地补药猛吃吗？要知道在当今社会有相当一部人虚不受补。稍一补就虚火上炎，这个时候更应该注重的是泻中有补，寒热并用，岂能一补到底？

咱们再详细地说说这补药。补药的反义词那应该叫泻药，对吧。说到泻药，大家可千万不要认为就是那些可以让我们拉肚子的药才叫泻药。其实，从宽泛的意义上说，那些具有攻邪作用的或者是中医叫作"泻其有余"而不是那种"补其不足"的药物都可以称之为泻药。在具体的用药上，其实补药比泻药更难用。为什么呢？因为补得不对会把人的身体给补坏了，

而攻病之药，如果吃起来不对，人就会马上感觉到不舒服，会马上把药停下来。而补药相对来说不太明显，即使不对路也没有什么大的反应，而等到很多问题出现的时候，身体往往就已经很麻烦了。

当下流行的胎盘热，真的适合每一位女性吗？中医是如何用泻药来进补的？冬吃萝卜夏吃姜，中医又是如何解读的？如何根据个人的体质进行进补？

咱们举个例子，比如现在很多人服用胎盘或者是胎盘制品以求补虚保健。而我最近看到一篇文章报道说，胎盘对于现在很多成年女性并不太适合，特别是 35 岁到 45 岁的女性。从生理上来说，这一年龄阶段的女性雌激素分泌高，胎盘这味药很可能会诱发子宫肌瘤，如果说本来就已经有子宫肌瘤的成年女性，就更不适合服用胎盘制品。

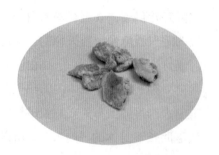

胎盘（紫河车）

性味归经：甘、咸，温。归心、肺、肾经。

功效：温肾补精，益气养血。

但遗憾的是，世人好补的特性由来已久。古人说得好，"人参杀人无过，大黄救人无功"啊。意思就是说，很多人认为人参就是好药，即便是吃出问题也不会是人参本身的问题。

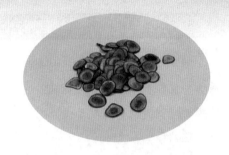

鹿 茸

性味归经：甘、咸，温。归肾、肝经。

功效：壮肾阳，益精血，强筋骨，调冲任，托疮毒。

- -

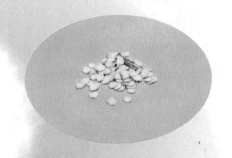

人 参

性味归经：甘、微苦，微温。归心、肺、脾经。

功效：大补元气，补脾益肺，生津，安神。

- -

但对于那些好补之人，可能会纠结了，究竟我该怎么补呢？我的答案是中医是一个个性化的治疗，说到补咱得看要补什么，要根据病人的个体情况对证调理。有些时候我们需要用那些补药，有些时候我们需要泻中带补，而有些时候我们恰恰需要用上那些泻药。针对个体，泻药用到位了，泻也就是补，而不是大家一味所认为的只有吃人参鹿茸才叫补。

中国有句俗话说得好，叫"冬吃萝卜夏吃姜"，冬天如果内热积得太过，吃点萝卜适当地泻下，这也是一种补。相反，夏天阳气外浮，如果体内阴气相对较重，吃点生姜一可温中，二可散寒，这也是一种补。甚至是人在累的时候，您闭上眼睛养养神这也是一种补！

最后，我想非常诚恳地告诫大家，让自己的身体更为健康的确是每一个人都不可推卸的生命责任，但不可盲目进补。否则，您钱也花了，健康也没保住，赔了夫人又折兵！

好了各位，热爱生命的人不孤单，就让他们相遇在《中医祁谈》。本讲话题就到这里，接下来是咱们的互动答疑环节，我们来看看同学们都有什么样的留言。

祁营洲老师互动答疑区

听众乐乐新世界： 请问祁老师，脾胃功能在秋冬季节如何调理？胃气胀满、中脘较硬，但肠蠕动慢、大便干，这种情况有代茶饮吗？

祁老师： 关于脾胃功能的调理，我们必须回到中医基础理论的本质上。中医认为，脾胃为后天之本，气血生化之源。在祁老师看来，人生下来之后，这一生当中都需要兼顾我们的脾胃功能，要让脾胃功能不断强健起来。中医说，五行中脾胃为土，土是生万物的。脾胃处于人体五脏六腑的中心地带，只有脾胃的功能运化正常了，才能带动起所有五脏六腑的正常运转。在中医上我们还有一个词叫中焦斡旋啊。脾胃之气，脾升胃降，是能够保证身体健康的根源和基础。所以在我看来，对于脾胃功能的调理，并不见得一定要在秋冬季节，而是一年四季都需要去兼顾。但需要兼顾脾胃功能，并不见得您一定要吃药。如果说到秋冬季节如何调理，就是说要吃哪些进补的食物的话，我就强烈建议您一定要再反复研读我们上文所讲到的内容，您要再重新理解一下祁老师对于冬天进补的解读。

至于您说的胃气胀满、中脘较硬、肠蠕动比较慢、大便干有什么样的治疗方法，对于这种情况，我推荐一款非常有效的中成药，叫作四磨汤口服液。一次1支，一天喝2次。这款药具有很好的顺气降逆、消积止痛的作用。对于出现胃气胀满、中脘较硬、大便干等症状的时候，可以适当来服用四磨汤去对症治疗。

carolynnleeeeee：祁老师，不好意思，有个问题想请教您。我现在正在翻译一篇文章（中翻日），遇到一句话是"情志表达适度中和"，这句话在中医理论中是"适度地，和缓地表达自己的心情"的意思吗？

还有一句"乳香、没药等南药的

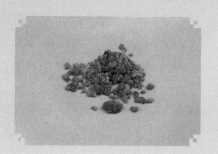

乳 香

性味归经：辛、苦，温。归肝、心、脾经。

功效：活血行气止痛，消肿生肌。

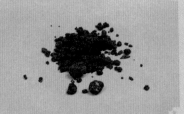

没 药

性味归经：苦、辛，平。归心、肝、脾经。

功效：活血止痛，消肿生肌。

广泛引进，丰富了中医药的治疗手段"，这里的南药是指什么呢？在百度和日文雅虎上查了一下，都觉得不太对。百忙之中，打扰您了。

祁老师：好，其实这位同学是问了两个问题。第一个是关于"情志表达适度中和"这句话该如何去理解。我不禁想到了《黄帝内经》中的几句原文，在内经当中描述秋三月的养生法则时有这么一段话，"收敛神气，使秋气平，无外其志，使肺气清，此秋之应，养收之道也"。这是什么意思呢？秋三月，翻译成我们现在的白话文就是在秋天的季节啊，应该让我们的情志安定平静，用以缓冲深秋的肃杀之气对人的影响，要收敛向外宣散的神气，让我们去适应秋气，达到相互的平衡。不要让情志向外发泄太过，要保证我们的肺气保持一个相对比较清肃的状态。也就是说，在秋天应了上述这句话，要和缓、适度地去表达我们的情志。

中医理论讲究的是所谓的天人相应。中医讲，一年分为四个季节，春夏秋冬。不同的季节，有完全不同的特征。比如说春生、夏长、秋收和冬藏。所以在不同的季节，我们的气机或情志的表达方式是不一样的。所以说，这位同学说的情志表达适度中和在我看来只能是一部分正确，不能说我们一年四季统统都需要情志表达适度中和，应该还是要因时、因地、因人而异。

这位同学的第二个问题是说乳香、没药等南药的广泛引进，我们该如何理解这个南药。很简单，这个南指的就是南方的意思，因为乳香和没药从产地的角度来说，它们是从南方过来的，是从外国进来的。乳香是指那些乳香树或者是跟乳香同一科的同属植物皮部渗出的那些树脂；没药是从没药树上渗出来的树脂。关于乳香、没药的产地，目前我们用到的乳香、没药大都来自于非洲索马里或者是埃塞俄比亚等

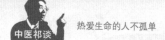

地方，因为它们是在中国的南方，所以叫作南药。

为什么是南药的广泛引进呢？是因为我们很多人对中药的认识是有偏差的。我们常规的认识当中，中药就是中国的药。错了！其实从严格意义上来说，什么叫中药呢？在中医药理论指导下使用的药物都可以叫中药。在中药当中，很多药物并非都来自中国。比如说这位同学提到的乳香、没药就是一个非常典型的例证。

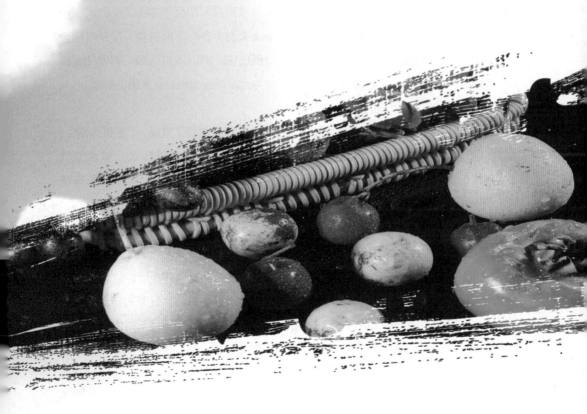

《中医祁谈》第十九讲：

为什么不建议你多吃水果

每日一苹果，医生远离我，这种说法真的靠谱吗？什么人适合吃水果，什么人不适合多吃水果呢？难道每天都要吃水果，才能补充足够的维生素吗？阳虚之人常吃水果会有什么不良反应？

话说前段时间我治疗了一位病人，50多岁的男性患者。他中午吃了饭之后，又吃了很多水果，结果腹胀难受，多次腹泻，整个人也感觉晕晕沉沉的。我看他是一脸的痛苦相，又看他舌苔是白腻的。从中医的角度来说，舌苔白腻往往提示脾胃被寒湿所困。究其原因，是因为他吃饱饭之后，消化道的压力本身就大，需要消耗一定的热量来消化、传输食物，而这个时候如果再食入大量寒凉的水果，消化道一下子适应不过来，所以会出现像腹胀等不舒服的症状。后来，我让该病人服用了一天的附子理中丸，情况迅速得到了缓解。附子理中丸是一款很经典的中成药，具有很好的温中健脾的作用，对于那些脾胃虚寒、脘腹冷痛、呕吐泄泻、手足不温的人都有很不错的疗效。但这个药也不能多吃，因为药性毕竟偏温热一些，所以我只是让该病人服用了一天。

病虽然治好了，但这位病人却不太理解，不都是认为要多吃水果吗？于是

我只好再次不厌其烦地重申了我的观点：水果可并不是生活的必需品。馒头可以是，米饭可以是，但水果不是！况且大部分水果基本都属于寒凉之品，对于很多人来说，多吃不但无益，反倒可能会有所伤害。所以本讲话题，祁老师要再次为大家详细地说说这水果的问题。

《黄帝内经》里说，"五果为助"，这里的"助"指的是什么？多食五谷为什么对身体最有益？为什么要选择当地、应季的水果食用？

《黄帝内经》当中关于饮食养生的原则说得可谓是言简意赅，原话叫"五谷为养，五果为助，五畜为益，五菜为充"。什么意思呢？"五谷为养"，这五谷是哪五谷呢？用现代白话文来解释，这五谷指的是，大米、小米、黄米、小麦和豆类。你会问这五谷是不是指的都是种子啊？什么是种子呢？种子就是植物的繁殖体，都具有生发之力和繁殖

之性。其实对于我们大部分或者说所有中国人来说，我们就是依靠着这种具有生长之性的谷物才能存活、繁衍一直到现在的，所以五谷才是人体必需的培养"后天之本"的基础，而那些五果、五畜和五菜都只是调剂之品。

有人会问既然五果为助，水果也就是可以吃的呀。请注意了，祁老师绝对没有反对大家吃水果，因为生活当中我自己也要吃的！但我们不能把它作为生活的必需品，好像一天不吃点水果，维生素就缺失了似的。相反，我们应该正确地认识水果以及要合理地选择水果。

《阴符经》当中有句话说得非常好，叫"食其时，百骸理"。什么意思呢？就是说我们要尽量吃那些当地的、当时令的东西。

那我们就先来说说这产地吧。在当今便捷的生活中，我们几乎可以吃到各地的水果甚至是国外的水果，但从严格意义上来说，正所谓"一方水土养一方人"。当地的水果，最适合当地人食用，因为当地的气温、土质、环境，造就出来的东西就是养当地人的。再说这时令，如今我们同样可以吃到不同时令的水果。但我相信很多人一定有体会，如果在冬天你总是吃西瓜，你的肠胃肯定会不太舒服，道理很简单，不当令嘛。

阳虚之人常吃水果会有什么不良

反应？为什么越来越多的年轻人开始手脚怕冷，容易拉肚子？是什么导致了现代人越来越阳虚呢？探望病人时，真的适合拎上一篮水果吗？

但其实说到本质上，我们每一个人的饮食方式都应该以我们的身体需要为主旨。为什么我说现在很多人不适合大量吃水果了呢？因为我发现，现在阳气不足的人或者是上热下寒的人可谓是越来越多。比如，手脚怕冷的年轻人是不是越来越多了？稍微吃点凉的就容易拉肚子的有没有？上面热燥，双腿却发凉的上热下寒的人有没有？你会发现，究其原因，目前大多数人往往是活得心浮气躁，心气沉不下来，就很容易形成一种上热下寒的格局。同时，很多人的工作性质决定其接受大自然阳光光照的时间又严重不够，再加上饮食或是穿衣不注意、喜欢贪凉等，于是各种因素叠加在一起造就了时下阳气不足的人变得越来越多。

如我开篇所说，水果中有很多都是寒凉之品，所以对很多人来说，如果每天拿水果当饭吃，势必会损伤阳气，进而出现一系列的问题。比如有些人长期大便稀溏、冬天双脚冰冷，有些女性月经不调、子宫长肌瘤、脸上长斑、腰酸、腰痛或者腿沉等，其实各位会发现，往往都与进食寒凉的食物有很大关系。

另外中医讲心胃相连啊。当胃被诸如水果或者其他寒凉性质的食物所伤之后，就会动用我们的心阳来救助。因为心在五行为火，脾胃在五行为土，火生土嘛。所以心和脾胃之间的关系也就是一对母子关系。所以我们也会发现，很多心脏病患者吃了水果之后反倒是更不舒服了。除此之外，我们在生活中也会看到很多人去医院探视病人，往往会带上一堆的水果，尤其会有苹果，说这是吉利嘛，因为据传言说，苹果可以代表平安。但其实，如果病人本身阳气不够，那再多吃这些东西，也未必就能保"平安"。

不吃水果，就真的补不了维生素吗？为什么老外都在吃水果，身体却不会那么虚弱呢？您的身体适合吃水果吗？

讲到这儿有人会问，祁老师，不吃水果维生素怎么补充呢？其实我觉得这样的问题很傻，难道维生素就只有水果中才有吗？您去吃不同种类的蔬菜时难道就没有维生素了吗？还有人会问，那为什么很多老外都在吃水果呢？这个问题问得好。的确，宣传吃水果对身体好的多为西方人，这其实和他们的体质和饮食习惯有很大关系。比如他们的膳食中以各种肉类、奶制品为主，同时，很多人还喜饮酒、喝咖啡之类，摄入蔬菜很少，往往身体内会有一种郁热的格局，这个时候吃上一些具有寒凉性质的水果也就是一种阴阳的平衡。但任何事情都没有绝对，比如我治疗的有些外国病人，我发现他们同样会有阳气不足的体质，同样也会有因饮食寒凉出现肚子不舒服的情况。对于这种情况，祁老师同样不会建议他们多吃水果。

总之，本讲话题我们倡导大家一定要正确地认识水果，希望大家将如今"把水果当饭吃"的饮食习惯回归到以"五谷为养"的饮食基础上来。注重养生保健没有错，但要因人而异，吃水果同样如此。您不能一听到某位营养大师说了，多吃水果好处多，就开始上纲上线，每天不吃上几个水果誓不罢休。其实，大家着实应该根据自身的体质情况来选择吃还是不吃，需要多吃还是少吃。如果把一些绝对肯定或者是绝对否定的论调作为不变的标尺，那对不起，您还不如不学养生呢。

好了各位，热爱生命的人不孤单，就让他们相遇在《中医祁谈》。本讲话题就到这里，接下来是咱们的互动答疑环节，我们来看看同学们都有什么样的留言。

祁营洲老师互动答疑区

apa：请问祁老师，我嫂子月经每次都来一个月，这种情况已经几年了，艾灸能帮助她治愈吗？现在严重贫血，请老师支个招。

祁老师：这位同学询问的是一个妇科问题。正常情况下，月经一个经期基本上应该在7天之内结束。如果超过7天，我们把它定义为月经的延期。如果持续的时间过长，我们就可以把它定义为月经的淋漓不尽。

这位同学说她的嫂子月经每次来一个月，我们基本上可以把它定义为是月经的淋漓不尽。而且这个症状已经持续几年了，那想必应该也会出现失血的情况。所以她也说到了，目前的情况是严重的贫血。

对于这个情况祁老师的建议是，您的嫂子一定要去就医，而且一定要找到一位真正靠谱的大夫。不管是中医也好，西医也好，首先应该要做一些相关的检查，判断一下是否具有一些器质性的问题。因为要排查一下，为什么每次月经都会淋漓不尽，而且要一个月这么长时间。如果说能排除掉器质性的问题，只是单纯的功能性问题的话，调理起来也并非那么的简单。

在我看来，需要按照补血、养血，还要调理肝肾，然后再止血等一系列的有步骤的、规程性的治疗原则来调理。您问我单纯用艾灸能否帮她治愈呢？我并不看好，我认为单纯艾灸的力量对于这个疾病的治疗是不够的。

说到这一点，我就忍不住必须再聊一聊目前中医行业当中某些怪象，也是祁老师有点儿看不惯的怪象。随着现在的中医潮，很多人都开始喜欢中医、实践中医，导致中医行业当中，在我看来也是鱼龙混杂。你会发现，现在很多人经常拿中医来说事，仿佛中医能治疗一切疾病。有些人讲艾灸，有些人讲刮痧，有些人讲拔罐，好像它们都能包治百病，盲目夸大这些治法的疗效。

其实在我的心中，我认为，任何一种疗法都有它的适应证，也会有它的不足。作为中医大夫来说，祁老师从来不认为中医可以治疗所有的疾病。在我看来，一个医生在去治病的过程当中，应该一切以病人的需要为主要方向，应该努力为病人寻找最佳的治疗方案。不管采用的是何种治疗方案，最终病人病情的痊愈才是对医生的一个最好回馈，也是医生最大的欣慰。而不应该是为了去推崇某种疗

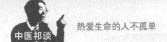

法，盲目把所有疾病都说成能用这种疗法进行治疗。这是目前中医圈中真的也让我感到很无奈的一个怪象。我也希望看过本讲后，您在生活当中应该努力擦亮自己的眼睛，要学会辨识不同的治疗方法以及不同的医生。

双阳：请问祁老师，听按摩店的人说颈椎不好的人，腰椎也不好，但我腰从来没疼过啊，这是什么原因？

祁老师：其实从人体的骨骼结构上来说，我们人体的后脊柱的确是一个整体。从我们的颈椎、胸椎、腰椎到骶椎，是一个反S曲线的整体。颈椎不好的话会引起整个脊柱一连串的反应，这的确有可能。相反，腰椎不

好，也有可能引起胸椎、颈椎的不适。但是，我们不能说颈椎不好的人腰椎就一定不好，也不能反推说当腰椎不好了，就一定会引起颈椎不好。

另外，我们也经常会发现腰椎一些小小的不稳定，很多时候，也不会每次都有疼痛的表现。所以说，这位同学所说的这个论调，在我看来，我只能说有一定的道理。但不代表所有的颈椎病都会伴随腰椎也有问题。况且，以我的治疗经验来看，大部分颈椎不好的人往往首先治疗的还是颈椎啊。所以首先还是把颈椎调好之后，然后您可以兼顾是不是颈椎引起了所谓的胸椎、腰椎等的不适，再一并进行调整。

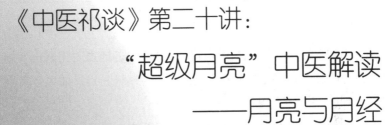

《中医祁谈》第二十讲：

"超级月亮" 中医解读

——月亮与月经

看到了"超级月亮"您是否也会心旷神怡呢？月亮和中医有什么关系？中医是如何解读月亮的呢？从月亮与月经的关系，如何理解中医所说的天人合一？女性的月经和月亮之间究竟有哪些千丝万缕的联系呢？月相和人体的气血有什么瓜葛？判断月经正常与否有哪五大标准？

2016 年 11 月 14 号，农历十月十五，微信朋友圈几乎都被超级月亮所霸屏，当时号称 70 年难得一见。祁老师当天晚上也是站在北京瑟瑟的寒风中傻傻看了半天，久久不肯离去啊。是的，当月亮出现在夜空当中，它总是能够牵引着我们的目光，激发我们的思维，绽放我们的情感。它会让我们为它痴，为它狂，为它欢呼，为它感伤啊。看到月亮的时候会觉得它非常的光彩夺目，非常的神秘莫测，也非常的令人神往。不知道各位小伙伴们是不是也看得心旷神怡了呢？看着那圆满而黄润的月亮，我们所有的情感都感叹出了四个字——"超级月亮"。

言归正传，我们这里普及点专业知识，"超级月亮"其实并不是一个天文学术语，这个名词是在 1979 年由美国一位叫理查德·诺艾尔的占星师提出来的，他把"超级月亮"定义为当新月或满月时，月亮位于近地点附近的那种现象。具体来说，如果当月亮位于近地点时正好出现新月，则称之为超级新月；如果当月亮位于近地点时正好满月，则称之为超级满月。但怎样才算是靠近近地点呢？至今还没有一个什么官方的定义。

新月和满月有什么区别？为什么会出现超级月亮现象呢？中医是如何解读月亮的？月相与气血有什么联系？

在天文学中，因月亮绕着地球转，所以太阳、地球、月亮三者的相对位置在一个月中会非常规律地变动。大家都知道，月亮本身是不发光、不透明的，月亮可见的发亮部分其实是反射太阳光的部分。我们站在地球上从不同角度看到的月亮被太阳直接照射的那个部分，我们称之为月相。比如刚才我们提到的新月和满月，在农历的每月初一，当月亮运行到太阳与地球之间的时候，月亮以它黑暗的一面对着地球，并且与太阳同升同没，人们这个时候无法看到它，这时候的月相我们就叫新月。新月过后，月亮渐渐移出地球与太阳之间的区域，这个时候我们开始看到月亮被阳光照亮的一小部分，比如我们开始看到了弯弯的月亮，直到大概是农历十五到十六的时候，我们看到了最大的月亮，而这个时候的月相就叫作满月。

而 2016 年 11 月 14 日这一天，我们遇到的这个超级月亮刚好是农历十月十五。据说这是进入二十一世纪以来，月亮距离地球最近的一次满月。据天文学家估算，这次的超级月亮看起来要比平常大 14%，亮度也要比平常亮 30%。

言归正传，那么，中医是怎样解读月亮的呢？

在中医里边，我们说太阳为阳，月亮为阴。推及人体，我们说男人为阳，女人为阴。中医认为月亮的盈亏对人体气血有很大的影响，特别是对女子经期有影响，所以古人也把女子经期又叫"月经"。具体来说，人体经脉气血盛衰的节律特点是，月满时血气盛，月空时血气虚。什么意思呢？也就是说，当月相是新月的时候，对应到人体呢，气血运行会比较缓慢，这时候女子月经来潮和在潮的人数就会比较少一些；而当月相是满月的时候，对应到人体，气血运行也逐渐充沛起

来，那么月经来潮和在潮的人数就会逐渐多了起来。

《黄帝内经》是如何解读月相与人体气血的关系呢？为什么在月满时行经，不孕症的概率会相对较低？从月亮和月经的关系，如何理解中医所说的天人合一呢？

讲到这里，各位是不是觉得很有意思。其实中医对月经还有更深入的研究，甚至会注意到它和月相变化之间那些细小的对应关系，具体来说就是在不同的时期来月经也会对人体有不同的影响。我曾经看过一份专门研究月经来潮时间与不孕症的关系的资料，研究发现，凡是在月满或者是接近月满这段时间来月经的，不孕症发生的概率就会比较低。而不在月满的时候来潮，或者是离月满的时间越远，不孕症的发生概率就会比较高，并且，其他妇科病的发生率也远远高于那些月满而来潮者。

祁老师看完这份资料，不禁想起了《黄帝内经》当中所说的一段原文。原话说："月始生，则血气始精，卫气始行；月廓满，则血气实，肌肉坚；月廓空，则肌肉减，经络虚，卫气去。"这段话说得非常清晰明了，从而搭建起了一个月亮和月经之间的关系。大

家可能不太理解，没有关系，我来详细给您解释。

这里边出现了三个概念，哪三个概念呢？月始生、月廓满、月廓空。月始生嘛，就是月亮要开始初生了，开始升起来了。月廓满，就是月亮轮廓开始出现了满月。月廓空，就是月亮又逐渐出现了亏缺。你会发现，月始生、月廓满、月廓空，其实也就是从月亮初生到满月，再到月亮逐渐隐去的这个过程。

月亮不同的阶段会影响到人体的气血状态。具体来说，人的气血随着月亮初生而逐渐旺盛、畅行，也就是原文中说的"血气始精，卫气始行"；那么到月形圆满而不亏缺的时候，是血气最充实、肌肉最有力的时候，也就是原文所说的"血气实，肌肉坚"；当月形开始隐去不见的时候，原文说"肌肉减，经络虚"，也就是说人体的气血也逐渐消减了。

广大女同胞们完全可以根据自己的情况来对照一下看是不是这个样子，您也就可以更好地理解中医一直以来所说的天人合一的理论了。比如从天象来看，月满而泻是月亮的规律，表现在月经的时间就是大概每个月农历的十四、十五、十六、十七、十八。如果您的例假时间刚好是在这几天，那您的月经就非常符合天道了。

中医是如何根据月相调理经期问题的呢？月经期间该注意哪些问题？为什么经期不能吃生冷寒凉之物？为何中医说"女子养颜，重在养血"？

了解了女性的气血以及月经来潮会随月相的变化而变化之后，再对月经病进行治疗或者是各位进行自我调理的时候就应该充分考虑到这一自然因素。《黄帝内经》当中也给出了一个非常明确的治疗原则。原话说："月生无泻，月满无补，月廓空无治。"什么意思呢？也就是说，在月始生这个阶段，因为人的血气处于由衰弱到旺盛的这个阶段，所以这个时候应该以培补充盈为主，不要用泻法，所以叫"月生无泻"；月满无补什么意思呢？当月满之际，人的血气正处于旺盛阶段，如果说这个时候没有明显的血虚表现，就不要盲目使用补法，叫"月满无补"；那么当月廓空之际，人的血气又开始由盛转衰了，这个时候，在运用攻下、破积药物时就应该慎之又慎。

所以你会发现，中医背后是伟大的天人合一理念，而我们最佳的生活方式就是去认识这浩瀚的天地自然现象，然后顺应自然的规律去生活、去调理。比如月经也属于满则泄的现象，所以月经期您就一定要注意保暖、忌喝冷饮以及要保持舒畅的心情，否则受寒了或者气机不畅了都可能导致气血凝滞收敛，不利于月经的"满则泄"啊。

另外，中医讲女子以血为用，于是很多女性朋友也非常关心养颜的话题。其实当你明白了月经的诸多知识之后，也就明白了我们经常说的一句话："女人养颜，重在养血；欲要养血，待先排血；欲通南风，先开北窗。"身体通畅，才能自然健康嘛！

正常经血来潮是多少天呢？从月经结束到下一次月经来潮，怎样的周期算是规律呢？什么样性状的经血是正常的？判断月经正常与否有哪五大标准？

本讲话题我们着重讲解的是月亮和月经的关系，但是现实生活中，并不是每一位女性朋友的月经都会按照满月的最佳时间相约而来，那么是不是这些女性朋友都有问题呢？这也不尽然啊。月亮虽对月经有影响，但每个人的身体状态不同，情况也就有所不同，在生活中我们既要知天命又要尽人事啊。所以这里祁老师要给各位以下五个标准来判断你的月经是否正常。

第一个标准，看经期。经期是什么呢，就是指经血来潮持续的时间。正常者一般是 3 到 7 天，大多数人都是 4 到 5 天。

第二个标准，看月经的周期。月经的周期，即两次月经之间的第一天相隔的时间。正常一般为 28 天，如果说偶尔提前或延后不超过 7 天也可以认为是正常的。总之正常的月经周期不应该少于 21 天，也不应该超过 35 天。

第三个标准，看经血的性状。正常情况下经血不稀不稠，不易凝固，没有明显的血块，也没有特殊的气味。

第四个标准，看经量，也就是经期一共排出的血量。一般来说正常月经的总量应该是 50 毫升左右，但由于个人的体质、年龄、气候、地区和生活条件的不同，经量有些时候略有些增减，都属于正常的生理范畴。但如果说每次月经量少于 30 毫升或者是超过 100 毫升，都应考虑月经是有问题的。

最后一个标准，看月经的颜色，也就是出血的颜色到底是什么样子。正常的月经颜色，一般是红色稍暗，开始的时候，也就是第一天的时候颜色应该要稍浅，以后逐渐加深，之后再转为淡红色，最后干净。如果说月经一直都是鲜红色、紫红色、淡色或者咖啡色，这些都是不正常的。

好了各位，热爱生命的人不孤单，就让他们相遇在《中医祁谈》。本讲话题就到这里，接下来是咱们的互动答疑环节，我们来看看同学们都有什么样的留言。

祁营洲老师互动答疑区

喵喵要爱我： 请问祁老师，我父亲小时候不慎入水，导致60年的癫痫。舌苔白，舌底静脉多。因为水果多偏寒，现在就不让他喝牛奶和吃水果，定期喝三七粉和不定期喝天麻，请问这样合理吗？

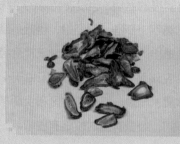

三 七

性味归经： 甘、微苦，温。归肝、胃经。

功效： 化瘀止血，活血定痛。

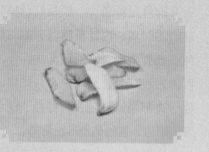

天 麻

性味归经： 甘，平。归肝经。

功效： 息风止痉，平抑肝阳，祛风通络。

祁老师： 这位同学既然说到了水果的问题，应该是仔细看过我们第十九讲"为什么不建议你多吃水果？"之后所提出的一个疑问，我们来看他提出的问题中几个重要的关键点。

这位同学说父亲在小的时候不慎落水，现在是舌苔白，舌底静脉多。我们从中医理论的角度来考虑，舌苔白提示有寒有湿。舌底静脉多，提示体内有瘀。那么综合这个舌象，我们大概判断出来，这位同学的父亲应该是一个寒湿的体质。既然是寒湿的体质，而且水果又多偏寒凉一些，所以不让自己的父亲多吃水果这点在我看来应该是非常准确的。

关于让父亲定期喝三七粉和不定期喝天麻，在这个做法上，其实我的看法是还要三思而后行，有待商榷。我曾经在《中医祁谈》第一讲中就讲到了一个保健品的话题，我们真的需要保健品吗？我一向反对盲目地选择保健品，盲目地去吃保健品。

当然三七和天麻是中医当中非常好的两味药。先说三七，三七的首要功效是散瘀止血、消肿止痛。而且，内服还有一定的补益作用，所以三七的确是味好药。但即便如此，我也并不认为每个人都需要三七，也不认为每天都需要去喝三七。

天麻这味药同样也被业内吹捧得价格很高了。天麻具有息风止痉、平抑肝阳的作用。而且，在《神农本草经》当中说天麻久服可以益气血，还可以轻身延年，把天麻说得更加神了。所以说，天麻也是现在很多人定期或不定期都会去吃的药，喝天麻或者用来煮汤。

但是作为一名中医大夫来说，我一向所秉承的观点都是，没有病的时候不建议大家随随便便就吃药，需要吃药的时候，您需要找到真正适合自己体质的药去吃。而不是别人每天喝天麻，您也去喝天麻，别人每天吃三七，您也去吃三七。

所以，药虽好，但是也不要贪，药毕竟是药。每一个人在服用任何药物之前，我的建议都是要三思而后行，最有效的方法就是去找一位真正信得过的大夫帮助您根据自身的体质进行有效的推荐。

《中医祁谈》第二十一讲：

你所理解的"冬吃萝卜夏吃姜"其实是错的

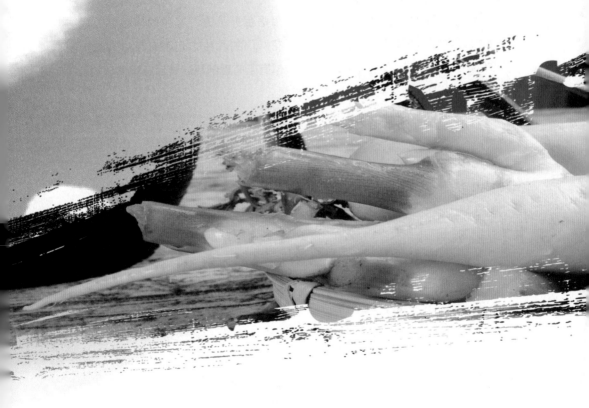

"冬吃萝卜夏吃姜"的意思真的是要在冬天多吃萝卜，夏天多吃姜吗？中医究竟是如何解读"冬吃萝卜夏吃姜"这一民间俗语的呢？人们常说"萝卜上市，医生没事"，萝卜的功效到底是什么呢？"晚吃姜，赛砒霜"，晚上吃姜就真的这么恐怖吗？我们究竟该如何正确认识和理解萝卜和姜？

话说每年冬天一到，很多中医爱好者们便纷纷在吃和穿上做起了文章。《中医祁谈》前几讲中我们也着重探讨过冬天穿衣的话题，记得有位病人在找我求诊时向我讨教冬天吃什么时，我轻描淡写地回答说，要以自己的身体需要为主旨，顺其自然，不要盲目进补。于是这位朋友又问，那是不是应该多吃点萝卜呢？我问为什么呀？他回答说"冬吃萝卜夏吃姜"嘛。这一下子把中国的老理儿给拿出来了，但同时也让我深深意识到当今很多人对"冬吃萝卜夏吃姜"这句话的理解其实是错的。所以，本讲话题，祁老师就必须要跟各位听众来好好聊一聊这"冬吃萝卜夏吃姜"。

首先不得不说的是，目前市场上的各类养生书籍琳琅满目，电视上的养生节目也是五花八门，像"冬吃萝卜夏吃姜"这样的养生理念也是被吹捧得神乎其神。但作为医生，出于职业习惯，有些观点的确值得我去学习，但也总是会有一些我不完全认同的理论。

怎么看待"冬吃萝卜夏吃姜，不用医生开处方"其中的道理呢？对五花八门的养生市场都有哪些解读？看似有条有理的解释背后有哪些疑点？

"冬吃萝卜夏吃姜，不用医生开处方"，这是一句民间俗语。大家都这么说，但其中的道理究竟是怎么回事呢？又应该怎么去指导大家正确对待这萝卜和姜呢？我相信很多人的理解是冬天就是要多吃萝卜，夏天就是要多吃姜。况且还有不同的所谓的名家也给出了相应的解释，大概的意思是，在夏天，人的阳气会浮在外面，而此时人体的五脏六腑相对虚弱，内脏比较寒湿，所以夏天一定要吃些温热的东西。因此，选择姜这种辛温的东西，就会对人体起到一种保护的作用。相反呢，人在冬天也有自保的功能，身体会把阳气收回来，用于保护内脏。这个时候容易造成五脏六腑郁热的格局，所以吃些清凉顺气的，比如萝卜就可以理顺气机。

这个解释乍一听很有道理，但仔细想想，我们很容易对其提出几点质疑。首先，夏天人体阳气趋于表是没有错的，但是阳气趋于表，内脏就寒湿了吗？稍微了解中医的人都会明白，内脏寒湿可是一种很不好的病态啊。其次，夏天吃温热的东西真的就对人体起到保护作用了吗？要知道，诸如像胃火炽盛的人，或者说那些具有实热证或者湿热证的人，往往都是由于饮食的辛辣刺激所导致的。另外，冬天的时候五脏六腑就容易郁热吗？我在临床中见到的更多情况反倒是一到冬天，症状表现就会非常明显的那些虚寒证，这个时候我是绝对不会建议这样的病人再去吃一些清凉之品的。

所以，各位明白了以上道理之后，接下来祁老师就要对"冬吃萝卜夏吃姜"验明正身了。

有很多诸如"萝卜上市，医生没事""萝卜进城，医生关门"等俗语，那么萝卜的功效到底是什么呢？姜作为药食同源之物，有什么保健养生的功效？

萝卜，药食同源。中医认为，萝卜性平，味辛、甘，可以入脾经，也可以

入胃经。萝卜有什么功效呢？萝卜在中医当中，具有消积导滞、化痰止咳、下气宽中、解毒等功效。另外，现代医学研究也证明萝卜还有防癌抗癌的作用。比如说萝卜当中所含的维生素 C、胡萝卜素有阻止亚硝胺致癌合成的作用。

关于萝卜在民间的俗语，据我所知，除了刚才咱们所提到的"冬吃萝卜夏吃姜，不要医生开药方"之外，还有诸如像"萝卜上市，医生没事""萝卜进城，医生关门"等等说法。

我在临床上会用到萝卜籽，中药名叫莱菔子。莱菔子性平，味辛、甘，可以归肺经，也可以归脾经和胃经。在临床当中莱菔子具有消食除胀、降气化痰的作用。莱菔子的功效比萝卜要大很多，我经常会把它用在饮食停滞、脘腹胀痛、大便秘结、咳嗽、咳痰、喘气等不同的临床症状当中。

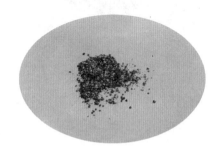

莱菔子

性味归经：辛、甘，平。归脾、胃、肺经。
功效：消食除胀，降气化痰。

我们再来说这可以入药的姜，我在处方中会用到三种姜，分别是生姜、干姜和炮姜。"冬吃萝卜夏吃姜"的"姜"指的应该是普通百姓都能方便吃到的生姜。所以我们就来详细地聊一聊这生姜。

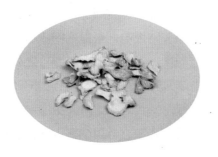

干　姜

性味归经：辛，热。归脾、胃、心、肺经。
功效：温中散寒，回阳通脉，温肺化饮。

- - - - - - - - - - - - - - - - - - - -

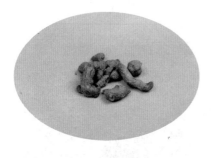

炮　姜

性味归经：苦、涩，温。归脾、肝经。
功效：温经止血，温中止痛。

- - - - - - - - - - - - - - - - - - - -

从中医的药性来考虑，生姜味辛性温，具有发散风寒、化痰止咳的功效，又可以温中止呕，有解毒的作用。

临床当中经常用于治疗像外感风寒或者是胃寒呕吐这样的病症，所以前人也经常会把生姜叫作"呕家圣药"。什么意思呢？就是说生姜在治疗呕吐方面是一味非常好的药，圣药！

按照中医理论来说，生姜其实是一味助阳之品。自古以来中医都有一句话叫作"男子不可百日无姜"。宋代诗人苏东坡在《东坡杂记》当中曾经记载过这样一个故事，在杭州钱塘净慈寺有一位80多岁的老和尚，面色童相。什么意思呢？就是说这个老和尚虽然80多岁了，但是面色非常的年轻。苏东坡向老和尚讨教是如何保持年轻的呢，老和尚回答的原话是，"服生姜40年，故不老云"。说自己服用了40年的生姜，所以才不容易老去。另外还有一个传说，在传说中，白娘子盗仙草救许仙，当时盗的那个仙草就是生姜芽，于是生姜还有一个别名叫"还魂草"，而姜汤也叫"还魂汤"。

从以上的分析来看，萝卜和生姜的确具有很好的养生保健功效。两者主要作用在人体的中焦脾胃，可以使我们的脾胃健运、气机顺畅。于是自然就起到了防病治病的作用。

真的是吃萝卜就要在冬天，吃姜就要在夏天吗？"冬吃萝卜夏吃姜"

是汉语中的哪种修辞方法？很多人晚上不吃姜，说"晚上吃姜，赛砒霜"，这是真的吗？我们究竟该如何正确认识和理解萝卜和姜？

但是，吃萝卜就要在冬天吃吗？吃姜就要在夏天吃吗？祁老师绝对不这么认为啊！

首先，中药里面几乎没有任何一味药是规定必须要在某个特定的季节才能吃的。咱们来举个极端的例子，比如像附子、肉桂这样的药，当属大辛大热之品，难道夏天就不能吃吗？中医治病讲究辨证论治，如果一个在夏天来就诊的病人确实是肾阳虚证，那完全可以服用附子、肉桂这样的大辛大热之品。

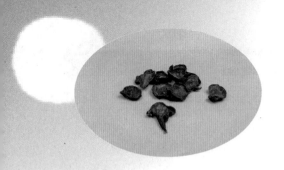

制附子

性味归经：辛、甘，热。有毒。归心、肾、脾经。

功效：回阳救逆，助阳补火，散寒止痛。

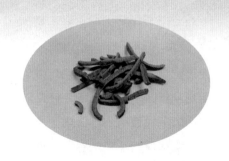

肉 桂

性味归经：辛、甘，热。有毒。归脾、肾、心、肝经。

功效：补火助阳，散寒止痛，温经通脉。

其次，"冬吃萝卜夏吃姜"是汉语中经常用到的一种叫作互文的修辞方法。什么意思呢？上下两句或者是一句话当中的两个部分，看似是说的两件事情，其实是互相呼应、互相阐发、互相补充，说的是一件事情。咱们举个例子，大家应该还记得，我们在中学的时候学过著名诗人王昌龄写过的一首诗，叫《出塞》。在《出塞》当中有一句诗是"秦时明月汉时关"。当您看到这句话的时候，您不能把它理解成月亮是秦时的月亮，边关是汉朝的边关，而着实应该把它理解为是秦汉时的明月和秦汉时的边关。同理呢，再举一个例子，杜牧曾经写过的一首诗叫作《泊秦淮》，在这首诗当中有一句"烟笼寒水月笼沙"，那您就同样应该把它理解为是烟雾笼罩着寒水也笼罩着沙，月光笼罩着沙也笼罩着寒水嘛。

通过以上两个例子你就会发现，对于我们所说的"冬吃萝卜夏吃姜"，就应该把它理解为是冬夏都可以吃，甚至是一年四季都可以吃，只是用冬夏的说法来代替了一年四季。就相当于几度春秋指的不只是春天和秋天，指的是一年四季嘛，而现在我们说的"冬夏"也指的是一年四季。于是，我又不由得想起了《红楼梦》判曲《枉凝眉》当中有句让人觉得很伤感的话，"想眼中能有多少泪珠儿，怎禁得秋流到冬尽，春流到夏"！那不也就是眼泪流了一年四季嘛！

最后，依据萝卜和姜生长的一般规律，萝卜一般在9月中旬以后秋冬季节收获，生姜一般从七八月即可陆续采收。所以"冬吃萝卜夏吃姜"的说法中，也只不过刚好吃的是应季的食物罢了！

所以当您阅读完本讲之后，明白道理之后，生活当中您对某些观点的认知也一定要灵活掌握。如果一味地死搬硬套，那就会很受伤。最后再举一个例子，现在很多人晚上不吃姜，说"晚吃姜，赛砒霜"。我说如果真要如此死板，那厨师岂不是都得失业了？因为厨师一年四季，一天三顿，做菜都得用姜，对不对？其实我们人是一种杂食性的动物，吃的东西五花八门，我们需要做的就是在总体上把握平衡就可以了，不可太过较真儿。

饮食上不较真，其实做人不也是如此吗？

好了各位，热爱生命的人不孤单，就让他们相遇在《中医祁谈》。本讲话题就到这里，接下来是咱们的互动答疑环节，我们来看看同学们都有什么样的留言。

祁营洲老师互动答疑区

PP：请问祁老师，看电视节目说有个人咳嗽好多天，吃药不起作用，结果吃了一碗biangbiang面就搞定了，这是什么原理呢？

祁老师：首先，祁老师没看过您说的这个节目，只能大致推测一下。

节目当中的这个人咳嗽好多天，吃药不起作用。道理很简单，只能说明这个药不对症。然后他吃了一碗biangbiang面就搞定了又是什么原理呢？首先我对这个面并不陌生，biangbiang面的这两个字很难写，至今祁老师都不会写，我只知道这个面是西北一道很有名的面食。我曾经去吃 biangbiang 面的时候，发现这个面当中至少有以下几种不同的佐料，像葱、蒜、姜、花椒以及辣椒等。我从面的材料和制作方法，再根据您说这位病人咳嗽很久的情况来推断，这位病人应该是属于寒咳或者是久咳。

从中医的角度来说，一般说久咳就多虚，所以说，在治疗的过程中，不仅要疏散风寒，还要顾到人体的正气。而这个 biangbiang 面呢，首先面食是可以固护脾胃的。另外，这个面当中的很多佐料，像葱、姜、蒜、花椒以及辣椒面，它们可以起到很好的疏风散寒、宣肺止咳的作用。所以说吃这个面反倒治疗了咳嗽。

在以上回复中你会发现，我们也提出了另外一个道理，那就是在我们的厨房当中，在我们很多的饮食当中，有很多很多佐料，同样是可以发挥一些药效作用的。

雁若：祁老师谈中医真的很有趣！请问祁老师，我妹妹从小到大经常自汗，该怎么解决呢？另外，若是腋窝出汗是什么情况？

祁老师：关于这位同学所提的出汗的问题呢，我强烈建议这位同学要再反复研读一下我们《中医祁谈》第

十一讲："你了解自己的汗情吗？"在那一讲中，我们详细谈到了一些不同情况的出汗究竟是什么原因。

回到你所提出的两个问题，在我看来，这个问题中所提供的证据不足以来判断究竟是属于哪种情况。比如说你的第一个问题，从小到大经常自汗。自汗，可以是虚证，也可以是实证。咱们举个例子，比如说气虚的人，气虚不固会经常出现自汗的情况。实证方面，比如说一个湿热体质的人，也会经常自汗。所以我不好帮你判断这个自汗到底是虚还是实，也就没法具体推荐用药方法。

关于腋窝出汗是什么情况？可以从经脉的角度来思考而进行推断。腋窝这个部位涉及两条经脉，第一条经脉是手太阴肺经，第二条经脉是手厥阴心包经。所以，腋窝出汗在我看来，如果从临床的角度来考虑，我首先会考虑心和肺的问题。比如说像心阳不足的人，可能会出现腋窝出汗，同时还可能会兼有像心前区不适等其他一些症状。再比如说，肺阴虚的人也可能出现腋窝出汗的情况，同时还可能会兼有像夜间盗汗等不同的症状。

所以说单纯根据一个腋窝出汗，我们现在还不能够非常清晰明确地来

断定它究竟是心还是肺的问题。但至少，今天祁老师的这个回复，能够给您一个大概的启发。所以，将来有一天当你根据病人的不同症状去思考发病原因的时候，要尽可能地去捕捉更多更多的蛛丝马迹，从不同的表象当中来发现一个事物的本质，这才是中医看病过程中真正应该具备的辨证思维。

《中医祁谈》第二十二讲：
从古人穿肚兜的智慧谈腹部保暖

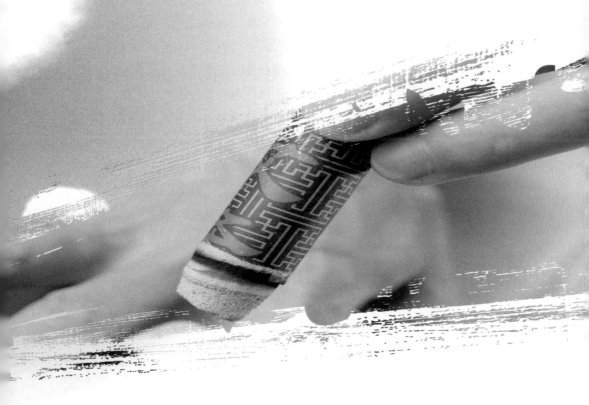

您是否也有过穿肚兜的经历？肚兜是否也唤起了您对妈妈那种深深的情感？肚兜有什么来历？古人每日不离的肚兜，究竟有什么重要作用呢？为什么肚兜要重点保护我们的腹部？腹部上究竟有哪些重要的穴位？平日里肚子受凉了我们又该怎么办呢？

一位年长的大姐曾给我发过一段文字，其中有几句原话深深打动了我。她说："妈妈今年86岁了，腿脚有些不利索了，但眼不花耳不聋，我想这源于她一生的勤劳。我几乎没见过妈妈闲下来和别人闲聊的时候，直到现在也是如此。前几天妈妈给满月的重孙女做了一个肚兜，绣的是麒麟送子，色彩鲜明，栩栩如生，一种亲切和欣喜之情油然而生，它唤起我对儿时的记忆。其实我就是穿着妈妈做的肚兜长大的，但不知道从什么时候开始把这肚兜给遗忘了。"

看到这段文字，祁老师顿时有了极强的画面感，脑海中也浮现出了我们耳熟能详的一首诗，"慈母手中线，游子身上衣。临行密密缝，意恐迟迟归。谁言寸草心，报得三春晖"。所以在此，我也借此机会祝愿普天之下的母亲们都能够健康长寿。

从医生的角度来说，这一段话也让我关注到了一个关键词——肚兜。我本人虽然没有穿过肚兜，但肚兜却是中国历史印记当中的一个经典符号，同时还是中国人防寒保暖的智慧运用。

关于肚兜，其来源可以追溯到天地混沌初开之时。传说当年女娲和伏羲兄妹二人在漫天洪水之后通婚，生儿育女，创造了人类最初的服饰，就是肚兜。目的是用来遮掩人体之羞，但当时的名字应该不叫肚兜，一直到了清代才将内衣统称为肚兜。咱们来举个例子，在《红楼梦》第三十六回当中就写过这样一段话，说："宝钗来至宝玉房中，看见袭人在做针线。原来是白绫红里的兜肚，上面扎着鸳鸯戏莲的花样，红莲绿叶，五色鸳鸯。"时至今日，虽然有不同款式的内衣和服饰出现，但也并不意味着肚兜的过时。因为，它有着独特的、不可替代的实用价值、艺术价值，也更蕴涵着我们民族传统的文化。

从医学角度上说，肚兜究竟有什么特殊作用呢？肚子上都有哪些重要

的穴位？神阙穴、天枢穴、中脘穴对人体究竟起了什么重要的作用？

从医学价值来说，肚兜最直接的作用就是为了防止腹部受凉，看来古人在很早就已经意识到了腹部受凉会导致很多疾病的发生。具体来说，腹部分布着很多对我们生命来说至关重要的穴位和经络。接下来祁老师就要跟各位好好聊一聊几个非常重要的穴位，分别是神阙、天枢、中脘、关元和气海。

我们首先来看神阙穴。神阙穴又叫脐中，也就是我们常说的肚脐眼。神阙的本意是指神气通行的门户，它是人体生命最隐秘、最关键的要害穴，也被认为是人体的长寿大穴。我们知道，母体中的胎儿是靠胎盘来呼吸的，这属先天真息的状态。等到胎儿脱离母体之后，脐带被切断了，于是先天的呼吸中止，后天的肺呼吸开始。由此可见，没有神阙，生命将不复存在。所以，神阙对于每一个人来说，都应该认真地去呵护。

第二个穴位叫天枢穴。天枢穴在哪儿呢？它位于肚脐旁，就是我们的肚脐眼旁开2寸的地方。这个2寸是一个什么概念呢？我们曾经在之前的内容中也零零散散地讲过一些取穴的方法，这个2寸，它就相当

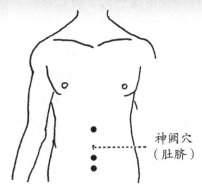

神阙穴
（肚脐）

神　阙

定位与取法：在腹部，肚脐中央取之（注意：此穴可灸不可刺）。

临床应用：温阳救逆，温中和胃。

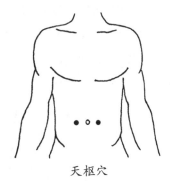

天枢穴

天　枢

定位与取法：在脐中旁开2寸。由脐中所作水平线与腹正中线旁开2寸平行直线交点处取之。

临床应用：疏肠调胃，理气消滞。

于我们三横指的宽度。那么天枢穴位于肚脐旁开各2寸，也就是肚脐各向左和右约三指宽度的两个位置，每个人都有两个。天枢穴的具体位置可参考上图。

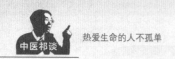

天枢这个名字究竟是什么意思呢？"枢"就是枢纽的意思，古人经常是以人来应天地，以肚脐为分隔，肚脐上应天，肚脐下应地。这个穴位正好在肚脐旁，它是人体上下的一个枢纽，所以叫作天枢。天枢在中医尤其是针灸临床当中具有疏调脏腑、理气行滞的作用，可以使我们的气机上下通达。

接下来我们来说中脘穴。中脘穴位于我们的上腹部，在前正中线上，肚脐上4寸，这个4寸就是刚才我们提到的2寸的二倍。另外一个简单的取穴方法就是，在我们的前正中线上，肚脐眼和胸剑联合连线的中点，这个位置就是人体肚脐上4寸的位置。

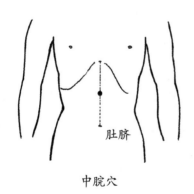

肚脐

中脘穴

中　脘

定位与取法：在上腹部，前正中线上，脐中上4寸。于前正中线上，胸剑联合和脐中之中点处取之。

临床应用：调理脾胃，升清降浊，健脾和胃。

中脘穴是什么意思呢？"脘"就是我们的胃脘部，也就是我们的胃腑。为什么说是胃腑呢？因为在中医看来，人体有脏有腑，比如说，脾为脏，胃为腑。这个穴位正处在我们的胃腑之中，所以叫中脘。中脘在中医临床当中，具有调理肠胃、升清降浊的功效，是治疗脾胃疾病的常用要穴。

关元穴为什么能够温阳益气，培元固本呢？气海穴为何被称为先天元气之海？腹部受寒，为什么会导致消化系统疾病及妇科、男科病？

我们再来说说这关元穴。关元穴，也在我们的前正中线上，肚脐下3寸。前面我们讲到了若干不同的寸，有2寸、4寸，这里还有3寸。3寸是什么概念呢？就是我们四指并拢的宽度，那么肚脐下四指并拢的那个点就是关元穴的位置。

"关"是闭藏的意思，"元"是指气的开始，也就是指元气。这个穴位就相当于我们经常说的丹田的位置，它被认为是我们人体元气之根，也被认为是男子藏精、女子藏胞的地方，就是人体元阴和元阳的交关之所，所以叫作关元。关元穴在中医临床中能够温阳益气、培元固本，可以治疗阳气虚衰所导致的多种虚劳疾病。

最后一个穴位我们再说说气海穴。在我们的前正中线上，脐下1.5寸，也就是神阙穴（肚脐眼）和关元穴连线的中点。气海穴在肚脐下，它被认为是先天元气之海，大气所归，就好像是百川归海的感觉一样。它被认为可以治疗人体和气有关的疾病，所以叫作气海。气海穴具有大补元气、调理气机、益肾固精的作用，在中医临床中是治疗一切正气不足、脏器虚衰、中气下陷、久病不愈的常用要穴。

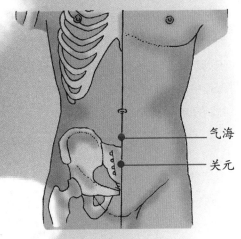

气 海

定位与取法：在前正中线上，脐中下1.5寸。于腹正中线上，脐中直下两横指处取之。

临床应用：大补元气，益肾固精，升举阳气，总调下焦气机。

关 元

定位与取法：在前正中线上，脐中

下3寸处。患者四肢并拢，食指侧按于脐中，于小指侧和前正中线交点处取之。

临床应用：温肾壮阳，培元固本。

了解了以上穴位之后，大家是否会发现，这些与我们的生命和脏腑息息相关的穴位大部分都在我们的腹部。如果腹部受寒，会导致这些穴位气滞血瘀，气机运行不畅，相关的脏腑失去濡养，将很可能直接导致消化系统疾病、妇科病以及男科病等。

我发现，现在很多人穿着奇装异服，比如说短款上衣、低腰裤、七分裤等，把最容易受寒的诸如颈部、腰腹部和脚踝几乎完全暴露在外。我们在之前的篇幅中，比如说在第十六讲和第十七讲中分别着重讲解了关于颈部和脚踝的一些防护，各位也可以回看一下。所以只要我们注意生活中的细节了，比如我们的衣服穿对了，疾病就会减少很多，这正是中医所一直倡导的大道至简啊。

肚子不小心受凉时，有怎样的补救措施呢？针对肚子受凉，有什么中成药可以选择？四君子汤和六君子汤，有什么区别？二陈汤为什么叫二陈呢？

如果肚子真的受凉了，我们该采

取什么样的补救措施呢？针对这种情况，治疗方法很明确，那就是"凉"则温之，我们要温肚子，暖肚子。在具体用药上，祁老师这里就要给大家推荐两款中成药，香砂六君丸或者是香砂和胃丸。这两款药的功效大同小异，所以我将它们放在一起来做解释，它们的作用都是温中和胃、健脾祛湿。

先以香砂六君丸作为代表做详细分享。这里的六君其实就是指六君子汤，六君子汤其实又来自于四君子汤。有点儿绕了对吧，没关系，咱们再讲下去，你马上就豁然开朗了。从四君子的命名可以看得出来古代医家在推广、运用中医的时候，对于中医的理解以及对于某味中药的喜爱程度。之所以敢把某一味药叫作君子，源于他们对于这味药的理解和喜爱，有时候他们的理解真的会让我们为之感动。

再回到这四君子汤。四君子汤含有四味药，人参、白术、茯苓和甘草。古人把人参、白术、茯苓和甘草叫作四君子，所以这四味药放在一起，叫作四君子汤。四君子汤如果再加上两味药，就叫作六君子汤。那么加哪两味药呢？就是陈皮，半夏。我曾经也讲过，在中医方剂中有一首非常著名的方剂叫二陈汤，二陈汤中陈皮和半夏就是最典型的两味药。为什么叫二陈汤呢？因为陈皮和半夏的药性是以陈久为最佳，所以叫二陈汤。从四君子汤加上陈皮和半夏叫作六君子汤，六君子汤再加上两味药，木香和砂仁，就叫作香砂六君子汤。

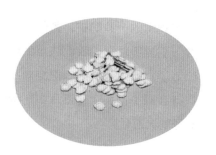

人 参

性味归经: 甘、微苦，微温。归心、肺、脾经。

功效: 大补元气，补脾益肺，生津，安神。

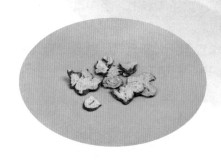

生白术

性味归经: 苦、甘，温。归脾、胃经。

功效: 补气健脾，燥湿利水，止汗，安胎。

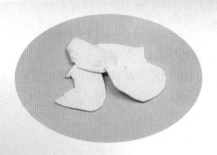

茯　苓

性味归经：甘、淡，平。归心、脾、肾经。

功效：利水渗湿，健脾安神。

甘　草

性味归经：甘，平。归心、肺、脾、胃经。

功效：益气补中，清热解毒，祛痰止咳，缓急止痛，调和药性。

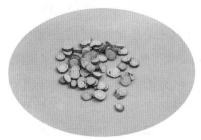

陈　皮

性味归经：辛、苦，温。归脾、肺经。

功效：理气健脾，燥湿化痰。

清半夏

性味归经：辛、温。有毒。归脾、胃、肺经。

功效：燥湿化痰，降逆止呕，消痞散结；外用消肿止痛。

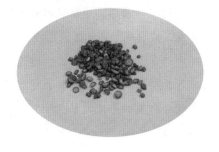

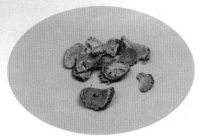

木　香

性味归经：辛、苦，温。归脾、胃、大肠、胆、三焦经。

功效：行气止痛。

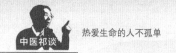
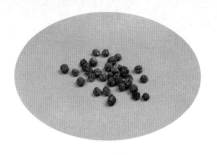

砂　仁

性味归经：辛，温。归脾、胃经。

功效：化湿行气，温中止呕止泻，安胎。

四君子汤是补气调气的一首千古名方，加上了陈皮、半夏，又多了健脾、燥湿、化痰的功效。再加上木香和砂仁这两味药之后，演变出来了香砂六君丸。香砂和胃丸的药物组成比香砂六君丸更多一些。以上两款中成药中，均含有木香和砂仁，木香行气止痛，砂仁既可以醒脾，又可以行气。因此

当我们肚子受凉的时候，这两款中成药就是很好的选择，第一可以温养脾胃，第二还可以起到行气止痛的作用。

好了各位，热爱生命的人不孤单，就让他们相遇在《中医祁谈》。本讲话题就到这里，接下来是咱们的互动答疑环节，我们来看看同学们都有什么样的留言。

祁营洲老师互动答疑区

风：请问祁老师，中医中所说的"左青龙，右白虎"是什么意思呢？

祁老师：左青龙，右白虎，这个问题让人觉得很江湖啊。其实在中国传统文化当中有四个不同的方位，分别是东、西、南、北。传说中这四个方位有四种不同的怪兽，分别是东有青龙，西有白虎，北有玄武，南有朱雀。四个方位，对应着四个不同的脏腑和五行。我们都知道中医的方位图表现在平面上之后，左为东，右为西，上

为南，下为北。因此，我们经常说左青龙右白虎，前朱雀后玄武。

左对应的是肝，右对应的是肺，因此青龙对应的是肝，白虎对应的是肺。朱雀对应的是心，玄武对应的是肾。在中药方剂当中也对应着四种汤，比如说小青龙汤是偏走肝的，白虎汤是偏走肺的，北方的玄武汤是偏走肾的，南方的朱雀汤是偏走心的。

可见古人对于中医的理解以及对药的命名在很多时候都是有根据的，

所以说中医背后往往是一种文化，也是一种哲学思想的体现。

遥远不可知：请问祁老师，冬季想给老人喝点鸡汤，可有膳方分享一下吗？妈妈60多岁，血糖血压略高，已备好母鸡。

祁老师：这又是一个要为妈妈咨询问题的孝顺孩子。说到冬天进补的话题，我要强烈建议这位同学回看一下第十八讲中专门讲过的冬季进补的话题。我的观点非常明确，冬季进补是需要理性对待的，不是说每一个人都需要在冬天去补一补。况且具体到您的叙述，高血压、高血糖从中医角度来说，病机也有虚实之分，所以当真需要药膳的话，

我还是建议您最好能找到一位医生进行面诊之后，再给出一个药膳的处方，这样的话可能更加符合您母亲的个人体质。

但如果说您就只是简单地喝点鸡汤，况且您也说已经备好母鸡了，咱们不能让母鸡浪费了，那么在此我就权且提供给您一个相对平和的药膳方子。这个方子相对来说比较平和，不温不燥，不寒不凉，基本上无论什么体质的人都可以喝一点儿。

这个处方是枸杞子20g，当归15g，山楂20g。您把以上三味药，用布包起来和鸡同煮，同时也可以加入不同的佐料。我刚才讲到这个方子相对比较平和，可以起到很好的滋补肝肾、消食化滞的作用。

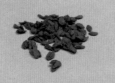

枸杞子

性味归经：甘，平。归肝、肾经。

功效：补肝肾，明目。

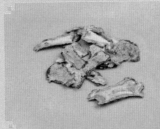

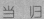

当 归

性味归经：甘、辛，温。归肝、心、脾经。

功效：补血，活血，调经，止痛，润肠。

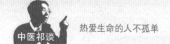
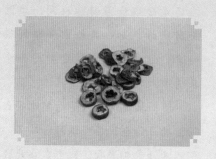

山 楂

性味归经：酸、甘，微温。归脾、胃、肝经。

功效：消食化积，行气散瘀。

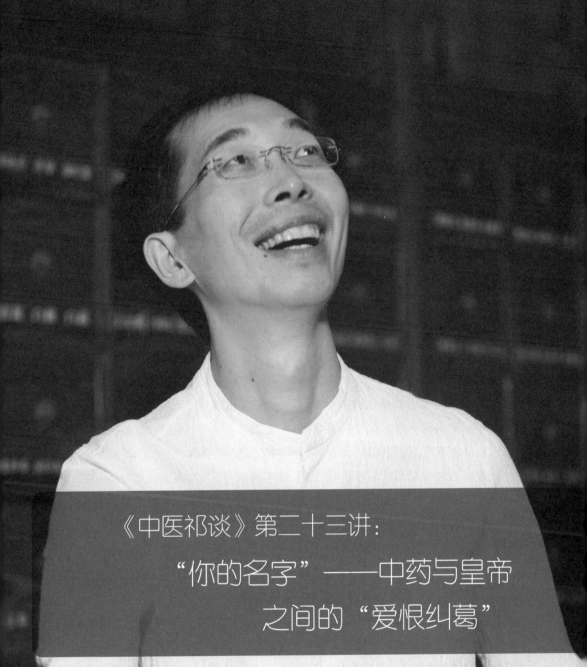

《中医祁谈》第二十三讲：

"你的名字"——中药与皇帝之间的"爱恨纠葛"

看了电影《你的名字》之后您有何感想？您知道很多中药的名字其实和皇帝之间都有着很多"爱恨纠葛"的故事吗？中药的名字会受到皇权制度什么样的影响？又有哪些流传下来的故事呢？药名避讳常见的方法有哪几种？因皇帝而改名或是得名的中药都有哪些？比如，山药最初在《神农本草经》中入药的名字又是什么？为什么刘寄奴会被称为"唯一与皇帝同名的中药"？

话说 2016 年上映的一部名为《你的名字》的电影迅速获得人心，很多观众觉得比较唯美浪漫，这不禁让祁老师想到了很多的中药名字，因为很多中药名字其实也都是很有故事的。本讲咱们就来聊一聊几味中药名字和古代皇帝之间的"爱恨纠葛"。

想必古装戏看得比较多的朋友们都听过那句非常有气势的话，叫作"普天之下，莫非王土"。几千年的历史变迁中，中药一直伴随着中国人的生活，它的名字不仅口口相传还被写入了典籍之中。那么，它又会受到皇权制度什么样的影响呢？又有哪些流传下来的故事呢？　祁老师在这里给大家总结了一下，总体说来有两大类，一类是因为皇帝而改名，一类是因为皇帝而得名。

我们先来说这第一类，它跟中国古代的一种特殊"避讳"紧密相关。什么是避讳呢？有一个大家非常熟知的典故，记载于陆游编著的《老学庵笔记》当中。说有个州官叫作田登，他不准下属和百姓叫这个名字，或者是连写他的名字都不行，所以大家在需要用到"灯"字的时候就改用"火"字。到了正月十五照例要放灯三天，于是写布告的人就只好改成"本州依例放火三日"，因此就有了这个"只许州官放火，不准百姓点灯"的典故。这个故事里避开"灯"字使用"火"字其实就是一种避讳，简单地说就是避开一些特定的名字不用。在古代它往往会用于帝王、圣贤或者是长辈，当然了最重要的就是用于皇帝的避讳了，毕竟如果你不避讳的话后果会非常严重。

那么，如何来避讳呢？我发现常见的方法有以下三种：第一种是用另一个比较接近的字来替代这个字；第二种是还用这个字，但是要减去笔画；第三种则是干脆回避，写的时候用空格或者是干脆去掉这个字。

山药最初在《神农本草经》中入药的名字是什么？它与皇帝名字的避

讳又有着怎样的纠葛呢？因为带"玄"字而被皇帝避讳的中药有哪些？

每味中药都有自己的名字，因此也会存在与皇帝同名或者同音的可能。但是在避讳的时候无法采用第三种方式，因为你不可能把中药用空格来代替，或者把中药当中某个字直接去掉。因此一般都是被改名或者减去笔画，这个过程其实也客观地记录了历史的变迁。今天我就来给大家举几个例子。

首先，我们来说一味非常悲催的被两次改名的药材——山药。大家对山药都再熟悉不过了，可你是否知道，山药曾经在历史当中被两次改名。山药入药最初见于《神农本草经》，在《神农本草经》中它的名字叫作"薯蓣"，怎么样？听起来是不是很有书卷气息？但是到了唐代宗时期，因为唐代宗名叫李豫，而"薯蓣"的"蓣"和"李豫"的"豫"同音了，因此就把它改名为"薯药"。到了宋代，又因为宋英宗的名字叫赵曙，您看赵曙的"曙"字与"薯蓣"的"薯"字又同音了，因此再次被改名，最终改成了"山药"。您看，这一"薯"一"蓣"原本就跟它的一姓一名一样，就是因为分别跟两个皇帝的名字同音就被改得完全找不到从前的样子了，名字所散发出的气质也一路不断打折，真的是有点悲催。

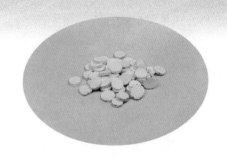

山 药

性味归经：甘，平。归脾、肺、肾经。

功效：益气养阴，补脾肺肾，固精止带。

第二个想说的是与"玄"字避讳的中药。因为这个避讳历时较长，涉及的中药也比较多，避讳的范围甚至还扩展到了中药方剂和中药典籍的名字。比如有一味中药叫作"延胡索"。元代名医王好古说到这味药的时候说，"本名玄胡索，避宋真宗讳，改玄为延也"。也就是说因为宋真宗时期下令避讳北宋皇朝始祖赵玄朗的名字，因此将中药"玄胡索"改为"延胡索"。

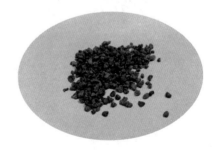

延胡索（玄胡索，元胡）

性味归经：辛、苦，温。归肝、脾、心经。

功效：活血，行气，止痛。

此外，还把玄武神改为"真武神"，使得原本以四方诸神命名的方剂青龙汤、白虎汤、朱雀汤与玄武汤中的最后一个方剂被改名为"真武汤"。

还有两味中药的改名与另一位名字中带"玄"字的皇帝有关，也就是康熙皇帝玄烨。因为康熙的名字叫玄烨，为了避讳，中药当中的"玄参"就改为了"元参"，"玄明粉"就改为了"元明粉"，甚至连明代大家李中梓所写一本名叫《本草通玄》的书也因此改名为《本草通元》。

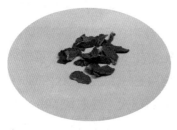

玄　参

性味归经: 苦、甘、咸，寒。归肺、胃、肾经。

功效: 清热凉血，解毒散结，滋阴生津。

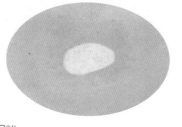

玄明粉

性味归经: 辛、咸、寒。归胃、大肠经。

功效: 泻热通便，润燥软坚。

常山这味中药因为避讳制度有着怎样的改名历程？胡瓜是怎么改名为黄瓜的？中药刘寄奴的名字来源于哪位皇帝呢？

第三味中药是常山。它在我们日常生活中使用并不那么频繁，所以很多人可能不知道这味中药。清代医家叶天士写过一个系列著作叫作《四季药名诗》，第一句就提到了常山，原话说"春风和气满常山"。常山最初是以产地命名的，本名叫作恒山，后来因为西汉汉文帝的名字叫刘恒，因此就把地名"恒山郡"改为"常山郡"，于是药名也从"恒山"改为"常山"了。改朝换代后，在医药典籍中它还曾经恢复过原名，还是叫"恒山"。可是到了宋代，宋真宗的名字叫赵恒，这下又得遵守避讳制度了，例如药方"恒山汤"的"恒"字在写的时候就会采用减去最后一笔的方法来处理。

第四个要跟各位说的是黄瓜，就是咱们经常吃的黄瓜。其实黄瓜也可入药，只不过是在日常生活中更多地被作为蔬菜来食用了。黄瓜最初是从西域引进的，当时把北方少数民族统称为"胡"，因此叫作"胡瓜"。《拾遗录》记载: "隋四年避讳，改胡瓜为黄瓜。"后人对此的注解是: "北人避石勒讳，改呼黄瓜，至今因之。"也就是说，十六国时期后赵的建立者石勒为了提高羯族人的地位，不许汉族人称他们为胡人。为了避讳，"胡瓜"也被改叫为"黄瓜"。

以上所讲的都是第一类，就是因为皇帝而改名的那些中药。除此之外，还有一些中药是因皇帝而得名的，这些中药多少带有一些传奇的色彩，我们也来说一说。

首先，不得不说的一味非常著名的药叫作刘寄奴。您看这中药的名字起的是不是很特别，它有名有姓，非常的规范。我相信如果到派出所上个户口肯定没问题，那是因为它原本就是一个人名。

据《南史·宋本纪》当中记载，南朝宋武帝刘裕的小名叫寄奴，由于是他首先发现的这种药，每遇生疮，外敷即愈，因而得名。著名的诗人辛弃疾写过一首试，诗名叫作《永遇乐·京口北固亭怀古》，在这首诗当中有这

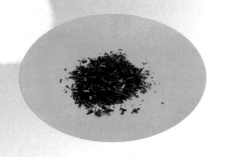

刘寄奴

性味归经：苦，温。归心、肝、脾经。

功效：活血疗伤，通经，止痛，止血。

么一句话，"斜阳草树，寻常巷陌，人道寄奴曾住。想当年，金戈铁马，气吞万里如虎"。这里边的"寄奴"指的就是宋武帝刘裕。

为什么刘寄奴会被称为"唯一与皇帝同名的中药"呢？其疗效是否有传说中的那般神奇呢？善治骨折筋伤的中药骨碎补是如何得名的呢？

刘寄奴这味草药的发现有一个传说。据说刘裕称帝前有一次率兵追剿敌军，被一条横卧路上的巨蛇挡住了去路，于是他张弓射箭一下子就射中巨蛇，这条巨蛇于是负伤而逃。第二天刘裕带兵到林中搜查，突然听到有人悄声细语，只见几个青衣童子正在那里捣药，这几个童子看到士兵过来便伏地哀求说："我等并非敌兵，只因昨日刘将军射中我主，我主疼痛难忍，故命我等捣药治伤。"听到士兵的回禀，刘裕非常诧异，等他走近前去的时候却发现那几个青衣童子早已不见人影，只剩下了几把草药在地上。刘裕忽然明白了原来它们这是在帮那条大蛇疗伤，于是就让人把这些草药带回来之后用来试敷疮口，结果发现非常灵验，于是便在军中推广使用。

士兵们也不知道这种草药叫什么名字，为了感念刘裕射蛇得药，于是

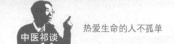

就以刘裕的小名来给这味草药取名为
"刘寄奴"。于是这个名字便沿用下来，
直到刘裕成为皇帝之后也并没有因此
而避讳，因此它也被称为"唯一与皇
帝同名的中药"。

　　这样一说，大家是不是觉得"药
凭人贵"，一下子高大上起来了呢？
其实类似攀高结贵的事例还有像刘邦
斩白蛇起义的故事，如今看来这些故
事都有捍卫皇权的用意。这味草药也
许曾经有过自己的名字，自此反倒消
失无踪，真的是以"刘寄奴"这个名
字一直沿用到了今天。

　　有人会问这只是个传说，刘寄奴
真的有这样的药效吗？答案是肯定的。
中医认为，刘寄奴味苦性温，可以归
心经、肝经、脾经。具有活血通络、
散瘀止痛、止血消肿、消食化积的作
用，尤其是在缺少外科医疗手段的古
代，刘寄奴这味草药就真的非常重要，
被称之为"金疮要药"。所以，传说
也许是有杜撰，但药效却是真实的。

　　还有一味药，善治骨折筋伤的中药，
名字叫骨碎补。听名字就知道它的作用
了，关于这味药也有类似的传说。相传
在五代十国时期，后唐唐明宗李嗣源在
一次外出狩猎的时候，突然窜出来一只
金钱豹惊到了宠妃的马，皇妃摔下了马，
最终导致骨伤筋断，鲜血直流。幸好皇
帝出行都是有御医跟随，御医匆忙之间

从岩石上采下一种草药，鲜草捣烂之后
敷到皇妃受伤之处，没过多久伤口就止
血了，之后的断筋伤骨也愈合得很快，
没有留下什么后遗症。皇帝为此非常高
兴，觉得这味草药对骨伤竟有如此神奇
的疗效，于是就把这味草药赐名为"骨
碎补"。

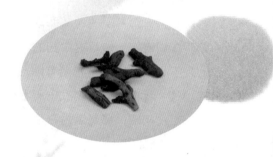

骨碎补
性味归经：苦，温。归肝、肾经。
功效：活血续伤，补肾强骨。

　　**骨碎补有着怎样的实际疗效？民
国期间的中医大家张锡纯为什么对山
药这味药情有独钟？了解一些中药的
更名史，有着怎样的重要性呢？**

　　从中医实际的疗效来看，骨碎补
味苦性温，归肝肾经，的确有补肾强
骨、续伤止痛的作用。在临床当中我
们经常用于诸如肾虚腰痛、耳鸣耳聋、
牙齿松动、跌仆闪挫、筋伤骨折等不
同的病情。所以不得不说，这个名字
起得还真是非常的形象。

今天我们讲了六味中药名字的来历和变迁。大家会发现，皇帝很霸道，把中药也整得很憋屈，但历史的车轮从来就是这样的。说到这里，我突然发现本讲特别适合来一个什么样的"标题党"。比如说我们可以起个名字，叫"皇帝与中药那些不得不说的故事"，或者是"细扒几味中药的前世今生"等。

虽然今天我们讲的是故事，扒的是历史，传递的却是中药的一些基础知识，以及药材名字的变迁和基本的药性常识。同时，了解这些也提示我们读医书需要了解药材的来龙去脉，起码不能被名字所误。比如说，民国时期有一位中医大家，他的名字叫张锡纯。张锡纯大师对山药这味药情有独钟，对山药的了解也十分透彻，他能用这一味药的单方解决不少身体的问题。但是，他的医书当中对山药的命名大多采用的还是山药的古药名，就是"薯蓣"二字。比如他在《医学衷中参西录》这本书当中就有一些以山药命名的方子，比如他曾经创立过"一味薯蓣饮"，"薯蓣半夏粥"，还有"薯蓣纳气汤"等。

您如果不了解山药的更名史，就会一知半解、糊里糊涂。据说从前有位刚毕业的年轻大夫自视甚高，正是那种"学医三年，自谓天下无不治之症"的阶段。有一次年老的大夫教训他，就在方剂中本该写山药的地方改写成"薯蓣"，年轻大夫没有听说过这个药名，于是最终只能乖乖地低头踏实学习。于是才有了那句话叫作"行医三年，方知天下无可用之方"。所以学医之人必须要踏实踏实再踏实，勤恳勤恳再勤恳啊，医海无涯！

好了各位，热爱生命的人不孤单，就让他们相遇在《中医祁谈》。本讲话题就到这里，接下来是咱们的互动答疑环节，我们来看看同学们都有什么样的留言。

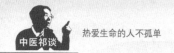
祁营洲老师互动答疑区

杨柳意会：看了祁老师的书，真是后悔自己没有学医呀！

祁老师：其实我想对这位同学说的一句话是，学习什么时候都不晚，学医也是如此，您现在学也不晚！如果现在学，将来即使做不了一位职业医师，至少能做一个家庭保健医生。不管我是在《中医祁谈》中，还是平时临床上，或者是教书育人的时候，我都会说这样一句话，一个懂中医的家庭主妇或者是家庭主男，至少能惠及一个家庭的三代人。所以，这个社会中的每一个中坚力量，在我看来，都应该有责任、有必要去学习一些医学知识，其实不仅仅是中医知识，如果你喜欢西医，也可以去学习西医的。

祁老师虽然说深深地热爱中医，但从来没有排斥过西医。在我看来，一个真正的大夫应该要做到兼容并蓄。况且，我认为中医的种子着实应该种在每个家庭，还是那句话，一个懂中医的家庭主男或主妇，至少能惠及一个家庭的三代人。

对于医生这个名词，大家也不应该狭隘地理解为只有穿着白大褂的人才叫医生。在我看来，医生这个词其实应该很宽泛地去理解，医生的职责就是救死扶伤，或者给别人提供一系列的帮助。所以，我们应该理解为能给别人提供帮助的那些角色都是医生。换句话说，我在医院中给大家看病的时候，我是一个医生，但是在生活中，也许我需要别人、需要大家跟我去互动，去给我提供一些不同的帮助，那这个时候，你在我的眼中就是我的医生。所以，医生和病人之间没有一个明确的界限。记着，能给别人提供帮助的角色其实都是我们心目当中的医生。

所以说，你还会后悔自己没有学医吗？我们每一个人在生活和生命当中时时刻刻都能以一个医生的身份、原则或者目标来要求自己，不断地向前迈进。

小山：请问祁老师，据说枸杞子对眼睛好，但也有人说红色入心，会勾引心火。还有学医的朋友说咖啡伤肾。对这些传言不知智慧风趣的祁老师会怎么点评呢？

祁老师：这位同学提了两个问题。一个是关于枸杞子的问题，一个是关于咖啡的问题，一个关于中药，一个关于西方的饮料，中西合璧。

首先，应该非常肯定的是这位同学

184

中医祁谈

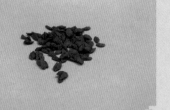

枸杞子
性味归经：甘，平。归肝、肾经。
功效：补肝肾，明目。

是一位中医爱好者，孜孜不倦地学习着中医知识。我也发现，生活当中有很多不同的中医爱好者们对中医充满热情。但是我必须要向各位澄清的一个事实是，所有的中医爱好者，大家在学习中医的过程当中，一定要在理性认识我们中医基础理论的基础之上，学会灵活运用。比如说，有人说红色入心就可以勾引心火，按照这个逻辑，任何红色的药都可以勾引心火，是不是红色的药都不可以吃了？所以说我们学的任何理论都应该灵活运用，不可较真儿。

究竟为什么会有勾引心火这种说法呢？在我看来，有可能是枸杞子这味药本身药性偏温一些，如果您天天食用过量的话，就有可能导致上火了，对不对？所以对于中医的学习，您要灵活地认识，灵活地运用，毕竟过犹不及嘛。

明白了以上道理之后，由此及彼，我们就会知道为什么有人说咖啡会伤肾了。其实咖啡并不是中国本土的产物，既然同学问到了咖啡的问题，祁老师就不妨试图从中医的角度来分析一下，如果把咖啡看作是一味中药的话，我们该如何去理解它的药性问题。

我们可以取象比类地进行分析，咖啡的味道是甘苦的，甘味可以入脾胃，苦味可以入心。咖啡的颜色是黑色，黑色可以入肾。咖啡是由咖啡豆磨粉而成的，咖啡豆也就是咖啡树果实里边的果仁儿。我们都知道，果仁儿就是种子，种子包含了植物生命组成的那些重要部分，具有强大的生命力，所以说咖啡入肾也就不奇怪了。但是根据我们阴阳转化的理论，物极必反，阳极必阴，阴极必阳，它是可以入肾的，是有益于肾的，那么它也有可能会伤害肾，所谓水能载舟亦能覆舟，就看你如何去掌握这个度了。

总之，你会发现，中医里有句话说得很好，叫"物无美恶，过则为灾"。不管您是认识枸杞子也好，还是认知咖啡也罢，首先要理性地认识，然后再灵活地运用。你会发现，这才是发现中医背后之美的途径。

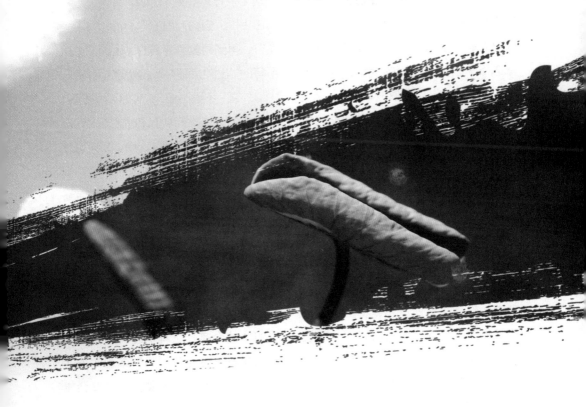

《中医祁谈》第二十四讲：

"爱莲说"

——莲子已成荷叶老

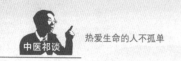
您能说出多少关于"莲"的诗句？为什么古代文人雅士都爱莲的"出淤泥而不染，濯清涟而不妖"呢？莲在中国的文化中有什么美好的象征？作为药食同源的莲，大家再熟悉不过的莲叶、莲子、莲心、莲藕等都有哪些药用价值呢？我们该如何用天地自然的观点来认识中药？

话说每当冬至前后，很多人都愿意煲个汤、做个粥，有朋友问我究竟应该做点什么呢？我认为，中医理论其实不必那么死板，煲汤做粥一年四季都是可以的，都要以自己身体的需要为最终主旨。另外，我们应该尽量选择一些药食同源的食材，那么本讲话题我们就来聊聊一种既可以观赏，也可以入药，而且药食同源的植物——莲。

说到莲，我们并不陌生。相信大家都对莲蓉、莲子羹、腊八粥、八宝饭这些有莲子出没的家常甜点熟悉得不能再熟悉。以至于曾经有网友吐槽宫廷剧制作太过粗糙，其中的一大"罪证"就是给皇上吃的不是红枣莲子粥，就是银耳莲子羹，着实颠覆人们对贵族饮食的设想。而读过《红楼梦》的人，也一定对癞头和尚给宝钗开的"冷香丸"深有印象，其中就用到了代表夏时之气的白荷花的花蕊。

当然了，最不能忘记的应该是我们从小到大，每个人都曾经被语文老师要求背诵了很多关于莲的诗词和文章。比如从《乐府》里的"江南可采莲，莲叶何田田"，到杨万里的"小荷才露尖尖角"，再到周敦颐著名的《爱莲说》里所写的"出淤泥而不染，濯清涟而不妖，中通外直，不蔓不枝"。你是否会发现，莲在中国文化里被赋予了品性高洁的形象。因此，它不仅可以入药，还可以是食物，的确是一款我们在生活中应用较多、亲近度非常高的药材食材，并且还可以入诗、入文章，包含了太多文人的情怀与寄托。

一棵植物可以入药的部位都有哪些讲究呢？根、茎、花、叶，不同部位的功效会有什么样的差异？荷叶有什么功效，为何它能起到减肥的作用呢？痰湿多的人想减肥，祁老师会推荐怎样的代茶饮？荷叶在寻常人家又有什么用途呢？

从中医角度来说，莲一身都可入药。按照生长的不同时期，从荷叶、荷梗、荷花，到莲须、莲子、莲心、莲房，再到莲藕、藕节，都可入药并发挥不同的功效。

中医理论认为，同一植物各部位

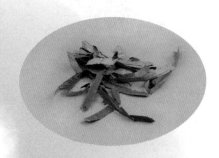

荷 叶

性味归经：苦、涩，平。归心、肝、脾经。

功效：清暑利湿，升阳止血。

莲 子

性味归经：甘、涩，平。归脾、肾、心经。

功效：益肾固精，补脾止泻，止带，养心。

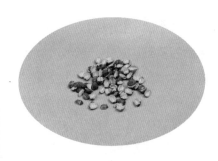

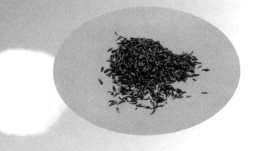

莲 心

性味归经：苦，寒。归心、肾、脾经。

功效：清心安神，交通心肾，涩精止血。

藕 节

性味归经：甘、涩，平。归心、肝、胃经。

功效：收敛止血。

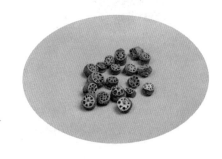

的生长成熟有着不同的时期。从入药的部位来看，有根部入药的，有茎部入药的，有花入药的，还有叶子入药的，不同部位的功效也就有所差异。一般来说，药材如果用根部或者是果实，大多取其沉降之气；如果用到茎部入药，茎部能升能降，取其可以调气；用叶子和花，是取其宣散之性；如果是用到心，那就取其行内脏之意。当然其他还有用到皮、络、节等不同部位的。

咱们举个例子，我们之前多次谈及一味药叫紫苏。其中，紫苏叶和紫苏梗就不太一样了，紫苏叶是叶子嘛，偏于发散解表，重在宣散；而紫苏梗就偏于理气宽中，重在调畅气机。

以上我所说的只是一般而言，在具体应用上还有不同的细节。在中医理论当中如果你要描述说明一款药材，

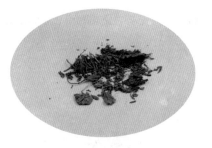

紫苏叶

性味归经：辛，温。归肺、脾经。

功效：发汗解表，行气宽中，解鱼蟹毒。

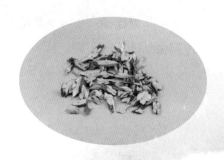

紫苏梗

性味归经：辛、甘，微温。归肺、脾、胃经。

功效：宽胸利膈，顺气安胎。

一般都会从四气、五味、归经、升降浮沉、有无毒性等几个方面来入手，所以，确定药物的作用需要全面考虑。这里我们就以莲为例逐一解读。

首先，我们来聊一聊荷叶。荷叶，从中医的药性上来讲，味苦，性平，归心经、肝经、脾经，有清暑化湿、升发清阳、凉血止血的作用。

关于荷叶，大家应该都熟知苏东坡的一句诗，叫作"荷尽已无擎雨盖"，"擎雨盖"这个说法非常形象。荷叶出于水中又凌于水上，像一把伞一样轻轻地托举着。因此中医认为它具有宣散化湿的作用，常常用于湿热类的疾病中。

对于很多人都感兴趣的减肥，其实就可以用到荷叶。中医说"胖人多湿，瘦人多火"，减肥的时候我们往往就需要从湿的角度来考虑。同时，体内

有湿的话，还要考虑湿还会化热。因此，对于那类平时痰多色偏黄、舌苔黄腻、稍显烦躁，中医辨证为湿热型肥胖的人，祁老师在这里就不妨推荐给大家一款代茶饮。生山楂 30g，荷叶 10g，车前草 10g，您可以把这三味药放在一起水煎代茶饮，长期饮用。生山楂具有消积化瘀的作用，荷叶清心泻火、宣散化湿，车前草清热利尿。而且这三味药都是药食同源，合用可以共同起到清利湿热的作用，进而发挥降血脂或减肥的功效。

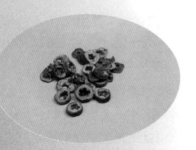

山 楂
性味归经：酸、甘，微温。归脾、胃、肝经。
功效：消食化积，行气散瘀。

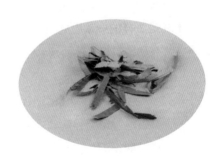

荷 叶
性味归经：苦、涩，平。归心、肝、脾经。
功效：清暑利湿，升阳止血。

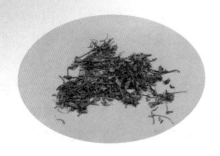

车前草
性味归经：甘，寒。归肾、肝、肺经。
功效：利尿通淋，渗湿止泻，清肝明目，清肺化痰，清热解毒。

其实除了代茶饮之外，我们会发现平时做饭的时候很多人也会用到荷叶。常见的做法有荷叶排骨、荷叶鸡等，荷叶在其中有很好的解腻作用。又或者夏天的时候也会煮荷叶粥或者是泡荷叶茶，清香又能清心。虽然有时对于一款药食同源的材料，人们并不能像中医大夫一样仔仔细细地说清楚它的性味归经，但是通过生活中的观察尝试总结之后，也能信手拈来，这便是寻常百姓口口相传的生活智慧。

讲到这里你是否会发现中医就是这样，与生活密不可分。生活当中处处都能找到中医的影子！

莲子的功效是什么？含有莲子成分的参苓白术丸是怎样的一款中成药呢？关于莲子，都有哪些有趣儿的故事？

接下来，我们说说莲子（具体图片见上文）。莲子味甘、涩，性平，归脾、肾、心经，具有补脾止泻、止带、益肾涩精、养心安神的功效。著名医学家李时珍对莲子大为赞赏，说莲子是"禀清芳之气，得稼穑之味，乃脾之果也"。他用到了非常传神的三个字，叫"脾之果"。什么意思呢？顾名思义，莲子是脾胃的果实，这几个字简直是高度概括了莲子补脾健脾的作用。中医认为，脾胃虚弱了就不能运化水湿，有可能导致

浊邪下注，有可能会导致腹泻。而这个时候，用上莲子，莲子味甘可以补脾，味涩可以起到固摄大肠止泻的作用，所以莲子经常就被用于需要健脾、除湿、止泻这一类的人身上。比如，脾胃虚弱运化不利的时候我们可以用的一款中成药叫作参苓白术丸，在此之前也向大家推荐过，在这款中成药当中就用到了不少分量的莲子。

莲子除了入药之外，其实它在我们的生活当中也是非常常见的，古人把它当作日常滋补之品。比如清代的食疗医家王孟英在《随息居饮食谱》当中就说到莲子"可磨以和粉作糕，或同米煮为粥饭，健脾益肾，颇著奇勋"。我们日常做饭虽然没有王孟英所说的"磨粉作糕"这么精细的制作方法，但在现实生活当中用莲子和银耳搭配来清心润燥，或者是加上桂圆红枣来补血养心却是很常见的一些做法，这里我就不再一一细说了。

关于莲子还有不少有趣儿的地方。从形状来看，莲子被包裹于莲蓬之中，因其籽粒密实饱满的形象，是一种多子、多孙、多福的象征，因此常会与桂圆、花生等一起被用于婚礼嫁娶当中。另外从发音来看，因为"莲"与可怜的"怜"是同音的，所以"莲"还有怜悯疼惜的含义，当然也有喜欢仰慕的意思。"子"既可以是儿女，

在古汉语中也可以是"你"的代称，因此古人也常常用它来隐晦婉转地表达爱恋之意和疼惜之情。比如说我们曾经听过这样的诗句，"低头弄莲子，莲子清如水"，"无端隔水抛莲子，遥被人知半日羞"。甚至在宫斗戏里也少不了它的身影，看过《甄嬛传》的各位应该都知道这么一段，曹贵人借给皇上送莲子的机会，一语双关的表达勾起了皇帝的"怜子"之心，最终从位高权重的华妃手中要回了自己的孩子。在这里莲子又成为了妃子向帝王祈望爱子之心的一种媒介了。

苦味的莲心具有什么样的药用价值？祁老师会推荐什么样的清心泻火代茶饮？莲藕瘦肉汤有怎样的滋补功效？"莲子已成荷叶老"，能带给我们什么样的生活思考？

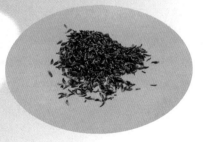

麦 冬

性味归经：甘、微苦，微寒。归心、肺、胃经。

功效：养阴润肺，益胃生津，清心除烦。

接下来，我们再来说说这莲心。莲心就是莲子当中小小的绿色胚芽，在中医的药性当中其味苦性寒，归心、肾经，具有清心安神、交通心肾、涩精止血的作用。

"寄语双莲子，须知用意深。莫嫌一点苦，便拟弃莲心"。在这首诗当中我们也会发现莲心味苦，中医认为苦味的东西具有清泄的作用。比如说夏天火气大，我们常会吃一点苦瓜来平衡燥性；当发现自己舌尖发红，心火旺盛的时候，也有人经常会放一点莲心来泡水喝。这里用到的就是莲心清泄心火的作用。当然了，祁老师也会建议大家在莲心之外再加上一味麦冬，比如说用莲心2g、麦冬8g作为代茶饮。莲心清心安神，麦冬具有养阴生津的作用，两者合用对心火旺盛引起的心烦易怒、口干、口腔溃疡、失眠等症状有不错的疗效。

莲 心

性味归经：苦，寒。归心、肾、脾经。

功效：清心安神，交通心肾，涩精止血。

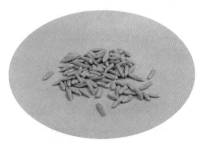

但是要注意的是，莲心清泄心火的作用稍猛，所以祁老师不建议大家久服，因为首先味苦，很多人难以坚持久服，况且性寒，久服的话可能有损于脾胃。正是因为莲心味道比较苦，所以对于那些具有心火的，需要清泄心火的孩子们来说，我同样不太建议用莲心。您可以改用诸如淡竹叶、灯心草一类的稍微温和的代茶饮让孩子服用。

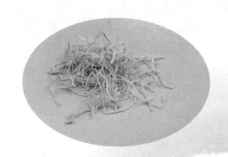

灯心草

性味归经：甘、淡，微寒。归心、肺、小肠经。

功效：利尿通淋，清心除烦。

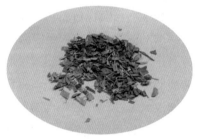

淡竹叶

性味归经：甘、辛、淡，寒。归心、胃、小肠经。

功效：清热除烦，生津利尿。

最后，再来说一下莲藕。莲藕在中药当中被认为是偏寒性，有一定的凉血滋阴、通畅利湿的作用。暑热天气，天地之间的火热之气非常容易伤害到我们人体的阴津，尤其是本来就是阴虚体质的人会因为阴津不足而感到更加的不适。单纯依靠喝水可能解决不了所有的问题，这个时候您可以煲上一款食疗汤：猪瘦肉莲藕汤。猪肉在中医当中被认为具有滋阴清火的

作用，莲藕刚才咱们说了具有凉血滋阴、通畅利湿的作用。所以这款食疗汤不仅口味好，还有较好的滋阴效果。

其实，关于这款食疗汤还有一个小典故。刚才咱们提到了写《随息居饮食谱》的清代食疗医家王孟英，他曾经观察到铁匠长期在火炉旁边工作，尤其在夏天更是挥汗如雨，但是他们居然不口渴。后来发现铁匠回家后会用猪瘦肉熬水喝，因此就更明确了猪瘦肉的滋阴作用，于是将瘦猪肉与具有清凉通畅特性的莲藕放在一起煲汤，可以更好地发挥这一作用，从而应对夏天的暑热。

此外，民间还有一种说法，说"男不离韭，女不离藕"。这种说法背后的含义是韭菜在中医当中属阳，更适合男士吃；藕在中医当中属阴，更适合女士吃。当然了，这只是一种说法，

其实不管男女都是可以吃的，因为祁老师一直坚持认为，用药是不分男女的。男不离韭，女不离藕，这种说法的意思其实就是，男人、女人都可以经常、时不时吃一点韭菜或者是莲藕。

我们说到了荷叶、莲子、莲心、莲藕，说到了中药里同一味药材不同部位的药性会有差异。其实莲的其他部位也可以入药，例如藕节在中药当中就具有很好的止血作用，但是在实际生活中，很多人是把藕节直接丢弃的。

"莲子已成荷叶老"。莲这种植物从夏到秋，和我们人类一样随着自然的更替逐渐变老，在这时序里，春生夏长秋收冬藏，自在地随四时的变化呈现出不同的样子，成为不同的药材食材，融入到寻常百姓生活中。

好了各位，热爱生命的人不孤单，就让他们相遇在《中医祁谈》。本讲话题就到这里，接下来是咱们的互动答疑环节，我们来看看同学们都有什么样的留言。

祁营洲老师互动答疑区

贝壳儿：请问祁老师，您对足贴祛湿气排毒素这个怎么看，天天使用会让身体缺少津液吗？特别迫切地想知道答案，请祁老师解一下。

祁老师：好，之所以选中这位同学的问题，源于他的问题当中含有了四个字"特别迫切"，所以说这个留言留得很有技巧。那么祁老师就来回复一下这个"特别迫切"想知道的问题。

坦白地讲，祁老师至今都没有体验过足贴，所以说足贴是否真的如你所说具有祛湿气、排毒素这样的一个真实的效果，我真的不得而知。我之所以至今没有体验过，那是因为我对于在中医行业当中，凡是在一时被传得非常火，甚至会传得非常神的那些不同的疗法都持比较保守，甚至是有些怀疑的态度。因为在我看来，我们对于任何一种疗法都应该怀着一种谦

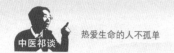
虚谨慎、平和甚至是兼容并包的心态去看待。一个大夫应该努力地为自己的病人去寻找一种最佳的治疗方法。如果说这个病人适合用中医，您就应该用中医；如果说他适合用西医，您就应该推荐采用西医的治疗方法。为什么这么说呢？因为任何一种方法，其实在我看来都是有缺陷的，中医有中医的缺陷，西医有西医的缺陷，对不对？肯定会有的。

在我看来，足贴号称似乎可以包治百病的说法有点儿夸张。因为，请原谅我比较犀利的一句话，在我看来凡是号称能包治百病的方法，往往什么病都治不了。因为任何一种方法都有自己的适应证，也有自己的缺陷。

所以我的回复是，我现在还不确定足贴是否真的具有很好的祛湿气、排毒素的作用，即便有我们也应该严谨地去看待。如果我们还算是做学问、研究学问的人，那么我们就应该更严谨地去对待医疗、对待生命。足贴在中医中属于外治方法，而中医的外治方法，诸如足贴、耳穴，还有刮痧、拔罐，在我看来你都不可以说它是包治百病的。我们说，它在治疗某些疾病时有很好的效果，但是你不能说它包治百病，什么问题都能解决得了，可以天天拿来用，然后就把

它吹得很火，吹得很神。希望这位同学使用时量力而行。

如今社会，中医养生行业往往鱼龙混杂，有些人会过度地吹嘘某一种疗法，一旦火起来，大家就会盲目跟风。比如当年一味地吹嘘生吃某种动物就可以包治百病，使很多人恨不得天天生吃；当年吹嘘生喝什么水就可以包治百病，很多人也盲目跟风。

所以，经常关注《中医祁谈》以及热爱中医的小伙伴们，我们不仅应该了解一些中医的知识，更应该去了解中医背后所倡导的一种生活方式，以及看待我们生活当中这种鱼龙混杂、不同现象背后的一些本质。

总结一下，我对足贴并不排斥，但是我并不认为一个足贴就可以治疗所有的湿气，就可以帮助人体排出所有的毒素等。说得中肯一些，足贴如果当真有效的话，我认为它应该只是一个辅助作用，不能够代替药物。如果体内当真有湿气，有毒素的话，即便用足贴也不能代替药物。这是我个人的看法，供这位同学来参考。

想知道：请问祁老师，我生完孩子想坚持母乳喂养，可是试了很多方法，喝汤，按摩，还是无乳，愁死我了，怎么办？

祁老师：好，这个问题是关于一个母乳喂养的问题。

当今社会中，这种所谓缺乳的情况是越来越多了。为什么现在生活条件好了，而且吃的喝的营养都非常好，乳汁还是下不来呢？很多人请了一些催乳师，花了不少钱，结果发现乳汁还是没有下来。

在这里，我首先要推翻一个你们最常规的认知。我们很多人都认为乳汁少了或者没有乳汁是因为营养不够，所以就开始大鱼大肉地吃，各种炖猪蹄汤。结果发现有部分人可以，但有很多人依然不行，甚至是越喝越不行。为什么呢？其实你会发现并不是所谓的猪蹄汤没用了，而是猪蹄汤对现在的你不太对证了。该怎么去理解呢？假如时光倒流到当年我们的母辈或者是祖辈那个年代，当时大家的生活条件会偏差一些，很多时候，乳汁少还真就是因为气血不足导致的。因为在中医看来，乳汁是气血所化生的。所以你看我们的母辈、祖辈，那个时候去吃上一些有营养价值的食物，乳汁真的就会下来了。

而当今社会很多人不是营养不足，相反是营养过剩，往往导致体内出现一派瘀热，甚至是瘀堵的状态。这时你再去喝一些高蛋白、高脂肪的东西，不但可能达不到效果，反倒是起了反作用。所以说，我首先是想要推翻大家这种传统的固有的认知，因为中医的治病思路也要跟着时代走，我们一直是处于一个不断发生变化的世界当中，这个世界中，唯一不变的就是变。

临床中我经常也会治疗一些缺乳的病人，如果发现她们并非是气血不足、营养不良的人群，我经常会开一个下奶的食疗方法，在这里也无私奉献给大家。

我一般让她们采用冬瓜和鲫鱼。冬瓜可以是冬瓜肉，最好加上冬瓜皮，其实可以连皮都不要削。冬瓜利水消肿，具有通利的作用，与鲫鱼放在一起来煮汤对通乳很有好处。当然你可以加上一些不同的佐料，调一下口味。这个汤，第一不腻，第二具有通的效果。对于当今社会中很多人的缺乳现象会起到一定的作用。

希望这样的方法能够更多地分享出去，让更多的人受益。总之，中医治病或者中医对疾病的认知都不是死板的，一定要跟着时代走。如果我们纵观古今，真的能通过不同名家的一些医案和方子，间接得知当年的时代背景、社会背景还有生活背景等。而随着时代的改变，我们对于疾病的认

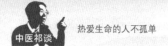
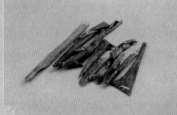

冬瓜皮
性味归经：甘，微寒。归肺、小肠经。
功效：利水消肿。

识、方子的认知都需要随着时代而发生改变。

　　还是那句话，中医是一个动态的平衡，是一个变化当中的学问，我们一定要以"变"的思维来认识中医背后的哲学思想。

《中医祁谈》第二十五讲：

"四面霾伏"下，

我们还能做些什么

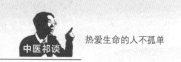
雾霾雾霾，雾和霾到底有什么区别？中医又是如何理解雾霾的呢？除了尽量少出门、出门戴口罩之外，还有哪些实用的方法可以降低雾霾的伤害呢？有什么小技巧可以提高我们鼻子的免疫能力？针对雾霾，祁老师会给出怎样的独家代茶饮配方呢？

我们从网上流传的两个段子说起。话说一位记者采访北京大妈，说："大妈，雾霾给您的生活带来了哪些不方便呢？"对方回答说："首先你得看清楚，我是你大爷！"另外，说有一对情侣闹矛盾，双方约定说背对背地各走100步，回头时如果还能看得见彼此就不再分手了。结果因为当天雾霾太重，两人各走了几步后回头就已经看不见彼此，于是就这样悲催地分手了。

所以祁老师简直是不得不专题来聊一聊雾霾了。也是因为最近几年秋冬季节里，随着北京乃至全国大范围雾霾天气的侵袭，我身边有若干朋友对我简直是一种逼问啊，非要让我给个答案。在这种"四面霾伏"下，我们究竟还能做什么？

想想十年前我几乎连雾霾的"霾"字都不会写，而现在却必须要正面回答这个问题。恰恰现在养生行业鱼龙混杂，关于雾霾的处理方法简直是层出不穷啊，但有意思的是，除了导致口罩和空气净化器越来越火爆，价格也越来越高之外，大家最关注的呼吸系统疾病仿佛丝毫没有得到缓解。所以祁老师斗胆特意做个专题，来讲点实实在在的东西，"四面霾伏"下，我们还能做些什么？

雾霾是雾和霾的组合词，但其实雾和霾的区别还是很大的。雾是浮游在空中的大量的微小水滴或者是冰晶，形成的条件是要具备较高的水汽饱和因素。而霾是由空气中的灰尘、硫酸、硝酸、有机碳氢化合物等粒子组成的。雾和霾的区别还在于，发生雾时空气中的相对湿度是饱和的，而发生霾时相对湿度不大，甚至是干燥的。

雾霾是如何对人体造成危害的？中医是如何理解雾霾的呢？除了尽量少出门、出门戴口罩之外，还有哪些实用的方法可以降低雾霾的伤害？

中国不少地区把雾并入霾一起作为灾害性天气现象进行预报或预警，

统称为"雾霾天气"。所以雾霾天气其实是一种大气的污染状态，雾霾是对大气中各种悬浮颗粒物含量超标的一种笼统的表述。具体来说，二氧化硫、氮氧化物以及可吸入的颗粒物这三项是雾霾的主要组成成分。前两者为气态的污染物，而最后一项颗粒物才是加重雾霾天气污染的罪魁祸首，它们与雾气结合在一起，让天空瞬间变得灰蒙蒙的。颗粒物这个词的英文缩写是 PM，英文全称叫 particulate matter。北京监测的是PM2.5，也就是空气中直径小于或等于2.5 微米的污染物颗粒。

　　大家也许会发现，现在的雾霾天几乎已经不分时候了，似乎每个季节都会出现。从中医的角度说，雾霾是一种秽浊之邪，应该属于"瘴气"，是有一定毒性的。从西医的角度说，雾霾中携带了大量的细菌、病毒，当然还有我们刚才所说的被称为 PM2.5 的细微颗粒。这些有害物质能够通过呼吸道进入肺泡，引发呼吸道上皮细胞的炎性反应。当然，也有可能随着气血交换循环至我们全身，导致循环系统以及消化系统的疾病。更可怕的是，雾霾中的脂溶性颗粒物以铅、锌等重金属粒子为主，如果体内长期积累这种重金属粒子就可能引发肿瘤或者基因突变等。

　　了解以上知识后，在雾霾严重的时候，诸如尽量减少户外活动、出门戴口罩等应对方法，早已经是老生常谈了。既然祁老师要专题开讲雾霾，就必须要讲点更实用的内容，本讲中祁老师重点来给各位讲解以下五个方面。

　　第一，雾霾天气外出回家后，要及时将附着在身体上的雾霾颗粒清理掉。最常用的方法就是及时洗脸、漱口以及清洗鼻腔。请注意是三个部位，脸、口以及鼻腔。为什么是这三个部位呢？因为这三个是我们人体暴露在外的部位，所以一定要及时地用温水清洗。当然了，您也可以选择洗个热水澡。

　　第二，家里一定要多种上几盆绿植。不仅可以美化环境，还可以吸附PM2.5 等细微颗粒，比花上大价钱去购置多台净化器应该要划算很多。

　　第三，雾霾及沙尘等物质往往会让皮肤变得干燥，所以这个时候补水也就变得非常重要。补水的方法很简单，正常多喝水就行了。同时，饮食上相应就应该稍清淡一些，这个时候蔬菜就是家庭必备的食材了。说到这儿，也许会有一些不太喜欢中医的人质疑了，说中医又开始忽悠了吧，吸进去的霾难道是吃几个萝卜白菜就能清除的吗？其实你会发现，说这种话的人明显就是外行在捣乱。从中医角度来说，像萝卜、白菜、莲藕、木耳等蔬菜都具有清肺润肺的作用，可以有效缓解雾霾天气对咽喉等部位的刺激。从西医的角度来说，这些药食同源的食材，含有的蛋白质、维生素 C、维生素 A 等营养物质，的确有利于增强呼吸道黏膜、皮肤黏膜的抵抗力和修复能力，有利于缓解很多炎症反应，的确是我们普通大众在雾霾天气能做到的力所能及的饮食选择。

针对雾霾，祁老师为什么要选择桔梗、百合、木蝴蝶这三味药？这三味药都有哪些功效？哪些人群适合用这款代茶饮？

第四，我的很多病人都希望我能给出一个具体的代茶饮方子，以供雾霾天气饮用。在这里祁老师就特地公开奉献一张自拟的代茶饮。记好了，桔梗 10g，百合 10g，木蝴蝶 8g，水煎代茶饮。我相信如果您看过之前的几讲话题，那么对于这三味药应该都不陌生。

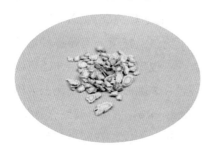

桔 梗
性味归经：苦、辛，平。归肺经。
功效：宣肺祛痰，利咽，排脓。

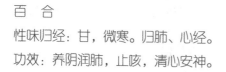

百 合
性味归经：甘，微寒。归肺、心经。
功效：养阴润肺，止咳，清心安神。

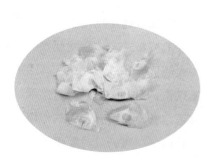

木蝴蝶
性味归经：苦、甘，凉。归肺、肝、胃经。
功效：清热利咽，疏肝和胃。

咱们首先来分析一下桔梗。桔梗的作用是宣肺祛痰、利咽排脓。我用桔梗来宣肺，其实就是努力去平衡肺的功能，况且桔梗又能祛痰，还能利咽排脓。排脓的这个"脓"应该怎么去理解呢？你会发现，当你咳嗽时间太长的时候，这个痰都已经不再是简单的痰了，它像是一种脓痰，有一种腥腥的味道，有种脓的感觉，对吗？而刚好桔梗并不仅仅有祛痰的作用，它还可以排脓。

第二味药是木蝴蝶。木蝴蝶的名字很好听，药房当中切出来的木蝴蝶看着真的很像蝴蝶，非常漂亮。木蝴蝶很轻，因为很轻所以药性才能够上扬。从中医理论来说，木蝴蝶可以入肺、肝经，具有利咽润肺、疏肝和胃的作用。临床当中对于诸如咽痛、声音嘶哑、咳嗽、胃痛等疾病都有不错的疗效。

最后一味药是百合，大家更熟悉了。百合药食同源，味甘，微寒，可以归心经、肺经，具有养阴润肺、清心安神的作用。对于像阴虚久咳、痰中带血或者是情志不遂所导致的虚烦惊悸、失眠多梦、精神恍惚等症状都有疗效。

这三味药配合在一起不温不燥，药性相对比较平和，既能润肺止咳又能化痰排脓，非常适合雾霾天气中养生饮用，几乎各类人群都适合。

中医讲"正气存内，邪不可干"，

针对雾霾我们该如何理解？有什么小技巧可以提高我们鼻子的免疫能力呢？祁老师会给出哪两个防霾保健小贴士？

第五点，是最后一点，中医讲"正气存内，邪不可干"。这也很好地提醒了我们在采取有效的防霾措施之外，还要增强自己的抗病能力，比如关于户外的运动锻炼，我在《中医祁谈》第十讲"你虽锻炼了身体，但真健康了吗"中已经详细给出了运动锻炼的建议，大家可以再次回看一下。

总之，祁老师建议运动的标准是"必待日光"啊。天气好的时候要努力加强锻炼，当日照当空、阴霾四散的时候您一定要多出去晒晒太阳，因为紫外线是自然界杀灭大气微生物，如细菌、病毒的主要武器。天气不好的时候，您也可以选择室内小范围的锻炼，比如自己按摩、拍打一些经络等。同时要尽量早睡。为什么呢？因为晚上的睡觉，是为了第二天阳气的生发。

最后，祁老师给大家分享两个在家就可以操作的防霾保健小妙招。第一个小妙招是揉搓鼻子，用我们双手的食指或者中指沿我们鼻翼的两侧从鼻根到鼻翼自上而下或者是自下而上揉搓，直到鼻子有发热的感觉。每天坚持揉搓鼻子能改善鼻子的血液流动，提高鼻子的免疫功能。比如说可以阻

挡空气里的灰尘、细菌，提高吸入空气的湿度，调节吸入空气的温度，从而使得吸入肺内的空气变得更加清洁、湿润、温暖，最终达到提高我们抵抗疾病能力的目的。同时，揉搓鼻子也可以起到预防感冒的作用。

第二个小妙招就是干洗脸。怎么做呢？先把手洗干净，然后两手掌搓热后贴在自己的面部，上下推擦面部肌肤20到30次。先用双手的三指指腹左右推

擦前额20到30次，最后再轻轻地拍打整个面部肌肤1到3分钟。每天坚持去做这样的干洗脸可以有效促进毛细血管的活性，保持皮肤的弹性，最终可以起到祛风散寒的作用，增强我们的抵抗力。

好了各位，热爱生命的人不孤单，就让他们相遇在《中医祁谈》。本讲话题就到这里，接下来是咱们的互动答疑环节，我们来看看同学们都有什么样的留言。

祁营洲老师互动答疑区

勤快的懒猫：请问祁老师，我最近经常夜里2点左右醒来是什么原因呢？清醒得睡不着，感觉很苦恼。

祁老师：这位同学说到了一个明确的时间点，经常在夜里2点左右醒来。中医在分析不同的病症时会经常考虑到不同的时辰，一天有12个时辰，在中医看来，这12个时辰有十二经当令。比如说，晚上11点到凌晨1点，这个时辰是子时，子时是胆经当令。凌晨1点到3点，这个时辰是丑时，丑时是肝经当令。

这位同学说到了是夜里2点多醒，这是一个肝经当令的时间，我们一般认为是肝经经气不够舒畅。所以，首先要建议您不妨梳理一下肝经的一些穴位，比如我推荐以下两个穴位，第一个穴是太冲穴，第二个穴位是阴包穴。用手指点揉按掐，每天点一点，按一按，连续去按一段时间看看效果。

太冲穴

定位与取法：在足背第1、2跖骨结合部之前凹陷中。由第1、2趾间缝纹头向足背上推，至其两骨联合前缘凹陷中（约足趾缝纹头上两横指处）取之。

临床应用：平肝调肝，潜阳息风，理气调血。

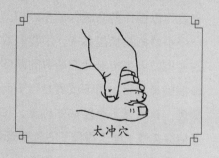
太冲穴

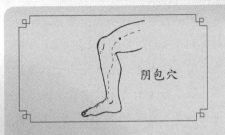

阴包穴

阴包穴

定位与取法：在大腿内侧，股骨内上髁上4寸，股内肌与缝匠肌之间。于大腿内侧股骨内上髁上4寸，缝匠肌后缘取之。

临床应用：理气活血，梳理下焦。

另外，如果您想选择一些中药代茶饮的话，我可以推荐两味药食同源的中药供您选择。第一味药是荷叶，第二味药是白茅根。这两味药各选择适量，放在水里面泡水饮用就可以了，连续喝一段时间。荷叶我们在之前专门讲到过，您可以回看一下荷叶的功效。白茅根是非常常见的，我们小时候很多人都吃过白茅根，经常在河边挖一些去吃，甜甜的，同样也是药食同源。这两味药放在一起，可以共同起到疏散肝胆之热的功效。

针对这位同学的问题，我给出了两个方法，第一个方法是自己去敲打一些肝经上的穴位，第二个是一个小小的代茶饮，供您来参考。

日月：请问祁老师，家有小女十五虚岁，例假去年来的，例假老是推迟，额头长痘，最近左脸右脸也长痘痘。请祁老师推荐代茶饮或小偏方，谢谢您！

祁老师：这个问题问到关于月经还有青春痘的问题了。中医认为，女子以"七"为一个生理周期，二七天癸至，也就是二七一十四岁左右月经会来，刚好就是这位同学女儿15岁的年龄。但是，很多女生在月经刚来的时候周期不太规律，这往往是一种正常现象，其实大可不必过于担心。如果说例假老是推迟，那这个时候就得去琢磨琢磨是因为什么原因了。

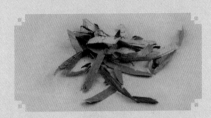

荷 叶

性味归经：苦、涩，平。归心、肝、脾经。

功效：清暑利湿，升阳止血。

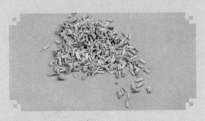

白茅根

性味归经：甘，寒。归肺、胃、膀胱经。

功效：凉血止血，清热利尿。

另外，说到额头长痘，左脸右脸都长痘。但其实，不管是小姑娘脸上长痘，或是成人脸上的痤疮，很多人都会简单地把它认为是一种热毒，往往会采用一些清热解毒的方法去治疗。但我通过临床治疗不同的痤疮时发现，有相当一部分人的痤疮往往不是热，而可能是湿寒所导致的，尤其是对于一些比较年长的女性。

当然，对于问题中所说情况。小姑娘年纪15岁，月经一直推迟。关于月经推迟我刚才说到要分析具体原因，有可能是实证，也可能是虚证。鉴于问题中的叙述不够全面，因此我不好帮您来具体判断到底是实还是虚。

因为这个小姑娘正处于青春发育期，所以脸上长青春痘通常情况下是与体内阳气盛有关。这里我就权且给您一个代茶饮，至少对于您家的这位15岁的小姑娘来说，不管她是一个所谓的热邪较盛也好，或者是体内稍有寒湿也罢，这个方子都是比较平和的。这个代茶饮是为您家的孩子量身打造的，荷叶、蒲公英、陈皮，这三味药各选择适量，水煎代茶饮。连续喝上一段时间，我相信她的整个情况可能就会有一个非常好的改观。

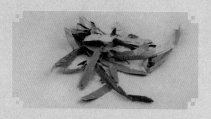

荷　叶
性味归经: 苦、涩，平。归心、肝、脾经。
功效: 清暑利湿，升阳止血。

蒲公英
性味归经: 苦、甘，寒。归肝、胃经。
功效: 清热解毒，消痈散结，利湿通淋。

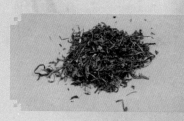

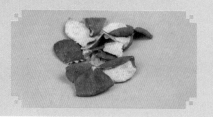

陈　皮
性味归经: 辛、苦，温。归脾、肺经。
功效: 理气健脾，燥湿化痰。

《中医祁谈》第二十六讲：

元旦特辑——开启你有所不知的长寿之道

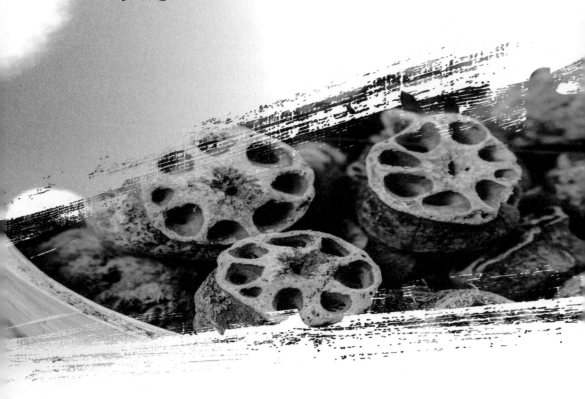

我们常说的"元旦"其真正的含义是什么？新的一年，除了工作和生活，您是否对自己的健康也有了新的规划呢？在中国古代和当代的医家中，有哪些名医都活到了得以长寿之年呢？您认为长寿之道是什么？难道是吃得好、睡得好、运动得好吗？一些当代长寿的中医名家都有着怎样的生活方式？祁老师会分享给大家哪些颠覆性的养生观点呢？本讲话题是否会让您对固有的认知惊叹不已？是否会让您重新审视自己所一贯持有的健康态度呢？

元旦作为新年的第一天，往往是很多人为自己新的一年做好各项计划的日子，这也让我想到了《中庸》当中所说到的"凡事预则立，不预则废"。而所有的计划和行动都是从"一"开始的，这也正如同老子所说的"道生一，一生二，二生三，三生万物"。所以希望各位通过本讲话题能真正了解元旦及其背后的含义，在之后的每个新年中给自己开启一个美好的开端。

其实元旦是一个合成词，从中国传统文化的角度来解读，"元"字就是一年的开始，"旦"字就是一天的早晨，元旦也就是一年最初的第一天。《说文解字》当中对这个"旦"字的解释更有意思，说"旦，日见上，一，地也"。大家应该很容易理解，说上边这个日字，叫"日见上"；下边这

个一字，就好像是大地，也就是说旦字下边的这个一横代表广袤无垠的地平线。"旦"就是一轮红日从地平线上冉冉升起，放射出灿烂辉煌的光芒，象征着新纪元的开始。

相信在新的一年中，您也一定会对自己在健康方面有新的规划，所以本期话题祁老师就要投各位之所好，特制作元旦特辑，跟各位来谈一谈大家都梦想的长寿之道。

在人生七十古来稀的中国古代，有哪些名医都活到了长寿之年？和我们同时代的一些当代长寿中医名家都有着怎样的生活方式呢？名医干祖望先生是如何总结自己的生活习惯的？有失眠困扰的名医丁光迪先生是如何自我治疗的？

长生不老其实是个古老的话题，虽然从秦始皇求长生不老之药开始至今已有几千年，但还没有人能逃避掉生老病死的自然规律。然而古往今来健康长寿的人也的确不在少数，在中医行业当中更是如此。比如根据史料记载，唐代名医孙思邈活到了102岁，王冰活到了94岁，宋代名医成无己93岁，钱乙80岁，金元时期著名医家刘河间活到了80岁，明代养生学家冷谦传说竟然活到了150岁，清代医家薛雪89岁，赵学敏86岁，吴鞠通84岁等。你会发现，在人生七十古来稀的中国古代，以上这些医家实属高寿之人。如果接下来祁老师讲解以上医家各自的长寿之道，我相信一定会有一些较真儿的人不同意了，说他们是和我们生活在不同的时代，有着不同的社会背景和生活环境，乃至不同的空气质量等，不具有完全的可复制性。

既然如此，祁老师就给各位分享几位和我们同呼吸共命运的当代医家。就以2017年为例，如果是百岁老人的话，那么应该生于1917年，所以祁老师就给各位分享几位出生在19世纪20年代左右的知名中医的养生体会。相信有很多人都认为长寿之道应该就是吃得好、住得好、用得好，饮食起居有规律，同时又要经常加强

锻炼等，但看完本讲话题之后，祁老师相信一定会开启您有所不知的长寿之道。

给各位分享的第一位医家叫干祖望。各位一定要记住这位伟大医家的名字，因为干老是中国中医耳鼻喉科学的鼻祖。干老1912年9月出生于中国江苏，2015年逝世，享年104岁。干老曾在总结自己的生活习惯时这样说："说起饮食，我毫无规律；谈到起居，我每天早晨6:30起床，晚上11点入睡，从不午睡；我坚持上班，治病救人，坚持写作，教书育人。"可见，干老的生活方式和我们大家所臆断的长寿之道是有一定差距的。也许有人说，可能是干老的睡眠质量非常好，所以不用睡那么多，也可能是干老给自己调了什么助眠的方子。

那么究竟关于老先生是否服用了什么仙药，至少祁老师没有查到相关的资料，倒是出生于1918年享年85岁的名医丁光迪先生曾经给后人分享过一个自我助眠的方法。丁先生的原话说："我自己也有失眠，大都在用脑过度或情绪波动时出现，一般用数息、气功入静的方法能见效。如果在睡眠前见头面烘热，两脚发冷，是肾亏于下、虚阳上浮之象，睡眠一定不好。这时则在睡眠前用温水泡脚，浸泡约15分钟，抹干后'作坎离交触法'，

也就是按摩两脚心各一周天，也就是来回按摩左右足心各三百六十五次，两三天就能见效，一般不用服安眠药物。"可见同样长寿的丁老先生并没有长期服用什么助眠药物。

"生命在于运动"和"生命在于静止"之间，名医刘渡舟先生有着怎样的不同看法呢？我们往往认为不抽烟不喝酒才能长寿，儿科名医刘弼臣先生是怎么看的呢？睡得多真的就可以长寿吗？享年98岁的名医朱良春先生又有什么不一样的观点呢？对于我们都疯狂追捧的保健品，名医班秀文先生怎样直言不讳？

我们经常说生命在于运动，据我所知，的确有很多的医家有坚持运动的习惯。但是生于1917年，享年84岁的北京名医刘渡舟先生则有"静坐得以长寿"的主张。他的原话是："儒、释、道三教皆有养生之法，而皆主张静坐。教人息心摒念，放下尘怀，从'恬淡虚无'四字入手，少一点妄念，便多添一点正气，久而久之，则真气从之，精神内守，病安从来？"可见刘老的养生之道并没有一味地强调多多运动。

也许同样会有较真儿的人说了，那是不是因为刘老饮食很注意，不抽烟不

喝酒呢？这里另外一个例子就出现了，生于1925年、享年83岁的中医儿科名医刘弼臣先生可谓是烟酒不忌。刘老原话说："我是烟也吸，酒也喝，但是从来不过分，掌握在合适的尺度内。我吸烟的历史很长，但一般都控制在每日三五支的范围内，所以虽然吸烟的历史长，却并没有对身体产生多大的危害。至于饮酒，我是每天必喝，而且只喝白酒，每天二三两，但从不喝醉。"

各位看到这里是不是已经有了一种脑洞大开的感觉了呢？我们发现他们和我们平时所想象的生活方式并不太吻合，甚至还有一些颠覆性的观点。再比如很多人都认为睡觉可以养生，睡美人嘛！但是出生于1917年，享年98岁的名医朱良春先生却持"少睡多用脑，健脑抗衰老"的观点。朱老原话说："长期以来我每天只睡六七个小时，睡得太多，人的精神就容易懒散。"朱老说："生命在于运动，运动则可延年。但我每天生活节奏比较紧凑，没有时间去练气功、打太极拳，但坚持上下班骑自行车，外出活动也骑车，这是一种不占时间的锻炼方法。每天早晨或晚上做5到10分钟四肢活动的自由操，即左右摆动四肢，用手指梳头发，然后两手擦面部、耳朵，左右缓慢地转动头颈，这样能使我的头目清爽，两脚轻健，减少面部皱纹，

控制颈椎病等等。"可见朱老的养生方法环保又不花钱！而且朱老也并没有提倡长期服用什么保健品。

对于现在大家都非常追捧的保健品，生于 1920 年、享年 95 岁的广西名医班秀文先生直接坦言说："我平时不服保健品，不迷信广告上的补药宣传。目前社会上各种渠道的补药宣传多数言过其实，补品用得得当，则对身体有益，相反，补得不当，人参燕窝也能杀人。"

长寿会和遗传基因有关吗？没有家族长寿基因的中医名家江尔逊先生是如何做到长寿的？不同长寿医家的生活方式都有着怎样的共同点？这将带给我们什么样的启示呢？真正的养生和长寿之道，到底是向外寻求还是向内修行呢？

讲到这儿，可能还有人会说，以上所谈到的各位医家，长寿的原因可能会和遗传因素有关系吧。我们不可否认遗传因素对生命极限的影响，但后天因素也在很大程度上影响着一个人的健康长寿。对此，生于 1917 年、享年 82 岁的四川名医江尔逊先生如是说："我的家族没有长寿遗传的基因，唯有我的先师，终年 86 岁的陈鼎三先生的养生经验对我很有启发。他的方

法是，一生只潜心于治病活人，尘视名利，疏于家务，胸怀宽广，不参与社会事务，不为子女婚嫁、读书、工作操心。好读书，终身手不释卷，直至 80 多岁双目失明才放下书本。"

通过以上的分享，我们不难看出，各位医家的长寿之道各有特点，在饮食、起居、运动等方面也不尽相同，甚至还有着很大的差异，但祁老师近几年通过研究不同长寿医家的生活方式却能发现他们具有一些共同特点。这些共同点是什么呢？我发现他们都做到了神志淡泊、心胸豁达、乐于奉献，同时又注重修身养性。这也正照应了《黄帝内经》当中所说的"恬淡虚无，真气从之，精神内守，病安从来"？

所以本讲话题祁老师要向各位传递的是，倡导大家增强自己的主观能动性，克服先天不足或后天失调给健康带来的不利因素，根据自己的个体差异去进行自我保健，而不是人云亦云，盲目跟风。同时，当您在孜孜不倦地不断向外索求养生之道时，不妨转变一下思维，从外求转而注重内修。对你对我，都是如此。

好了各位，热爱生命的人不孤单，就让他们相遇在《中医祁谈》。本讲话题就到这里，接下来是咱们的互动答疑环节，我们来看看同学们都有什么样的留言。

祁营洲老师互动答疑区

永平：请问祁老师，您之前说过藕节有止血作用，那平时要怎么使用呢？

祁老师：我们在《中医祁谈》第二十四讲中详细地谈到了莲藕，其中，我也提到了藕节具有很好的止血作用，是一味药食同源的止血药。只不过在现实生活中没有引起很多人足够的重视，把藕节随意给丢弃了。所以，如果各位对藕节有兴趣的话，你完全可以去菜市场捡一些藕节回来，把它晒干备用。当然，你也可以去药房买到干品的藕节，非常的便宜。

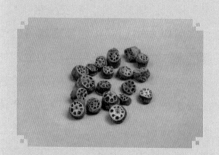

藕　节

性味归经：甘、涩，平。归心、肝、胃经。

功效：收敛止血。

- - - - - - - - - - - - - - - - - - - -

藕节在中医看来具有很好的止血散瘀的功效。我记得在学中药的时候，书中在对藕节的介绍中说，内服的话，一般是 10～30g 煎汤；如果鲜用的话，可以用鲜的藕节捣汁，比如用 60g 的藕节取汁每天来饮服，或者也可以将藕节和其他中药打粉作为散剂来用。

我刚才的解释可能显得比较文绉绉的，既然祁老师选了关于藕节的问题作回复，那么在此也不妨奉献一个使用藕节的小妙招。生活当中很多人，不管成人也好，孩子也好，经常会出现流鼻血的情况。如果出现流鼻血，通常情况下就可以用藕节来止血。藕节用干的也好，鲜的也好，用若干藕节水煎代茶饮用，就会起到很好的止血效果。我需要强调的是，我所说的用藕节来止血的小妙招，并不是针对急症，而是用于容易鼻出血的人群。

岛咖啡：请问祁老师，我一年到头都在担心自己会患什么病，疑心病很重，每天都不开心，很焦虑，家里人也被我弄得很痛苦。我该怎么办？

祁老师：之所以我要回复一下这位同学的疑问，是由于我对有类似困惑的患者常说，生命是应该去聆听、去等待的。

我必须要给大家再灌输另外一个中医理念。其实，祁老师一直都认为，对于一个中医大夫来说，一个身体、一个生命的治疗是需要做到身、心、灵的同治。当今社会中很多人得的病未必单纯是身体上的疾病，很多时候往往是精神、心灵层次的问题。正如同这位同学，他并没有给我叙述他身体上具体的一些痛楚，但他会让我觉得，不排除他的身体本身有一定不正常、不协调的紊乱之处，但是在心神方面应该也是有问题的。

所以祁老师给您一点儿建议，应该去找一个真正信得过的，而且还能够交心的大夫，能够站在一个既是医生又是朋友的角度，帮你认真地来把一把，究竟您的身体和心神哪里出了问题。

我在教书过程中一直给我的学生们讲，有一天你们去看待病人的时候，一定要意识到，站在你面前的不是一个人的病，而是一个有病的人。应该将这个人放在一个特定的社会、心理、生活、工作乃至情感等不同的背景及环境当中来综合考虑其发病情况，而不能只是简简单单看待他身体的层面。

另外这位同学的提问也提示了祁老师今后做《中医祁谈》的方向。我们在《中医祁谈》中，以往的话题都是针对一些身体层面的不同问题来进行实战实效的讲解。随后，祁老师也会努力，尽可能从心神角度做一两档不同的节目，给各位讲解一下我们究竟该如何正确地看待自己的身体。其实说白了，是该如何看待自己的生命。在我看来，生命并不是简单的身体的存在。

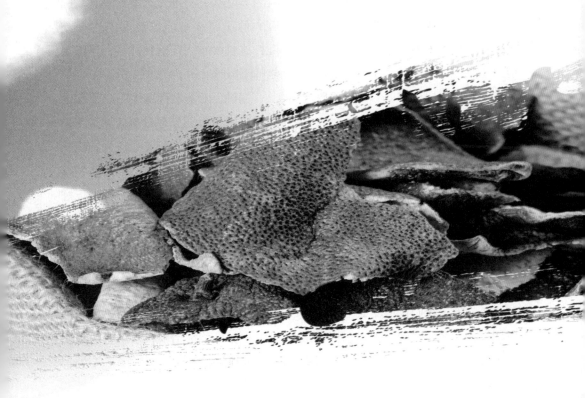

《中医祁谈》第二十七讲：

安心是药更无方

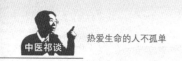
"安心是药更无方"，是出自哪位大诗人之笔呢？"安心是药更无方"的背后有什么样的中医典故？除了吃药之外，为什么安心也能够治病？中医如何理解"心"呢？本讲内容祁老师会给出什么样的养心小贴士？

上一讲中给大家分享了若干位当代名医的长寿之道，很值得生活中的你我共同去认真反思。在上讲内容结束之后，祁老师也收到了很多同学的反馈，说非常认同在关注健康的同时也要注重修身养性，也就是要修心，但总感觉自己怎么就很难安下心呢。那本讲我们就以"安心"为话题跟各位来进一步地聊一聊。

大文豪苏东坡有句诗叫作"安心是药更无方"。什么意思呢？也就是说，心安本身就是一味药。如果心安了，有些时候可能就不必再开药方了。那究竟这句话的背后会有什么样的故事呢？

这个故事可以追溯到诗人王维给秦观治病的一个典故。王维大家应该都比较熟悉，我们在语文课上都曾经背诵过他的名句"劝君更尽一杯酒，西出阳关无故人"。至于秦观，即使您想不起来这个名字，也一定非常熟悉或曾经背过他的名句，比如说"两情若是久长时，又岂在朝朝暮暮"。

非常熟悉这两位诗人的同学心里就开始有疑问了，不对啊，祁老师，王维生在盛唐，秦观生在宋代，两人相距几百年之久，王维怎么能给秦观治病呢？他又怎么能治好秦观的这个病呢？这其中有一段医林趣话，且听祁老师慢慢道来。

据说，秦观在河南汝阳县任职的时候，由于每天处理政事劳累过度，加上脾胃不调，出现了诸如厌食、恶心、胸闷、腹胀等不良症状。虽然请了当地很多名医诊治，但最终一直未见好转。秦观一时也是忧心忡忡，病情也因此更加严重。

秦观的病，究竟是怎么好的？为什么山山水水的画作，能够治好他的病？一幅画能够治病，从中医的角度是如何理解的呢？

秦观有一位收藏古画的朋友名叫高符仲，平时也爱读些医书，通晓医理。

听说了这件事情之后，就自告奋勇地来为秦观治病。他给秦观切过脉后，略加思索，就让人回家取来了一幅收藏的古画，那便是王维的山水名作《辋川图》。这个时候，我们的高符仲高大夫拿着这幅画对秦观说，其实你的病不重，只要每天对着这幅画凝神细观就能痊愈。秦观听了将信将疑，但打开画一看，发现画中风景的确山清水秀，画法笔墨酣畅淋漓，淡泊超尘，绝对是大家之作，心想这样的名画即使不能治病，每天看一看也是很不错的。于是，秦观就真的每天对着这幅画用心观赏。看了一段时间的画，他发现自己渐渐胸膈宽松，胃口慢慢打开，腹胀恶心等不良症状真的就逐渐消失了，再调养一段时间之后就完全恢复了健康。

听了这个典故之后，有人可能会觉得也就是一个故事，一幅画怎么可能起到治病效果呢？于是这里祁老师就要认真地给各位来分析一下其中缘由了。

先来说说《辋川图》。它是王维的名作，据说是一个长卷，约有四米多。画的是辋川，也就是现在西安蓝田地区的二十多处景致，在这幅名画当中据说有亭台楼榭，有群山绿水，也有各色人物，是一幅细致入微、古朴祥和的名画。

同时据历史记载，秦观在病好之后有感于王维对自己这种跨时代的"搭救之恩"，特地写了一篇《摩诘辋川图跋》。在这篇短文当中记录了这件令人称奇的事情。原文不长，但有这么几个地方非常值得我们后人回味。其中一个地方是秦观描述自己是如何看这幅画的，用了一句话，原话说："善观者宜以神遇而不徒目视也。"什么意思呢？说他像所有善于欣赏画的人一样，不仅仅是用眼睛来看，也就是"目视"，更是融入了身心来品味，也就是"神遇"。所以他说："善观者宜以神遇而不徒目视也。"

那么，这种"神遇"怎样起到治疗疾病的作用呢？这是我们要说的第二个地方。秦观在这篇短文当中也有描述，他说，看了这幅画之后，"……恍入华子冈，泊文杏竹里馆，与裴迪诸人相酬唱"。他还说，看了这幅画之后仿佛"意在尘外，景在笔端，足以娱性情而悦耳目……向得之而愈病"。给大家解释一下，就是说秦观觉得这幅画非常好，有景色、有意境、有名家的风范，经得起细细地琢磨。秦观在看画的时候不知不觉放下了其他所有的事情，有时都觉得自己好像离开了病榻，进入画中，与王维的道友裴迪等文人一起弹琴说话，赋诗作对，因而感觉到神清气爽，身心愉悦，最后得以痊愈。

名画赏鉴和凝心安神之间，有着怎样的神秘关系？中医所讲的"心主神明，主明则下安"对我们有什么启发？对于思虑过重的病人，为什么放下不必要的思想负担，就是一味无形的良药呢？

从这个故事来看，我们可以猜测出来秦观的病是由于劳神过度以至于最终脾胃不调，也许光靠吃药是不够的。于是他的朋友让他每天专心地看画，实际上是让他通过这种方式来宁心安神。而且，他的朋友素知秦观是一个喜文惜墨同时也具备一定鉴赏能力的文人，能真正读懂王维画中的妙处，每天看画会成为一种乐趣和疗愈。再加上看画的过程也是一种休息和调养，于是最终就真的治好了病。

再到后来，秦观的老师大文豪苏东坡听说了这个故事，才给后人留下了一句诗叫作"因病得闲殊不恶，安心是药更无方"。我觉得，大文豪苏东坡的这句诗是对这个故事最好的注解。

那么，这个故事对我们后人又有什么启发呢？作为一个中医大夫，我认为这个故事里只凭看画就治好了病应该还只是一个特例。因为临床中治疗疾病的方法，主要还是依靠汤剂、

针灸还有一些其他不同的外治方法，但是祁老师也非常认同"安心"或"心安"本身就是一味药。中医理论认为，五脏之中，心主宰人体整个生命活动。中医说心为"君主之官"，是"五脏六腑之大主"，具体来说中医还认为"心主神明，主明则下安"。

所以临床中，我平时诊病开药方的时候，如果在条件允许的情况下，我也经常会尽量多跟病人聊上几句。比如一些思虑过重的人，我就会经常告诫他们需要放下不必要的思想负担；一些心性要强的人，我会提示他们在服药之外，还应当适当学习怎样去放下。性情方面如果能有所调整，药的作用也许会更快地显现出来，甚至在有些时候可能比中药的作用效果更好。

有人可能会说，我也认同这样的说法，但秦观作为一个古人，对着一幅画就能做到凝神静心，但现代人有手机、有网络、有社交、有工作、有压力、有责任，无论是客观环境还是主观意识，都很难做到这一点。那么我们面对疾病或者预防疾病时，又该怎样从"心"入手，求得"安心"这味药呢？

在我看来，从大的方面来说，人生于天地之间，吃五谷杂粮，有七情六欲，一时的饮食不节或者逐日的生

活习惯所积累，难免会生病。但这个时候如果您拥有了一份豁达洒脱、不过分抱怨的心态，在我看来就是安心。与其忧思伤脾，不如节省这些生命能量用来恢复身体的正气，我想相信自己、不去折腾就是一份安心。

虽然有一些急症在辨证清晰、用药准确的情况下的确会做到传说中"覆杯而愈"这种非常好的效果；但是对于大多数的慢性病而言，病去如抽丝，除找对医生之外，还需要耐心地等待效果，我相信理智、清醒、不急躁的这份安心也是帮你祛除病症的好方法。

养心安神，祁老师会给出怎样的小技巧？中午适当小睡或者是闭目养神会有什么样的作用？心神不宁或者难以入睡时，有什么穴位可以帮助我们宁心入眠呢？

从小的方面来说，历朝皇帝都会设一个类似"养心殿"的地方，我们普通人怎样在日常生活中找到自己的一个"养心殿"呢？在此祁老师也给大家来分享三个在我看来非常实用的小建议。

第一，在条件允许的情况下，我建议大家中午适当小休一下，养成短暂午睡的习惯。因为按照十二经络子午流注的理论，中午11点到下午1点正是我们心经当令的时候。在这个时间段有条件的可以小睡一下，如果没有条件哪怕只是闭目养神一下，都能帮助我们身体缓解放松、收回心神。想一想我们每天都会使用电脑，我们的电脑都有休眠的模式，更何况是使用电脑的人类呢？

第二，我建议大家适度锻炼，我不建议经常反复地让自己出太多太多的汗。中医理论认为"心在液为汗"，也就是说心血是汗液化生之源。如果汗出过多，津液受伤，必然会损耗我们的心血。比如刚才我建议大家可以适当午休，但是我发现现实中很多上班族都把中午当作了锻炼身体的时间，而且每每锻炼得都是挥汗如雨。对此，我个人的意见是，如果您一定要在这个时间去锻炼，那么应该适度即可，我并不建议大家反复地让自己出汗太多。否则，不仅可能起不到锻炼的效果，对身体反而是一种损耗。

第三，我们每一个人的手腕上，在掌侧腕横纹尺侧端都有一个非常著名的穴位叫神门穴。一只手一个穴位，一共两个神门穴。神门穴是心经的重要穴位，当心神不宁或者难以入睡的时候，您可以掐揉点按这两个穴位。左手掐右手，右手掐左手，也能起到一定的辅助作用。

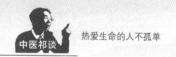
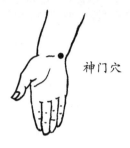

神门穴

神门穴

定位与取法：在掌后腕横纹尺侧端，当尺侧腕屈肌腱桡侧缘凹陷处。仰掌，于尺侧腕屈肌腱桡侧缘和掌后腕横纹交点处取之。

临床应用：清心泻火，养血安神。

最后祁老师希望大家能从秦观看画疗病这个真实的故事当中学习借鉴"安心是药更无方"的智慧。毕竟，在寻医问药之外，寻求内心的平静也是在如今这样一个浮躁的时代中我们每一个人应该去完成的另一项重要任务。

好了各位，热爱生命的人不孤单，就让他们相遇在《中医祁谈》。本讲话题就到这里，接下来是咱们的互动答疑环节，我们来看看同学们都有什么样的留言。

祁营洲老师互动答疑区

北乔峰：感恩祁老师和《中医祁谈》团队的各位老师！请问祁老师，俺最近看了次牙科，种植一颗牙好几万，医生说以后要每天好好刷牙X次，漱口Y次，N长时间洗一次牙，等等。祁老师，我就想知道好好刷牙，牙就不会坏掉吗？还是其实牙齿跟心肝脾肺肾什么的关系更加密切呢？

祁老师：看到这位同学的问题，我的第一反应是这位应该是学数学出身的，用了很多的数字，还X、Y、N的。

从严肃的角度来说，好好刷牙牙就会不掉吗？那是不可能的。每个人都有一个正常的生理进程，都会从没有牙的时候开始长牙，然后逐渐长得越来越坚固，再后来逐渐变松动，最后等我们老的时候牙可能就掉了。这是很正常的一个生理现象。所以，即便您一辈子好好刷牙，也不能阻挡牙齿最后会掉。但是好好刷牙肯定会让自己的牙齿变得更坚固一些，推迟掉牙的时间。正如同现在很多广告做得好，用某款牙膏，就可以达到牙齿坚固的良好效果，虽然显得有些夸张，但是每天对自己的牙齿做一个很好的护理，肯定是有益的。

但是在中医看来，"有诸外必有其内"。我们都应该具备一种思维，那就是，对于我们身体中的任何一种表象，都要去考虑这个表象是否是我们内脏的紊乱所体现出来的。比如，中医认为肾主骨生髓，牙是骨之余，所以牙齿的很多问题从内脏角度来考虑的话，往往和肾的关系最为密切。

我们在分析身体方面，比如说我们的牙齿、眼睛、口唇、鼻子等不同的问题时，我希望您首先应该有一个认知，那就是不能仅仅只盯着局部这一处，应该好好把这一处还原到整个人体的心肝脾肺肾，即不同的脏腑理论系统当中去考虑。当你牙齿经常松动、牙周经常出血等情况发生时，你就应该去考虑你的肾脏、脾胃等是否出现了问题，从这几个角度去治疗的话，牙齿也许会变得更好。

这就是我回复这位同学问题的目的，希望大家能够逐渐建立一个中医的思维。

寂寞：请问祁老师，我家孩子三个月，中午睡觉的时候，小区院里有人放鞭炮惊吓到了，导致天天夜哭，有什么办法吗？

祁老师：小儿夜哭在中医当中也叫小儿夜啼。什么意思呢？就是本来晚上应该睡觉，他偏偏不睡觉。从中医的机理角度来说，白天为阳，晚上为阴，阳主动，阴主静。如果阳入于阴，那么人就能很好地安稳睡觉；如果阳不入于阴，晚上就容易醒。

针对小儿夜啼这个情况，我在临床当中也很多见。经常也有很多不在北京的孩子妈妈们通过一些方式来问我夜啼的处理办法，我就在这里分享一个自拟的小偏方，供这位孩子妈妈来参考。

这个小偏方如下，陈皮10g，蝉蜕6g，把这两味药放在一起水煎代茶饮，让孩子每天代替水多喝几次，连续喝上几天看看效果。往往对比较轻的或刚开始发作的小儿夜啼会起到非常好的效果。陈皮本身具有健脾和胃的作用，中医说"胃不和则卧不安"，反过来讲为"胃和则心就能安"。蝉蜕本身可以起到一个止惊安神的疗效。所以我在这里提供这个小偏方，供这位孩子妈妈来参考。

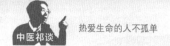
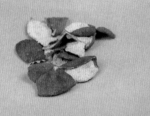

陈 皮

性味归经：辛、苦，温。归脾、肺经。

功效：理气健脾，燥湿化痰。

蝉 蜕

性味归经：甘，寒。归肺、肝经。

功效：疏散风热，透疹止痒，明目退翳，
息风止痉。

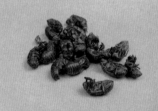

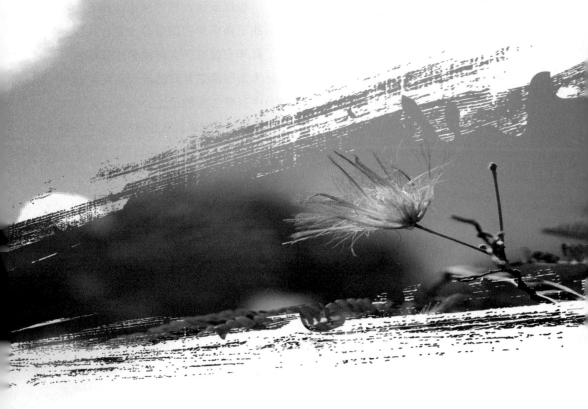

《中医祁谈》第二十八讲：

新春特辑——岁岁"合欢"

过年了，过年了，《中医祁谈》恭祝大家丁酉鸡年吉祥！

以 2017 年为例，从五运六气的角度来说，丁酉鸡年有怎样的运势呢？为什么说祁老师要在除夕之夜，阖家团圆、合家欢乐的时刻，不得不讲合欢这味药呢？外表美丽寓意美好的合欢为我们的生活增添了怎样的浪漫？中药中的合欢花和合欢皮都有着什么样的功效？新年伊始，祁老师会为大家送上怎样的合欢代茶饮呢？

海豚想给天使一个吻，可惜天太高了；天使想给海豚一个吻，可惜海太深了；祁老师想给大家一个拥抱，可惜够不着啊。

我们以 2016 年和 2017 年为例，祁老师不得不提到中医的五运六气，2016 年是丙申猴年，接下来干支各进一位，就从丙申到了丁酉。从五运六气的角度来说，天干当中丁壬化木，丁又为阴干，所以可以推导出 2017 丁酉鸡年的大运是木不及。同时阳明燥金司天，少阴君火在泉。看到这里是不是蒙圈了，没有关系，祁老师再给大家通俗地解释一下。也就是说木运不及如果对应人的话，就是我们的肝气不足，而司天又是阳明燥金，金是能克木的。所以，通俗地讲，2017 丁酉鸡年很多人的肝气也许会更容易郁滞不舒，情绪上会更加容易抑郁躁烦，有肝病的人应该多加注意。

根据五运六气的理论，祁老师推测的丁酉鸡年的四季特点是什么呢？丁酉年应该有什么样的养生法则呢？外表美丽寓意美好的合欢在我们的生活中有着怎样的浪漫？中国诗人的笔下又是如何描述合欢的呢？

根据五运六气的理论，祁老师也在此跟各位推导一下 2017 丁酉鸡年的四季特点。丁酉鸡年的春季应该会来得比较晚，春季的天气依然会偏冷或者是多雨，甚至会多雾霾；而夏秋两季的气温会偏高一些，过于热或燥的天气应该会持续比较长；到冬季的时候应该会是一个暖冬。总之呢，我们未来的丁酉鸡年会偏肝气不足，同时热或燥会偏过，关于全年的养生法则，应该多加注意的是滋阴润燥，清热泻火。

说完了这一年的大趋势，我们再回

到每一年的除夕，除夕夜注定了是个团圆夜，是阖家团圆、合家欢乐的时刻。在每年除夕一派暖融融的欢乐氛围当中，祁老师就跟大家聊聊这一味非常应景、外形美丽、寓意美好的中药——合欢。

合欢是豆科植物，在南方很常见，"路边杂院旁，合欢随处立"，当然北方也有种。即使你在小区里没有见过，大一点的公园里一般都能见到它的身影。小的合欢不及人高，大的合欢就真的能长成高高的大树了。古人描绘合欢的样子时，说"叶似含羞草，花如锦绣团"。的确，它的叶子与含羞草的叶子很相像，但如果你用手去触碰，合欢并不像含羞草那样会马上合起来。合欢的花由很多细细的粉色丝绒组成伞形的模样，非常纤弱精致，有点像蒲公英的意思。花开的时候一树红绒，只要见过一次就一定会印象深刻，所以古人才说"最爱朵朵团团，叶间枝上，曳曳因风而动"。

合欢因为它美丽的外形和美好的名字，自古就极受人们的喜欢，诗人的诗词中也常常会用到它。例如，著名的诗人纳兰容若那句流传已久的"不见合欢花，空倚相思树"。传统的嫁娶婚礼也常常用到它，大到新娘的嫁衣，小到一双鞋样，都用这个图案来祈愿夫妻一世和睦。合欢还是传统的吉祥树木，是合家欢乐的象征。

除了观赏价值以及美好寓意之外，合欢也有不错的药用价值。三国时期嵇康的《养生论》里就明确说到了合欢，说"合欢蠲忿，萱草忘忧"。这个"忿"什么意思呢？就是郁闷、生气的意思，精练地总结了合欢具有很好的解郁安神的作用。如果对照着我们大家都知道的一句话，"何以解忧，唯有杜康"，那合欢简直就是"花中杜康"了。

在中药学中，合欢花有着怎样的功效？合欢花在临床中都是被如何使用的呢？《红楼梦》里林黛玉吃螃蟹时，为何要配上合欢酿的烧酒呢？

在中药学中，合欢主要有两个部分入药，合欢花和合欢皮。咱们先来说说合欢花。合欢花入药最早见于《神农本草经》。在《神农本草经》当中说"合欢，主安五脏，利心志，令人欢乐无忧"。那么从中药四气五味的角度来说，合欢花的特点是味甘性平，可以归心经、肝经，功效以疏肝理气、安神活络为主。临床用法也有很多，比如说中药方剂"解郁合欢汤"就用合欢花来搭配郁金、沉香、当归、白芍等来养血安神，来治疗那些情志不舒等症状；再比如像助眠安神类的中成药安神丸、百乐眠胶囊等都用到了合欢花；再比如药膳当中也有用合欢花来做粥等。总之，

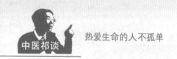
用各种方式发挥着合欢花"见之烦恼无，闻之沁心脾"的作用。有时候我就会觉得把如此漂亮纤弱的合欢花晒成黄褐色的干品，真是有点儿煞风景了，幸亏它入药还能继续发挥作用，也是物尽其用的一种方式吧。

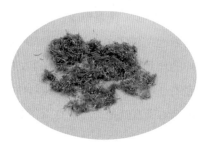

合欢花

性味归经：甘，平。归心、肝经。

功效：安神解郁，活血消肿。

郁　金

性味归经：辛、苦，寒。归肝、胆、心经。

功效：活血行气止痛，解郁清心，利胆退黄，凉血。

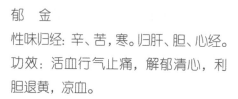

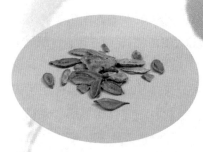

当　归

性味归经：甘、辛，温。归肝、心、脾经。

功效：补血，活血，调经，止痛，润肠。

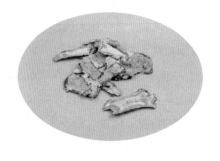

白　芍

性味归经：苦、酸、甘，微寒。归肝、脾经。

功效：养血调经，平肝止痛，敛阴止汗。

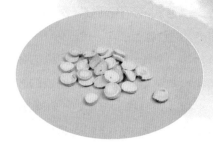

我自己曾经亲自尝试过，觉得直接用合欢花泡水，味道其实并不是非常好，对口味比较挑剔的朋友在用合欢花做代茶饮的时候可以加入适量的蜂蜜来调一下口味。不过，用合欢花泡酒倒是有典故的。比如《红楼梦》第三十八回写林黛玉吃了螃蟹觉得心口微微疼痛，必须得喝上一口热热的烧酒，这个时候宝玉让丫鬟拿来的就是合欢花泡的酒。熟悉《红楼梦》的人都知道，黛玉的体质属于寒凉，个性又容易郁结，所以用烧酒来抵御螃蟹之寒，又用合欢花的芳香来发散解郁，所以你会发现曹雪芹用药相当恰当。其实，直到现在南方还有一些地方保持着趁天晴摘下合欢花洗净晒干，浸在白酒或黄酒里做成合欢花酒的传统习惯。

合欢皮跟合欢花相比，有着哪些不同的功效呢？针对更年期常出现的烦躁、失眠、盗汗等症状，祁老师在临床中会用到怎样的方子呢？今日就是合欢时，祁老师会有什么样的心愿？

合欢皮则是合欢的树皮晒干所得，合欢皮味甘性平，可以归心经、肝经和肺经，具有解郁安神、活血消肿的功效。在此也给各位分享一个祁老师在临床当中经常用到的小方子，针对更年期经常出现的烦躁、失眠、盗汗等症状。这个方子就是甘麦大枣汤再加上合欢皮。甘麦大枣汤是医圣张仲景的一首名方，由甘草、浮小麦、大枣组成，我在这个方子的基础上加上了合欢皮。中医理论认为，甘味是可以缓急的，那么甘草和大枣这两味甘缓的药物可以让躁急之人变得平和起来，配上浮小麦养心止汗，再配上合欢皮解郁安神，我发现这个组合会让人的情绪变得平和。最后也给各位推荐一个参考用量，甘草10g，大枣10g，浮小麦30g，合欢皮30g。

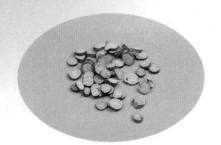

甘　草

性味归经：甘，平。归心、肺、脾、胃经。
功效：益气补中，清热解毒，祛痰止咳，缓急止痛，调和药性。

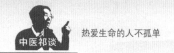

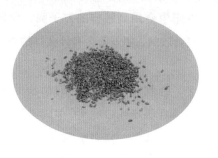

浮小麦

性味归经：甘，凉。归心经。

功效：敛汗，益气，除热。

大　枣

性味归经：甘，温。归脾、胃经。

功效：补中益气，养血安神，缓和药性。

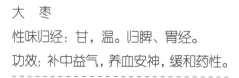

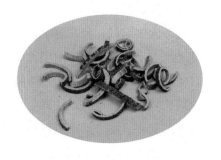

合欢皮

性味归经：甘，平。归心、肝经。

功效：安神解郁，活血消肿。

关于合欢花与合欢皮，就给大家讲解到这里。记得元好问有一句诗叫作"枉绣合欢花样子，何日是，合欢时"。中国的传统节日春节向来以团圆为主题，合家欢乐就是最大的心愿，希望我们每日都过得幸福圆满，恰如"今日就是合欢时"。

我们热爱生命，但我作为一个大夫，也不由得回忆起以往经手过的无数个病人，见过了各家疾苦，内心里更加憧憬的其实真的是那句"但愿世间人无病，何惜架上药生尘"。愿时光荏苒，岁月更迭，走过的是岁月，留下的是故事，带走的是希望，盼望的是美好，剩下的唯有祝福。祁老师愿家家户户，年年如意，岁岁合欢。

好了各位，热爱生命的人不孤单，就让他们相遇在《中医祁谈》。本讲话题就到这里，接下来是咱们的互动答疑环节，我们来看看同学们都有什么样的留言。

祁营洲老师互动答疑区

豆逗：祁老师好！我妈妈用您教的神阙穴拔罐的方法来治疗哮喘，效果非常好，特此感谢祁老师！

祁老师：这是给我反馈疗效的一位同学。这位同学要么是我网络课程的学生，要么是我面授班的学生。因为我在课程当中教过一个方法，那就是用神阙穴拔罐的方法来治疗长期哮喘的情况。当哮喘发作的时候，在神阙穴拔罐子会起到一个非常非常好的疗效。

也借此机会将这个方法奉献给所有关注《中医祁谈》的朋友们。

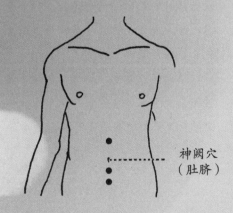

神阙穴
（肚脐）

神 阙

定位与取法：在腹部，肚脐中央。于肚脐中央取之（注意：此处不可针刺）。

临床应用：温阳救逆，温中和胃。

针对那些长期哮喘的患者，当哮喘发作的时候想去缓解症状，可以马上在神阙穴，就是我们肚脐的这个位置拔上一个罐子，往往会起到立竿见影的效果。

说完这个方法之后，我想说作为一位中医大夫，以及作为一位老师，在我看来医学的第一个目的是治病，第二个目的才是养生。我们去学中医、了解中医、实践中医的第一个目的应该是让中医做到实战实效，再去谈中医带给人的身心灵的修养等。所以说，医学的第一要务就是要能落地，而不是仅仅放在嘴上。所以我一直都认为，不管我去讲课也好，还是我做大夫也好，还是作为《中医祁谈》的作者，关键是能否做到给大家带来很多"干货"。在我看来，一个中医能否发展的关键因素在于是否能带来很多不同的、让大家一学就会的"干货"，这是非常重要的。

当然我也更加希望各位同学能不断给我反馈你们使用《中医祁谈》中介绍的方法后，是否取得了好的疗效。这个时候，也希望你们作为一个践行者，把中医更好地弘扬。

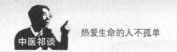

艾玛就是想换个昵称：希望自己以后也能像您一样在中医的道路上走下去。

祁老师：想必这位同学要么是一位中医的学生，要么是一位中医爱好者，所以才有了这么一个留言。

首先，应该非常感谢这位同学对我本人的认同，希望像我一样在中医的道路上走下去，把我作为你现在的一个标杆，非常感谢。

把您这个问题拎出来作为我们互动答疑的一个题目，祁老师也是希望通过这个问题，给这位同学至少以下两个建议：

第一个建议，如同刚才我回复的上一个问题，在我眼中，我依然坚持认为医学必须要实战实效。医学的首要任务不是放在嘴上，而是拿出来能练的。所以说给您的第一个建议是，必须要夯实好自己的基础，必须要注重实战实效。比如说，别人发热的时候你是不是有真本事马上把烧给退下去，人家肚子疼了你是不是能很好地运用简单的方法把肚子疼给解除了等。在我看来，首先夯实好自己的基础，这是第一位的。

第二个建议，在未来的行医过程中是否能够坚持好自己的底线。请允许我说一句比较犀利的话，在我的心目当中，我一直都认为，中医这个行业依然还是比较鱼龙混杂，在你未来行医的道路中，会看到很多很多也许你觉得不太顺眼、不太能接受的一些东西。那么这个过程中你是不是依然能坚持好自己所谓的价值为正的理念呢？这点也许是你在中医行医道路上更应该去思考的。

以上两点建议，供这位同学以及所有喜欢中医、愿意在中医路上一直坚持走下去的所有朋友们参考。

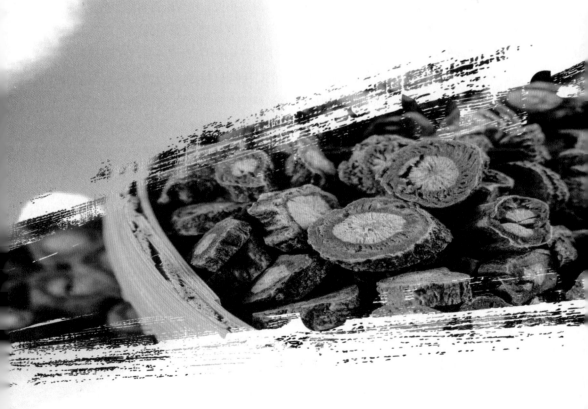

《中医祁谈》第二十九讲：

不得不膜拜的一代侠医傅青主（上）

他是鼻祖级的中医大师，单在中医领域的成就足以让后人敬仰。但足够优秀的男人往往不止一面，除了医学，他竟然还是一位武林高手，梁羽生对他佩服得五体投地。这还远远不够，他还是学术大咖，是著名的书画家，是经济超人，他甚至还多次领导了革命起义。顾炎武甘拜他为师，康熙皇帝都极力笼络他入朝为官。本讲话题祁老师要为各位讲解一位中医江湖中您不可不知的传奇人物——傅青主。

在上一讲中合欢花营造的合家欢乐的画面还萦绕在大家的脑海中，我该如何继续给各位讲一个有意思的话题呢？自幼喜爱武侠小说，自认为在江湖行走的祁老师，思前想后，忍不住要给各位介绍一位让我简直顶礼膜拜，佩服到五体投地，汗颜到无地自容，深深为之折服的一代侠医傅青主。

之所以称傅青主为侠医，我们先来看看梁羽生先生著名的武侠小说《七剑下天山》。在小说第一回中就着重描述到了傅青主，原文说："在这些人中，有一个三绺长须、面色红润、儒冠儒服的老人……儒冠老人名叫傅青主，不但医术精妙，天下无匹，而且长于武功，在无极剑法上有精深造诣。除此以外，他还是书画名家，是明末清初的一位奇士。"各位如果没

有看过小说，也可以看看电影版的《七剑》，同样可以看到武功高强的傅青主。在电影中傅青主是"无极派"掌门，手持莫问剑，为七剑之首。总之，在梁羽生的眼中，这位简直就是一个天才，什么都会。

有人会说，这也就是一个小说，故事情节应该纯属虚构。那么老师在此刻就要告诉各位一个历史上真实的傅青主，你会发现原来梁羽生先生所描写的其实还远远不够，因为真实的傅青主作为牛人，牛的程度几乎要超出我们最狂野的想象。

傅青主，全名叫傅山，字青主，山西阳曲人，就是现在山西太原人。生于 1607 年，死于 1684 年，横跨了明清两个时代，是明清之际著名的道家学者。不仅如此，他对哲学、医学、内丹、儒学、佛学、诗歌、书法、绘画、

金石、武术、考据等几乎是无所不通。这让祁老师真真地发现，原来这个世界上足够优秀的男人往往不止一面。傅青主与当时的顾炎武、黄宗羲、王夫之、李颙、颜元一五位一起被梁启超称为"清初六大师"。

生于官宦书香世家的傅青主，在年轻时都取得了什么成就呢？婚姻美满的傅青主又经历了什么样的变故？在巨大的挫折中，优秀青年傅青主都做了什么重要的决定呢？

本讲话题祁老师要为大家详细梳理一下傅青主的生平，希望大家听完之后不要太过惊讶。

傅青主出生于官宦书香之家，家学渊源，据说祖上连续七八代都对诸子百家等中国传统文化研究颇深。同时，他的太爷傅朝宣和他的爷爷傅霖都是当时政府官员，而且还颇有政绩。但他的父亲傅子谟个性比较强，立志终身不当官，一心要研究学问，这一点应该对傅青主的影响非常大，导致了小傅同学很小的时候就开始博闻强记、读书数遍。最终导致他15岁就才华出众，20岁就考上了廪生。廪生是什么呢？在古代的科举考试制度当中，成绩名列一等的秀才称为廪生，而且廪生是可以获得政府的特殊津贴的。

所以说你看我们的傅青主20岁就获得了国家的特殊奖学金。

据史料记载，傅青主对诸子百家的研究中，尤以研究《庄子》为最，已经到了登峰造极的地步。同时更狠的是，他在书法、绘画、吟诗作对等方面也都是造诣精深。其知识领域之广、成就之大，在清初诸多搞学问的大咖当中，简直是他说自己第二，就没有人敢说自己第一，比如说他的书法精湛，被尊为"清初第一写家"。

各位您瞧瞧，这才华简直是要迷倒一片少女的节奏呀！于是在22岁的时候，傅青主终于结婚了。妻子的名字叫张静君，人如其名，是一位贤淑文静的女中君子，静君嘛！两人情投意合，夫妻恩爱，第二年就生了个儿子叫傅眉。于是我们的"傅哥"和"傅嫂"简直就可以天天在朋友圈里晒幸福了。

然而，就像所有的牛人都要经历波折一样，也许是天才经常会遭到妒忌吧。我们的"傅嫂"，温柔贤惠的张静君竟然在25岁的时候就病死了，留下了27岁的傅哥和已经没有妈的儿子。这对于傅青主来说简直就是一个晴天霹雳呀，顿觉天昏地暗，简直连呼吸都是一种痛，甚至想到了死。

但所有的牛人都会在巨大的挫折中痛定思痛、浴火重生，再次振作起

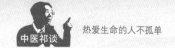

来，但我们的傅青主做了一个简直前无古人、后无来者的震撼决定。他决定要做两件事情，第一件事情是要对亡妻永远深深地怀念。按照我们常人的思维，如此具有才情的人物对亡妻的怀念应该是每天写情诗、每周画画，然后每月带着诗和画到亡妻的坟上去烧掉，比如苏东坡曾经怀着对前妻的怀念，给后人留下了"不思量，自难忘"这样的名句。然而，傅青主的决定却在古人中几乎没有先例！他的决定是，写诗作画已经完全不能代表他的心，他决定终身不再娶妻。于是，果真傅青主从27岁到77岁离开人世再也没有娶过老婆。也许当时一定有人劝他说，哎呀，再找一个吧，又不是没钱，卖两幅画就足以找个老婆啦。可是我们的"傅哥"看了看夜空中一轮孤独的月亮，嘴里喃喃道，就连月亮也不能代表我的心，我要终身不娶。

我们的"傅哥"决定要做的第二件事情更加"可怕"，他决定要学中医。他要搞明白妻子究竟是得什么病死的，尤其是他要好好研究中医妇科。后世的我们都知道了，中医历史上出现了第一位中医妇科的开山鼻祖——傅青主。他的名著《傅青主女科》至今都是中医中的经典，对于今天中医药院校的学生，傅青主都是一个绕不过去的大山。坦白地讲，祁老师在临床当

中的若干张方子其实就直接来自于《傅青主女科》。

据说当时找他看病的人络绎不绝。史书记载，他在一个山上看病，连山道上都是排队的病人，各位可以脑补一下这个画面。很多女性看好之后恨不得要以身相许，但我们的傅大夫绝不为之所动。之后他根据丰富的临床经验写出了《傅青主女科》这部巨著。此书一出洛阳纸贵，奠定了他"妇科鼻祖"的称号。

名医傅青主怎么又成了武林高手？傅青主在武术上又有什么成就？您知道金庸先生的小说《书剑恩仇录》中的"红花会"出自何处吗？

随着见多识广，我们的傅大夫觉得医疗行业对他来说，地盘还是太小，根本不够他折腾，他要闯出点更大的名堂。于是盼望着盼望着，机会终于来了。1644年清军入关，明朝灭亡，清政府要求所有的汉人都剪成辫子头。当时，也许是我们的"傅哥"因为深深地怀念妻子，进而深深地爱着妻子所处的明朝，也许是他觉得这种发型太丑，简直是一种受辱，于是誓死不从，最后干脆出家当道士去了。

出家做了道士的傅青主也干了两件极具个性的事情。第一件事情是别

的道士都穿黑色道袍，而他却穿红色道袍，最后干脆取名道号为红衣道人，也叫朱衣道人。后来金庸小说《书剑恩仇录》中的"红花会"，就是从这儿来的。第二件事情是别的道士都是打坐念经，可傅青主却是精研武功，不但练成了高超的剑法，而且还发明了一套"傅拳"，实现了从一个医生到侠客的华丽转身。1984年山西灵石县曾经发现了一本拳谱，名为《傅山拳法》，经鉴定就是傅青主所创的这套"傅拳"。后来的武侠小说大师梁羽生对他的事迹简直是念念不忘，干脆将傅青主的原名写入小说，这就是著名的《七剑下天山》。

我讲到这儿，各位是不是要惊呼不已了？是不是也要顶礼膜拜了？然而祁老师要严肃地告诉各位，傅大侠的传奇还没有结束，还有更精彩的。

侠医傅青主参与了什么重大的革命活动呢？傅青主和顾炎武是如何解决起义活动中遇到的经济问题呢？为何康熙皇帝还极力笼络他入朝为官呢？

话说清代的另一位大师级人物，也就是咱们刚才提到的顾炎武，他有一次拜访傅青主，两人交谈甚欢，简直是英雄相惜，结果老顾直接把武艺高强的傅大侠拉入到了反清复明的队伍中。随后

的傅青主，行医和武术既是谋生手段也是斗争手段。他靠行医做掩护，四处云游，多次参与反清复明的活动。四十九岁那年，傅青主因为参与预谋起义而被捕，在监狱当中经过严刑拷打，始终不招。最后由于主谋被处斩，死无对证，关了一年之后，傅青主竟然奇迹般由顺治皇帝下旨给释放了。

同时，运作反清复明的起义和活动总是需要资金支持的。这期间，顾炎武和傅青主他们商定在山西组织票号，也就是相当于镖局，作为反清活动的经济机构。票号不但连接了各地的经济，方便了晋商的业务活动，还控制了清政府的部分经济资源，有力地支援了反清义军，同时也便利了各地反清组织互通情报、相互联络等，简直是兼快递和银行为一体的大型综合组织。这种方式对日后山西金融帝国的形成起到了重要作用。自此，傅青主俨然已是一个江湖首领。随后傅青主率领的起义接二连三，无论是单兵作战还是兵团作战，都显露出了天才般的锋芒，但最后的结局还是因为势单力薄，清政府最终取得了胜利。

拯救天下不成，那就继续行医，继续练武。到傅青主73岁的时候，康熙皇帝想拉拢明朝的遗老笼络人心，其中一号人物就是傅老爷爷。可傅老爷爷不为所动，一点面子都不给。当

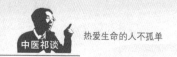
时康熙召集天下有学之士进京应考，选拔官员，傅青主装病不参加考试。但是因为名气太大，仍被康熙特授"内阁中书"一职。然而傅老爷子绝食不接受，最后被强行架到午门，面对如此不合作的敌对分子，康熙居然大度地原谅了他，由他去吧！

传奇人物傅青主最后的归宿是什么？他和儿子过着怎样的生活？他应该有什么样的盖棺之论呢？祁老师认为历史上的傅青主和《射雕英雄传》中的谁颇为相似呢？

最后不得不讲一讲傅青主的归宿。傅青主与儿子傅眉的感情非常深厚，傅青主的妻子27岁不幸去世时，他的儿子年仅5岁。咱们之前也讲过，当时他发誓不再娶妻，与儿子相依为命，艰苦度日。他时常与儿子同乘一车，外出采药卖药，到了晚上，父子二人围坐在灯下，父亲就为儿子讲授文学、医理并传授武术。后来，傅眉也精通文学和医学，同时也是一位武林高手。在傅青主流离在外和隐居的生涯中，傅眉一直相伴在父亲的身边。到康熙二十三年，就是1684年的年初，天有不测风云，傅青主的爱子傅眉竟然先他而逝。年逾古稀，已进入风烛残年的傅青主悲痛异常，再也经受不住如此打击，不久便撒手人寰，与世长辞，时年77岁。傅青主下葬的时候，仍然是身穿朱衣，同时有数千人自发前来参加他的葬礼，为他送行，可以说是对他一生最好的盖棺之论了。

听完祁老师讲的傅青主的故事，你会发现原来世间真有这种奇才，跨界轻而易举，关键每一跨都能轻松地到达顶点，但最闪光的还是他的真性情。在我看来，历史上的傅青主，其实和《射雕英雄传》当中的黄药师倒颇有点儿相似，是一个天才型的杂家，一个仙风道骨、飘逸绝伦的绝顶人物，一个至情至性的奇男子，一个真正的武林高手。

至于傅青主在中医方面的具体案例，祁老师会在下一讲中向各位详细讲解。

好了各位，热爱生命的人不孤单，就让他们相遇在《中医祁谈》。本讲话题就到这里，接下来是咱们的互动答疑环节，我们来看看同学们都有什么样的留言。

中医祁谈

祁营洲老师互动答疑区

Xcn： 祁老师的节目太精彩了，收获颇多，感谢！请问祁老师，最近发风疹，奇痒难忍。风疹、过敏等皮肤病在生活中很常见，祁老师能否讲一期皮肤病的专题？

祁老师： 针对这个问题我来直接回复两点。

第一点，关于类似风疹、湿疹、过敏的皮肤病，祁老师在此强烈建议一款中成药，叫作防风通圣丸。防风通圣丸是一款非常非常好的表里同治的中成药，它具有解表通里、清热解毒的功效。它为什么可以治疗类似于风疹、湿疹、过敏这类的皮肤病呢？对于这样的皮肤病，从中医的角度我们至少应该考虑以下两个方面：第一个方面是我们要去解表，从表而走。比如说防风通圣丸中所含的荆芥、防风都是可以疏风解表的。另外，对于这种所谓的风疹、瘙痒等情况，我们必须要考虑体内内脏的一些气血阴阳的问题。中医有句话说得好，"治风先治血，血行风自灭"。就是说在治疗风疹、湿疹这样一些皮肤病的时候一定要考虑人体的气血。而防风通圣丸刚好兼顾到了气血。所以，防风通圣丸是一款非常经典的，可以表里同治的中成药。同时我在往期的节目当中也点到过，防风通圣丸不仅可以治疗皮肤病，还可以治疗感冒，因为它可以表里同治。所以，对于这位同学的问题，我首推的一款中成药是防风通圣丸。

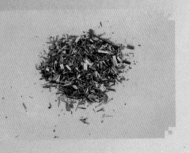

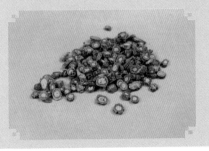

荆　芥

性味归经： 辛，微温。归肺、肝经。

功效： 发表散风，透疹消疮，炒炭止血。

防　风

性味归经： 辛、甘，微温。归膀胱、肝、脾经。

功效： 发表散风，胜湿止痛，止痉，止泻。

另外，第二点要说明的是，祁老师能否讲一期皮肤病的专题。我说过，《中医祁谈》中讲过的很多话题都是跟着大家的需求去走的，我们一定努力地挖掘大家真正想听到的东西。既然这位同学提到了，那么祁老师就会努力地去制作一期关于皮肤病方面的专题。敬请期待！

日月：真心感谢祁老师，每一讲都分享到朋友圈，微友们好评如潮！关注了第二十七讲后发现自己基本上就属于那个不会养心的傻瓜。

祁老师：首先还是应该感谢这位同学对于《中医祁谈》的喜爱。我记得在《中医祁谈》的往期话题中多次说到我们的一个口号，那就是：热爱生命的人不孤单，就让他们相遇在《中医祁谈》。

另外这位同学说到自己基本上属于那个不会养心的傻瓜。其实，第二十七讲"安心是药更无方"，也是祁老师在2017年开年的一个重大拓展，我们也在努力把《中医祁谈》的讲解范畴从治疗身体开始向心理的角度去发展。因为以我本人的临床体会为例，我发现每一天接诊的病人中，身心同病的病人越来越多。所以说，我在临床治病的过程中，并不仅仅关注病人的身体层面，也在努力地从身体层面往心理层面上去过渡。《中医祁谈》就是我个人的一种体会，所以才有了我们第二十七讲"安心是药更无方"，也是为了提醒大家每一个人在去寻找医生或者寻找治疗的有效途径的过程中，应该努力思考当你一味地向外索求时，如何观照自己的内心。

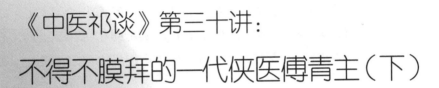

《中医祁谈》第三十讲：

不得不膜拜的一代侠医傅青主（下）

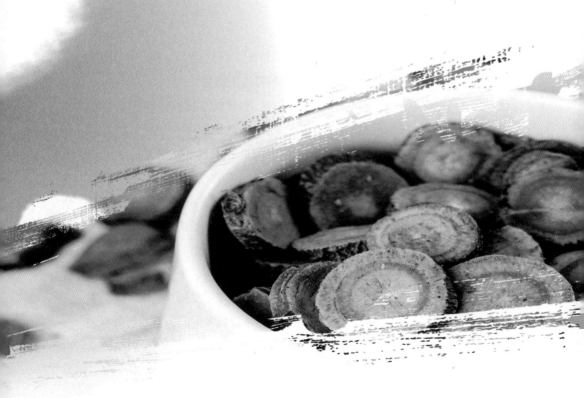

在上讲话题中祁老师给各位分享了一代侠医傅青主的生平，是否感动到了你的灵魂深处呢？是否会让你惊呼这简直就是个男神呀？单就傅青主作为医生而言，本讲话题祁老师又会给出怎样的讲解和故事呢？傅青主作为鼻祖级的中医大师，在《傅青主女科》中创立了产后名方生化汤，关于生化汤服用的适应证以及当下社会中的误用和滥用情况，祁老师会给出什么详细的见解呢？俗话说，医者仁心，贵在身心同治，名医傅青主又给后世留下了什么治病的经典案例呢？很多人会问，不是医学科班出身，半路出家还能学好中医吗？针对这个问题祁老师怎么看呢？

在上讲话题中我们谈到了一代侠医傅青主的生平，是清初六大师之一，可谓是绝对的学术大佬；他是绝对的书画家，梁启超称他为"清初书画第一人"；他又是绝对的中医大师，堪称中医妇科的鼻祖；他也是绝对的经济超人，山西票号由他创办，直接引发当时山西金融帝国的出现；他同时也是一位绝对的武林高手，梁羽生对他佩服得五体投地，将他写入书中当剑圣；更狠的是，他反清复明，多次起义，敢与朝廷抗衡。通过上讲话题的反馈，我发现很多人着实被傅青主的故事感动了。

现在祁老师再来描述一下，各位再来脑补一个场景。大漠孤烟、黄沙满地、风尘漫天，一位侠客提着一把剑向那无边的风沙走去，脚步坚实又

有力。突然他回头说了一句台词：其实，我是一位医生！

祁老师这里并没有故意在搞笑。因为在他的眼中，他处方中的每一味药都是一把利剑，这无边的风沙之地便是他需要拯救的天下苍生。本讲话题祁老师就要跟各位好好聊聊名医傅青主作为医生治病的故事。

傅青主所著的医书有《傅青主女科》《傅青主男科》《傅氏幼科》等，尤其是以《傅青主女科》这本书闻名于世。医道是扶危救弱的，当时傅青主之所以会选择主攻妇科，是因为自古以来妇科杂病就很难治愈，而且复杂多样，严重影响了古代女人干活做事、生育子女。如果一个女人倒下了，就意味着一个家也倒了。傅青主对此是深有体会，所以

他要推己及人，让天下男子无丧妻之苦，让孩子无丧母之悲。于是一个发心，就成就一个大医；一个立愿，就影响一个时代。心发则病苦可救，立愿则医道能成。真正的名流，就是这样名留千古、精神不朽、风范永垂。

傅青主创立的女科产后名方为什么叫生化汤呢？祁老师会给大家分享的参考用量是多少？生化汤针对的病因病机是什么？什么人才适合生化汤？什么人又不适合呢？

傅青主创立了很多女科名方，今天我们就着重讲一讲在当下非常流行的方子——生化汤。这张方子被称为是产后第一方，针对产后的小腹疼痛、恶露不行。目前，有很多人在没有中医辨证的前提下，自行购买生化汤在产后服用。

生化汤之所以如此流行，源自于生化汤乃治疗产后腹中瘀血恶露不尽之神方。方中一共用到了五味药，分别是当归、川芎、桃仁、炮姜和炙甘草。同时，在傅青主的原方当中还用到黄酒和童便各半两来煎服。童便，就是小孩的小便。

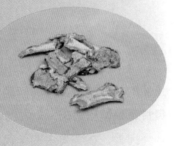

当　归
性味归经：甘、辛，温。归肝、心、脾经。
功效：补血，活血，调经，止痛，润肠。

川　芎
性味归经：辛，温。归肝、胆、心包经。
功效：活血行气，祛风止痛。

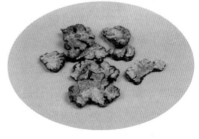

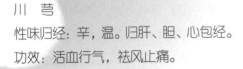

桃　仁
性味归经：苦、甘，平。有小毒。归心、肝、大肠经。
功效：活血祛瘀，润肠通便。

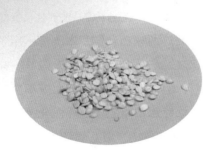

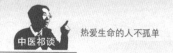

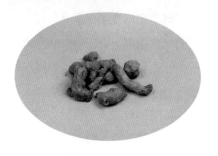

炮 姜

性味归经：苦、涩，温。归脾、肝经。

功效：温经止血，温中止痛。

炙甘草

性味归经：甘，平。归心、肺、脾、胃经。

功效：益气补中，缓急止痛，祛痰止咳，调和药性。

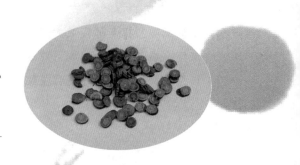

对于生化汤我个人的推荐用量是：当归30g，川芎10g，桃仁10g，炮姜10g，炙甘草10g。祁老师推荐的是相对比较安全的用量。那么产后的所有人都适合服用生化汤吗？

其实本方的适应证有三个要点：第一是血虚，第二是寒凝，第三是瘀阻。对于这种血虚、寒凝、瘀阻的病机，中医治疗上有三个办法：第一要补血，第二要活血化瘀，第三要温中散寒。该方的用药相当精妙，重用当归来补血活血，化瘀生新；然后用川芎、桃仁来活血行气化瘀。这三味药共同解决虚和瘀的问题，再用炮姜温经散寒

止痛的功效来解决寒的问题，最后用炙甘草来调和诸药。

另外，在傅青主的年代，原方当中加入了黄酒和童便，在中医看来，黄酒性温，童便性凉，二者同用具有调和阴阳的作用。同时黄酒性温也可以帮助增加炮姜的药力，童便性凉也可以益阴化瘀，并有引败血下行的功效。但是，在当今的处方中，童便和黄酒这两味药我们基本上都不用了。总之，产后血虚本来应该去补一补才对，但是瘀血不去，新血就不生。所以治疗思路就应该是养血化瘀，让新血生，瘀血化，所以才叫生化汤。

在《傅青主女科》原著当中，本方被傅青主称为是"血块圣药"，血块，就是有瘀血的意思。本方用于治疗产后瘀血所致的腹痛，但一定要以恶露不行、小腹冷痛或刺痛，同时舌质是淡的、苔是薄白的、脉是细涩的为主要表现。冷痛就是感觉到小腹部比较冷，刺痛是感觉到疼痛像针刺一样。舌质应该是偏淡，舌苔偏薄，而且还偏白，总之是一派寒凝血瘀之象。

所以，并非所有产后恶露不绝者都是可以使用本方的。如果是产后血热而又有瘀滞，比如患者发热比较明显，恶露黏稠，腥臭异常，伴随有口渴、便秘、小便黄、舌红苔黄等一派热象者，那么在我看来就不太适合使用生化汤。

看过本讲话题之后你会发现，很多人盲目听信传言或者药店的广告，或者是某位大师的忽悠，而不加诊断辨证就自行购买生化汤来服用，在我看来是不可取的。因为生化汤虽然是名方，但是任何一张名方也都有它的适应证，岂能一概而论？

除了要注意药量之外，在临床当中我还经常会根据病人的具体情况在本方的基础之上加减变化，临床应用也并不仅仅局限于恶露。比如我在临床当中会用生化汤来治疗像产后子宫复旧不良、产后子宫收缩疼痛、人流

后出血不止，还有像子宫肌瘤、子宫内膜异位症等疾病，如果在病机上符合刚才咱们所讲过的虚、寒、瘀，则都可灵活运用。

上文我们讲到，并不是所有产妇产后都适合生化汤，那么产后大补是正确的观念吗？怎样的饮食才是正确的产后恢复之道呢？都说高明的医生应该是身心同治的，傅青主又有怎样的疗心治病的经典案例呢？

另外，除了不见得所有的产妇都适合服用生化汤之外，傅青主也在原著当中提到了产后是不能一味大补的。现在很多人在产后简直是各种营养品全上，而傅青主认为产后体虚、饮食不节往往会伤及脾胃。受此观点启发，祁老师在临床当中也经常会告诫我的那些产妇病人们，养身体就像是给炉子里边添火，你刚点火，用点草枝、树叶就可以慢慢把火点旺了，可如果一下子塞进大量的木柴，你想想会是什么样子？这叫欲速则不达！你想要暴饮暴食来进补，身体消化不过来，反而会伤了脾胃的元气，倒不如从粗茶淡饭开始，养护肠胃，细水长流，我认为这才是产后身心恢复的大道。试问在当下社会，有几个产妇是营养不良的呢？在傅青主所处的那种物质

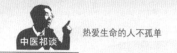
相对匮乏的古代尚且如此，更何况是现在呢？

我们经常说，高明的医生应该是要身心同治，我们的傅大夫除了治身之外，同样也是一个疗心的高手。接下来祁老师再给各位分享两个傅青主的经典案例。

话说，山西有一位李姓的掌柜身患重病，头昏脑涨，目光呆滞，食欲下降，倦怠乏力。多方求医寻药，均不见效。于是病情逐渐加重，形销骨立。最后，就找到了名医傅青主来求诊。傅大夫经望闻问切之后认为这个病是属于劳心过度，损伤了肝脾。病虽重但还是有一线生机的，于是傅大夫说，这个处方不难，只是有两味药引子不太好找。第一，需要一百个人脑；第二，需要一百条盘龙草。病人一听，吓了一跳，好家伙，这是大夫吗？要一百个人脑，这还得去杀人啊！傅大夫解释说，人的头油就是人脑的精华，都会粘在毡帽上，这浸透了头油的旧毡帽就是人脑。盘龙草就是我们戴过的旧草帽，由于它饱受汗液的滋养，故能治病。但是这两味药引必须你亲自费心去找。

从此李姓掌柜就每天早晨到城门口从挑担推车的人堆里去寻找这两味药引子。随着一天天过去，药引子越找越多，心情也越来越好。整整找了一年之后，病人带着两味药引来找傅青主求药方，

傅青主笑着对他说，你排除了杂念，一心寻药，如今身体已经健康，不需再开什么药方了。此时，李掌柜方才恍然大悟，原来让他寻找这奇怪的药引子，是为了让他转移意念，活动筋骨，来治疗怪病。这就是傅青主用旧毡帽、旧草帽做药引子来转移意念的故事。

都说心病还需心药医，傅青主是怎样以心治心的呢？祁老师怎么看待"不是医学科班出身，半路出家还能学好中医吗"这个问题？通过傅青主的故事，半路出家而想要学好医术，需要怎样的资质和努力呢？

这另外一个典故是傅青主用石头做药引子来治疗心病的故事。话说有一对恩爱的夫妻，虽说夫妻很恩爱，却经常因为一些小事发生口角，最后妻子心中闷闷不乐，不吃不喝，以至于卧床不起。于是做丈夫的请傅青主来诊治，傅青主听完他的陈述之后，随手捡起了一块小石头，让他加水用文火煮软来作药引子。但煮的过程当中要不断地加水，并且不得离开药锅。

这位丈夫一心盼望妻子能够尽快病愈，便通宵达旦地煮起石头来。最终，眼睛也熬红了，人也累瘦了，仍无倦怠之意。妻子看到这种情况，不觉开始心疼了，于是就转怒为喜，主动下床替丈

夫来看着火，与他一块儿煮石头，并叫丈夫去问一问傅大夫石头为什么煮不软呢？傅大夫听后笑道，你回去吧，她病已愈。石头虽然煮不软，可你对她的一片至诚，已把她的心融化了。

听完上述故事，大家是不是也有了一种感动之情呢。在祁老师看来，医学不仅仅是一门技术，更是一门艺术。很多朋友会问，我不是医学科班出身，半路出家还能学好中医吗？其实你会发现，名医傅青主就是一个典型的例子嘛。历史上真正的名医，六成以上都没有家传，也不是从小时候开始学医的，他们很多都是半路出家。就像我们这两期话题中所讲的傅青主，一个发心，一个立愿，再加上一种韧性，努力修习医术，方成大才。所以不看你起步早晚，要看你觉悟深浅。

好了各位，热爱生命的人不孤单，就让他们相遇在《中医祁谈》。本讲话题就到这里，接下来是咱们的互动答疑环节，我们来看看同学们都有什么样的留言。

祁营洲老师互动答疑区

风清正：请问祁老师，脾胃是后天之本，与饮食关系密切，本人齿痕舌，喉咙有痰，不咳嗽，该怎么保养脾胃？感谢祁老师！

祁老师：这位同学提到了脾胃是后天之本，这句话说得非常到位。中医讲，脾胃是后天之本，气血生化之源。但是，脾胃是运化饮食水谷的，因此与饮食的关系非常密切。保养脾胃是每一个人一辈子的工程，毕竟是后天之本嘛！所以说，我们在饮食、作息等各方面都会对脾胃产生影响。比如说，你的饮食是否符合了一天三餐这样的规律性？另外，你饮食当中是否有酸辣刺激呢？是否贪凉了、贪热了？是否饮食过多了？中医说，"饮食自倍，肠胃乃伤"。也就是说，经常吃得太多的话，往往也会增加脾胃的负担。当然了，这是一个小的引子。

具体来讲这位同学提到的一个问题：齿痕舌，喉咙有痰，不咳嗽。我们先来讲一下该怎么来理解。

从舌象角度来考虑，齿痕舌一般提示的就是脾虚生湿，所以才有了齿痕。实际上就是舌头变胖大了，所以才产生了齿痕。至于喉咙有痰、不咳嗽，这个痰是从哪儿来的呢？中医有另外一句名言说得好，脾是生痰之源，肺是储痰之器。也是说看似痰在肺上，但是真正产生痰的根源之地是脾胃。因为脾胃运化功能如果下降的话，不能够很好地运化水湿了，所以就有了痰。根据这位同学的叙述，齿痕舌加上喉咙有痰，我的基本判断是你的脾胃功能较弱，不能很好地运化水湿。

这个时候该怎么去保养呢？第一，就是我讲的一个大方向，你应该着重地调整自己的生活节奏和作息规律。在具体用药上，我强烈推荐两个健脾和胃的中成药，第一个中成药叫作四君子丸，分别由人参、茯苓、白术和甘草四味药组成。这四味药合在一起就是一个很好的健脾和胃的千古名方。如果大家不想用四君子丸，可以买另外一款中成药，叫作香砂六君子丸，就是在四君子丸的基础上又增加了健脾行气和化湿的药。

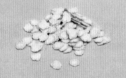

人　参

性味归经：甘、微苦，微温。归心、肺、脾经。

功效：大补元气，补脾益肺，生津，安神。

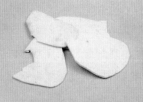

茯　苓

性味归经：甘、淡，平。归心、脾、肾经。

功效：利水渗湿，健脾安神。

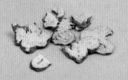

生白术

性味归经：苦、甘，温。归脾、胃经。

功效：补气健脾，燥湿利水，止汗，安胎。

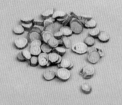

甘　草

性味归经: 甘, 平。归心、肺、脾、胃经。

功效: 益气补中, 清热解毒, 祛痰止咳, 缓急止痛, 调和药性。

总之, 四君子九或是香砂六君子九, 这两款中成药对于这位同学所提到的齿痕舌、喉咙有痰这样的情况都是非常对症的, 供这位同学参考使用。

幸福的聆听: 请问祁老师, 我脸上最近长了湿疹, 主要长在左边眼角, 我应该怎么调养呢? 谢谢祁老师!

祁老师: 说到了湿疹这么一个名词, 我们首先应该明白为什么叫湿疹呢? 因为有湿, 就是体内有了湿邪。但是, 有了湿之后, 我们必须明白另外一个概念, 湿邪是会逐渐湿郁化热的。关于湿郁化热这个概念在之前的话题中祁老师反复提到过, 就是当体内有湿的时候, 湿邪就会有逐渐化热的趋势, 最终导致湿和热并存的一个格局。我在临床中看过的很多湿疹病人往往都是湿、热并存。

其次, 这个听众说湿疹主要长在左边的眼角, 但是这位同学描述得不是特别明确, 因为左边眼角还分为两个呢, 即分内眼角和外眼角。内眼角往往是足太阳膀胱经的所过之处, 足太阳膀胱经也是主一身之表的。并且, 膀胱还有气化的作用, 如何气化? 就是把水湿很好地给气化走! 外眼角和足少阳胆经有关系, 它是足少阳胆经循行线的所过之地, 当很多人肝胆火旺的时候, 往往可能会内眼角或外眼角同时出现一些疼、痒、干等症状, 甚至是长湿疹的情况。

所以综合这位同学的叙述, 我大概判断, 这位同学应该是一个肝胆湿热的情况。我建议在调养的时候首先可以选择一款非常经典的中成药, 叫作龙胆泻肝丸, 在各大药店应该都能买到, 价格也非常便宜。您可以连续吃上1到2周, 看看湿疹是不是会有一个很好的改善。

《中医祁谈》第三十一讲：

"满血复活"话当归

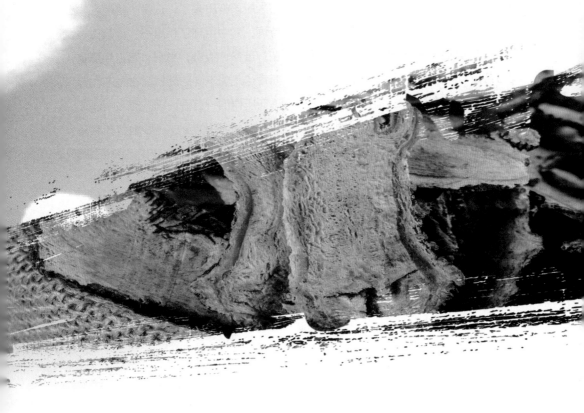

节假日过后的第一天上班，从休息状态调整为快节奏的工作，是时候给自己来个满血复活了！在中药中，满血复活为什么和当归有关？当归，当归，当归的名字为什么叫当归呢？当归在中医临床中有哪些功效？这些功效具体又该怎么理解？比如它是如何发挥"能使气血各有所归"这一特殊功效的？它的作用需要通过怎样的配伍才能真正发挥出来呢？受当归的启发，在当下的社会，什么东西应当回归？我们该如何找回自己的缺失，成为一个气血充盈而内心平和的人呢？

话说让人留恋的美好假期总会结束，之后就要收心了。收心干什么呢？要收心去上演一部史诗性的"灾难大片"——上班！很多人纷纷表示有节后上班恐惧症，那祁老师借本讲话题就为各位打打鸡血，来个满血复活。

这里卖个关子，先"附庸风雅"一下，且听祁老师来读一首词："相思意已深，白纸书难足。字字苦参商，故要檀郎读。分明记得约当归，远至樱桃熟。何事菊花时，犹未回乡曲？"熟悉药材的人应该听出来了，这是一首药名体的诗词，其中用到了相思子、薏苡仁、白芷、苦参、狼毒、当归、远志、菊花、茴香这几味不同的药材。它是宋代诗人陈亚所作的一首词，词的原名叫作《生查子·药名闺情》，巧妙地将药名写入词中，写出了一份浓浓的相思盼归之情。

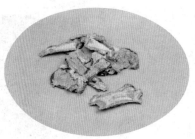

当　归

性味归经: 甘、辛，温。归肝、心、脾经。

功效: 补血，活血，调经，止痛，润肠。

薏苡仁

性味归经: 甘、淡，微寒。归脾、胃、肺经。

功效: 利水渗湿，健脾，除痹，清热排脓。

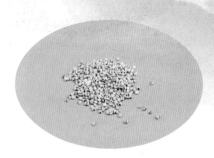

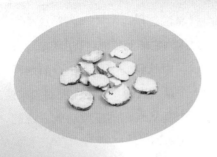

白 芷

性味归经: 辛, 温。归肺、胃经。

功效: 解表散风, 通窍, 止痛, 燥湿止带, 消肿排脓。

- -

苦 参

性味归经: 苦, 寒。归心、肝、胃、大肠、膀胱经。

功效: 清热燥湿, 杀虫利尿。

- -

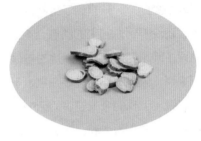

远 志

性味归经: 苦、辛, 微温。归心、肾、肺经。

功效: 宁心安神, 祛痰开窍, 消散痈肿。

- -

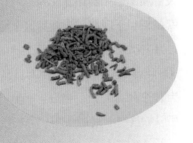

菊 花

性味归经: 辛、甘、苦, 微寒。归肺、肝经。

功效: 疏散风热, 平肝明目, 清热解毒。

- -

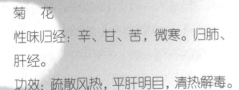

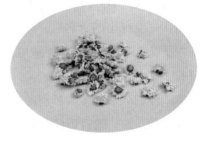

小茴香

性味归经: 辛, 温。归肝、肾、脾、胃经。

功效: 散寒止痛, 理气和中。

- -

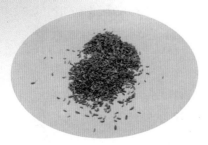

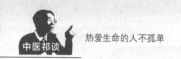
大家都知道，樱桃一般是在五六月份成熟，而菊花却在秋天盛开，于是读这首词你就会明白诗中所期待的那个人已经迟到了很久了。你看，"分明记得约当归，远至樱桃熟"。本来我们相约在樱桃成熟的季节回来的，"何事菊花时，犹未回乡曲"。一直到了菊花盛开的时候，还没听到你回来的消息。不知何故耽误了回家呢？因此默默地盼着他能够归来啊，因为的确他应该归来。于是，当归就成了我们今天要讲的话题。既然祁老师还说它是"满血复活"，说明当归和血还有关系。

其实当归是一款大家很熟知的中药，那么，这个名字是怎么来的呢？有几种不同的说法，都很有意思。第一种说法是李时珍在《本草纲目》当中留下来的，他说"当归调血为女人之要药，有思夫之意"，就是思念丈夫的意思，"故有当归之名"。你会发现刚才那首词里取的也是这个意思，应当归来！

这第二种说法是在《本草别说》中的一段记载，说"气血昏乱者服之即定，此盖服之能使气血各有所归……恐圣人立当归之名必因此出矣"。也

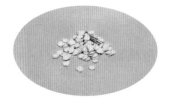

就是说之所以立"当归"这个名字，是因为它能使气血各有所归。

由此我们可以看出，前两种说法一个是从当归用药的主要对象来说的，一个是从当归的主要功效来说的。除了这两种说法之外，还有第三种说法，是从当归的道地产区来说的。

据说当归这个"当"字是个古代地名，在唐代时叫作当州。《唐本草》当中就有记载，说当归"今出当州、宕州、翼州、松州"，证明这个当州是一个地方。当州究竟在现在的哪个位置呢？它大致位于今天甘肃南部和四川北部的交界地带，也就是相当于现在甘肃岷县这个地方。岷县自古就是当归的道地产区，比如说公元505年，岷县就将当归作为贡品进献给当时的梁武帝，此后当归就一直作为贡品，所以岷县有一种说法叫"中华岷归甲天下"。到了今天，岷县当地的种植加工技术已经成为一种文化和传承，在2014年还被列入中国重要农业文化遗产，与辽宁宽甸的石柱人参、宁夏中宁的枸杞子等并列为其中仅有的几个中药项目。所以说，当归名字的几种由来，刚好概括了它的独特功效和道地产区。看到这里，您是不是觉得古人很有智慧呢？

人　参

性味归经：甘、微苦，微温。归心、肺、脾经。

功效：大补元气，补脾益肺，生津，安神。

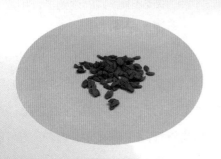

枸杞子

性味归经：甘，平。归肝、肾经。

功效：补肝肾，明目。

当归在中医临床中有哪些功效？这些功效具体又该怎么理解？从"气为血之帅，血为气之母""血非气不运"这两句话中能得到什么启示？作为补血药材的当归应该用什么补气的药材配合才能达到更好的补气血的疗效呢？血虚容易导致瘀滞，除了补血，还应该用一些什么化瘀的药来配伍呢？补血药都有什么不良作用？中医是怎么用配伍来化解这不良作用的？

说完名字的来历，知道了当归"能使气血各有所归"，接下来我们再具体讲讲当归是如何发挥这一独特功效的。

中医认为，当归味甘，性偏温，可以归心经、肝经和脾经，一般把它的作用归纳为补血活血、调经止痛、润肠通便这三个方面，我们逐一来讲解。

首先，讲一讲"补血活血"。大家是否会发现中国历来都是一个非常崇尚补的民族，补气、补血、补阴、补阳。当归就长于补血，在治疗血虚诸多证候当中历来作为一味非常重要的药物来使用，因此当归也被称为"补血之圣药"。但是，当归的补血作用并不是单独发挥出来的，它往往需要与其他药材配伍才能有好的效果。怎么来用呢？我们就再来讲讲中医补血的思路是什么。

其一，人们常说气血气血，其实，气是气，血是血，气与血是两种东西。但是我们为什么要把它们放在一起讲呢？那是因为气和血在中医看来是相互依存的，所以我们经常说气血。医书上说"气为血之帅，血为气之母"。这也再次说明了气血相互依存的关系。具体到气的作用，可以概括为两句话，"有形之血不能自生，生于无形之气"，以及在《医学正传·气血》篇当中也说到了"血非气不运"。也就是说气能生血也能推动血的运行。

因此，在使用补血药的过程中经常需要配伍补气药来一起使用。比如说，一首非常著名的方子叫作"当归

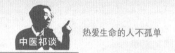

补血汤"，就是一个补气生血的基本方。原方当中用到黄芪一两、当归二钱，大家都知道黄芪是补气的药物，这个方子当中黄芪和当归的比例达到了5：1，重用黄芪就是用到了阳生阴长、气旺血生的中医基本原理。

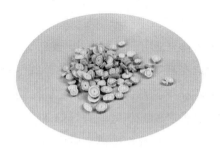

黄　芪

性味归经：甘，微温。归脾、肺经。

功效：补气升阳，益卫固表，利水消肿，托疮生肌。

其二，中医认为血虚容易导致瘀滞，因此补血还常常要和一些活血化瘀的药材来搭配，以求达到祛瘀生新的效果。比如说大名鼎鼎的"四物汤"，用到的四种药材就是当归、川芎、白芍和熟地黄。方中当归的作用是补血养肝、和血调经，川芎活血行滞、畅通气血，白芍养血柔肝，熟地黄滋阴补血。这四种药材配合在一起，补而

不滞，滋而不腻，共同达到了调和营卫、滋养气血的作用。

其三，咱们说了这个补血药的机理，其实补血药还有一点不良反应。因为补血药大多容易因补而生滋腻，容易阻碍胃气，所以不能说补血药都是好的。因此我们在用补血药的时候还常常需要与那些醒脾、理气、和胃的药材来搭配。比如说大名鼎鼎的"归脾汤"，这个方子当中就因为用到了人参、黄芪、白术、甘草（这四味药详情见前文）来达到补脾益气的效果，同时又用到了当归、龙眼肉来补血养心，于是最后在配伍当中就加入了木香这一味药来发挥它辛香而散、理气醒脾的作用。由此可见这个方子最终达到了心脾同治、气血双补、补而不滞的效果。

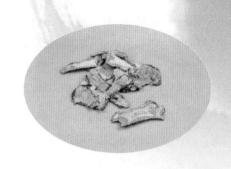

当　归

性味归经：甘、辛，温。归肝、心、脾经。

功效：补血，活血，调经，止痛，润肠。

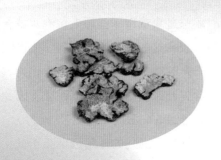

川 芎

性味归经：辛，温。归肝、胆、心包经。

功效：活血行气，祛风止痛。

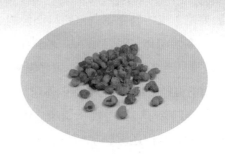

龙眼肉

性味归经：甘，温。归心、脾经。

功效：补益心脾，养血安神。

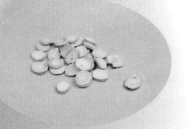

白 芍

性味归经：苦、酸、甘，微寒。归肝、脾经。

功效：养血调经，平肝止痛，敛阴止汗。

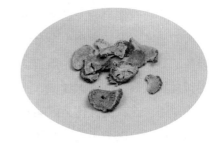

木 香

性味归经：辛、苦，温。归脾、胃、大肠、胆、三焦经。

功效：行气止痛。

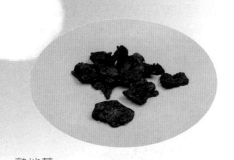

熟地黄

性味归经：甘，微温。归肝、肾经。

功效：补血滋阴，益精填髓。

除了补血活血，当归还有什么功效？便秘的时候为什么也能用到当归？为什么中医会有"十方九归"的说法？

以上我们讲的是当归补血养血的功效。其实当归还兼有活血的作用，同时还能够调经止痛，因此也被称为"妇科要药"。比如说名医张仲景在《金

255

匮要略》当中创立了一首妇科调经的千古名方叫作"温经汤"，这个方子当中就用到了当归。温经汤，顾名思义，它具有温经散寒、养血祛瘀的作用。

当归除了养血补血、调经止痛之外，刚才咱们还讲到了另一个功效，就是润肠通便。大家是否发现，在当今社会中有一类人的便秘就是因为血虚肠燥所导致的，这个时候就可以用到当归了。比如市面上大家非常常见的一款中成药叫作当归龙荟丸，听到这个药的名字，就知道至少含有以下几味药了，当归、龙胆草、芦荟。当归龙荟丸具有很好的泻火通便、清肝明目的作用。这款药为什么好呢？是因为当今社会中很多年轻人在便秘的

时候总是喜欢用一些像大黄泡水或者芦荟胶囊这些直接泻下的药。而当归龙荟丸的功效就会全面很多，因为其中含有补血调血润肠的当归在，因此它对肠道的刺激就相对较轻一些。

其实，当归的作用远不止于此。比如说名医张锡纯，也是我们反复提到过的一位名医，有一部非常牛的名著叫《医学衷中参西录》，在这本书当中也对当归进行了详细的介绍，说当归"能润肺金之燥……能缓肝木之急……能补益脾血……能够生新兼能够化瘀……能够活血兼能止血……能够润大便兼能利小便……"你会发现，在张锡纯眼中，当归的用途简直是非常之广泛。

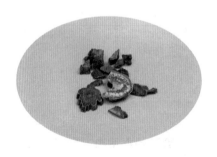

大　黄

性味归经：苦，寒。归脾、胃、大肠、肝、心经。

功效：泻下攻积，清热泻火，止血，解毒，活血祛瘀。

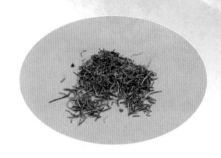

龙胆草

性味归经：苦，寒。归肝、胆、膀胱经。

功效：清热燥湿，泻肝胆火。

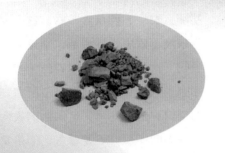

芦荟（汁液浓缩干燥物）

性味归经：苦，寒。归肝、大肠经。

功效：泻下，清肝，杀虫。

除了前面祁老师所列举出来的这些方剂和中成药之外，还有很多使用过当归的名方。咱们再举几个例子，比如说刚才所讲的四物汤，如果四物汤和四君子汤合用起来就成了气血双补的八珍汤，由此还可衍变出十全大补汤、人参养荣汤。一说到人参养荣汤大家应该都非常熟悉了，在《红楼梦》当中，林黛玉吃的就是依照这个方子做成的人参养荣丸。另外，还有像当归四逆汤、补中益气汤、逍遥散、生化汤、乌梅丸、血府逐瘀汤等，以及一些大家非常常用的中成药，比如说八珍益母丸、乌鸡白凤丸、人参归脾丸等。

所以，当归在中药汤剂以及现代中成药中的应用的确是非常广泛。因此中医才有了一个说法叫"十方九归"，就是说十种方子有九种都要用到当归。除此之外，当归的使用还体现在药膳中，最有名的就是咱们刚才提到的医圣张仲景的一首名方叫作"当归生姜羊肉汤"。把当归、生姜和羊肉放在一起来煮汤，这个方子就是为了让生姜来散寒，让羊肉来补虚，加上当归补血活血调经，它非常适合阳虚、血虚体质的人在冬天食用。

您知道"当归"在中国传统文化中意味着什么吗？受当归的启发，在当下的社会，什么东西应当回归？我们该如何找回自己的缺失，成为一个气血充盈而内心平和的人呢？

当归，翻译成现代文就是直白的四个字：该回来了。它很像我们手机上发来的一个温柔的提醒。说起这个"归"字，让我想起一段小故事。据说，吴越王钱镠的夫人每年春天都要回娘家住上一段时间，看望并侍奉自己的双亲。钱镠想念妻子，便给她寄了一封信，信上说"陌上花开，可缓缓归矣"。九个字，写尽了相思。

当归就是这样一个含义丰富的名字，这样一味功力强大、能让你的HP（游戏术语：生命值）满格的补血药。那么，到底是什么"当归"呢？换句话说，在当今社会什么东西应当归来呢？我认为，于大处来说，可以是中国人精神源头的传统文化，可以是简单纯粹、注重内求的生活方式；于小处来说，可以是远行的游子或者是在外的家人，可以是个人温婉的情愫或者是霸气的表白；而于中医来说，则应该是那心系苍生、扶危济困、誓愿普救含灵之苦的医道，也是那种用心精微、执着严谨、甘于寂寞、精勤不倦的医术，更是去粗存精、与时俱进、兼容并蓄、心底无私的格局。这些东西都应当回归！那么反过来说，离开的那一部分，被我们呼唤回归的这一部分，是否恰好就是一个民族的气血，一个家庭的气血，一个中医的气血之所在呢？

据说，有一次史学家刘贡父请苏东坡等文人学士们喝酒，席间苏东坡的子弟有事来找他回家，苏便起身告辞。这个时候刘贡父和大家正喝得高兴、聊得开心，因此很想挽留苏东坡，就说了六个字，叫"幸早里，且从容"，什么意思呢？说现在时间还很早，不

要那么着急，要从容一些。这个时候苏东坡不假思索地说道"奈这事，须当归"，说我这事非常着急，我必须回家。这番对话最终赢得了所有宾客的交口称赞。刘贡父这句话的表面意思是时间还早，不要着急，但是其中含了三种水果和一味中药，"幸早里"就是杏儿、枣儿和梨，"且从容"用到了中药当中的一味叫作肉苁蓉。而苏东坡这个回答也十分的工整，"奈这事"就是指苹果（奈音 nai，苹果之一种）、甘蔗、柿子，"须当归"当然用到的就是中药的当归。意思就是说，怎奈这件事情必须我自己回去处理。

由此我想到，我们所处的是一个越来越便利的时代，一个电话、一个APP（应用程序）就可以完成说走就走的旅行。可是你会发现，身体出发容易，心灵回归太难。因此，无论是回归什么，它都是一件"奈这事，须当归"，需要我们即刻出发、亲力亲为的事情。愿我们在时光里，都能找

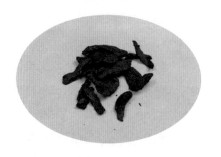

肉苁蓉

性味归经：甘、咸，温。归肾、大肠经。

功效：补肾阳，益精血，润肠通便。

回自己的缺失，成为一个气血充盈而内心平和的人。

好了各位，热爱生命的人不孤单，就让他们相遇在《中医祁谈》。本讲话题就到这里，接下来是咱们的互动答疑环节，我们来看看同学们都有什么样的留言。

祁营洲老师互动答疑区

摩西：请问祁老师，昨天和一些群友讨论中药的问题。大家普遍认为，现在的环境、土壤问题使得中药的药性已经不如古代了，所以很多药的功力大减。您作为专业的医生，怎么看待这个问题？迫切需要您的回复！

祁老师：这位同学问到一个中药的质量问题。其实，这也是近两年来讨论得非常热的一个话题，甚至这两年来还有一个说法，说中医将要亡于中药。其实这样一种言论也不无道理，大家试想一下，一个大夫的方子开得再好，结果这个药，要么是假的，要么是药品的质量不过关，那整个疗效就会大打折扣！

但是，我们也不能如此的悲观和杞人忧天。正如这位同学所说，我们的环境在改变，药会随着环境的改变而改变。同时人也会随着当下社会环境的改变而改变，在这样的一个环境中就会出现一些与之适应的治疗疾病的药材。比如说我们经常说的一句话，有毒蛇出没的地方往往就能找到解毒之药。

当然了，这么说也是为了给我们大家鼓一把干劲儿。我本人非常地看重中药的品质。在我看来，一个好的方子必须有好的药材与之相匹配。当然了，我们去买中草药的时候，药品的质量、价格、产地也是参差不齐，如果有条件的话，应该选用一些正规的、比较上乘的药材。这是我个人的建议。

清清的小口袋：请问祁老师，我是黑龙江中医药大学中医学的本科生，大四了，马上面临考研。我非常喜欢英语，希望以后能往英语和中医方向发展，可是感觉前途有些迷茫。我想考北京中医药大学的研究生，是考专硕还是学硕呢？感谢祁老师！

祁老师：我发现《中医祁谈》并不仅仅吸引了一帮真正的中医爱好者，同时，也在吸引着一些更多的中医科班出身的中医大学生和中医大夫。希望我的回复能给那些热爱中医，同时又有些迷茫的同学答疑解惑。

这位同学说，到底是考专硕还是考学硕？是这样的，目前整个中医教育当中，硕士分两种类型，一个是专硕，一个是学硕。通俗地讲，一类是科研型，一类是临床型。那究竟考哪个好呢？我干脆以我当年考研究生的整个经历来给你做一个现身说法的佐证，和你说一下我自己对专硕和学硕的观点和看法。

我当年大学毕业的时候报考的是天津中医药大学的研究生，当时考的是针灸专业。天津中医药大学规定分数高到某一标准线的话需要攻读科学学位，就是科研型；分数低于某一标准线的话，去攻读临床学位，就是临床型。我至今都不知道为什么当时学校是这么规定的，大概他们认为分数高的学生既具备科研能力，又具备临床能力，所以让他们去学科研。

当时我很幸运地达到了那个标准分数线，最终攻读的是学硕。我们当年学硕和专硕的一个区别是，学硕上课时间是整整一年，剩下的两年在医院当中度过；专硕上课的时间是半年，剩下的两年半在医院度过，基本上就是这么一个区别。当然，从更高的层次来说，培养的标准和期望值可能会稍有不同。

但是，我认为每一个人在选择的过程中应该以你将来的职业规划作为最终的导向。也就是说不管你考专硕还是学硕，关键是你将来到底想干什么。比如说我当时的想法非常明确，我就是希望毕业之后能做一个正儿八经的中医大夫。所以说，不管我考的是哪个学位，不管你认为我的科研能力有多强，不管你认为我临床的能力有多硬，我的未来一定要努力地做一位大夫，这就是我的一个初衷。

所以，我的看法是不管你考的是哪种类型的硕士，也不管你想报考哪个院校，其实硕士这两个字在某种意义上来说就是一个文凭的代名词，想学什么最终靠的还是自身的努力。比如说这位同学还想去考英语和中医这样一个有结合点的方向，都是可以的。并不见得你必须要考了英语方向，你将来才能去干和英语相关的事情。比如祁老师从来没有上过英语专业，但是也没有阻碍我成为一名新东方的英语教师。

所以我想告诉这位同学的就是，很多时候形式是形式，内容全靠自己，想学什么最终要靠自身的努力。

《中医祁谈》第三十二讲：

如何选择适合自己的枕头

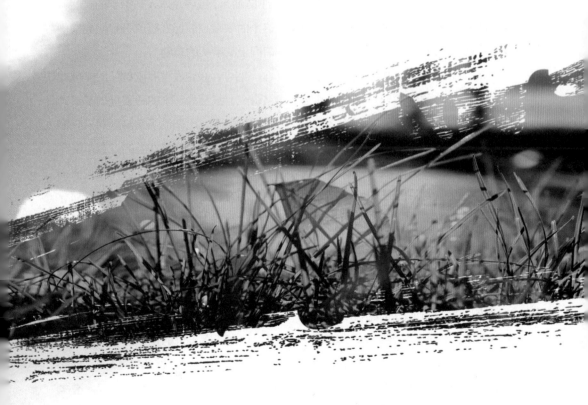

人一生有1/3的时间都是在睡眠中度过的，枕头是我们最亲密的伙伴之一，您是否选对了枕头呢？怎样的枕头才最适合您？枕头的高度和材质都有什么讲究？如何在枕头中放一些药材，才能起到辅助的治病效果？枕头选择不当可能会导致什么不良的后果？

话说现在颈部不好的人是越来越多，其中的种种原因，祁老师在往期的话题当中也专门讨论过，也详细谈到了如何进行颈部的保护等，大家可以再翻阅一下我们往期的话题，尤其是要看看《中医祁谈》第十六讲。

昨天在门诊中有病人问我，能否给推荐几款对颈部比较好的枕头呢？我这一琢磨，的确，人的一生有1/3的时间都是在睡眠当中度过，可以说枕头是我们相伴时间最长的伙伴之一了。枕头很重要，但是如何选择合适的枕头变得更重要，所以本讲话题祁老师就跟各位好好聊聊枕头。

我们先说这枕头的高度。我国古代医书当中曾明确指出，说枕头"高下尺寸，令侧卧恰与肩平，即仰卧亦觉安舒"。这句话其实也就是点出了我们选择枕头的一个标准，就是说枕头适合的高度应该是在侧卧时刚好与我们的肩平，这样的高度在仰卧的时候也会觉得很舒服，这就是古代医书给后人留下的一个相对

的参考标准。那么和肩平，也就是说枕头的高度大概相当于我们一侧肩膀的宽度。一般来说，这个宽度相当于是10到15厘米，或者是本人一拳半的高度，这个时候拳高的标准应该是我们握拳虎口向上时拳头的高度。

如今，我也发现有些枕头的品牌非常讲究，甚至为不同的睡姿提供了不同款式的枕头。比如说经常侧卧的人应该选择什么款式，经常仰卧的或者是俯卧的应该选择什么款式等。这种比较精细的生活方式当然无可厚非，但祁老师总觉得也有点太过较真儿了。因为在睡觉的时候，很多人是很难一整宿都保持同一个姿势的。所以这里祁老师的建议是枕头的高度大概10到15厘米即可，或者是根据自己肩部的宽度来选择就可以了。但是不得不说的是，当下的确有一款非常流行的B型枕，躺下后头部会略向后仰，以保持颈椎的生理曲度，这样可以支撑头部，并且贴合颈部的生理曲线，有利于保护颈椎，而且高低两侧也

分别适合侧睡和仰睡的不同需求，大家可以参考。

目前市场上的枕头都有哪些材质？不同的材质都有什么各自的优缺点？祁老师以下所讲解的四种枕头究竟哪一种适合您自己呢？价格偏贵的枕头真的就是好枕头吗？

说完了枕头的高度，我们再来聊聊这枕头的材质。我发现生活中我们常见的枕头有荞麦枕、记忆棉枕、乳胶枕、羽绒枕等种类。那么应该选择何种材质的枕头作为我们床上的亲密伴侣呢？其实，枕头的最高使命就是要让睡觉的人肩颈曲线与枕头边缘充分贴合，舒缓放松，头部可以慢慢地沉下去，不知不觉间有一种被承托、包裹，好像悬浮在空中的感觉。说到这儿，很多人是不是觉得祁老师太能抟词儿了，但其实说得通俗一点儿，那就是要尽可能的舒服。那我们就不妨来说说以上这几种材质的"各枕千秋"。

我们先来说说这荞麦枕。荞麦枕软硬适中，透气性比较好，同时也经久耐用，清洗也很方便，可以说荞麦枕是性价比最高的一种枕头了。荞麦枕填枕头所用的大多是苦荞，属于天然的材料。苦荞具有一定的清利头目的作用，因此有一定的保健功效。但是荞麦枕有一个致命的弱点，就是没有弹性，形状无法根据你的睡姿而保持，同时支撑力也显得一般，您半夜翻个身，枕头可能就变形塌下去了。所以，荞麦枕不大适合那种睡觉不老实的人，否则可能容易导致你的脖子不舒服，有些人甚至会落枕。另外，如果在潮湿的环境当中，荞麦壳可能会发霉，滋生细菌，所以如果您选择了荞麦枕就一定要经常清洗或者拿去暴晒一下。

我们再说这记忆棉枕。记忆棉又叫慢回弹，在显微镜下，记忆棉具有开放式的单元结构，这种结构会使得枕头在受到外力压迫时，分子发生"流动"的移位，贴合施压物的接触面轮廓，可以将压力均匀分散至整个接触面。等压力消除后，又慢慢地恢复到原来的形状。于是用记忆棉做的枕头的确能够缓冲压力，带来一种"悬空感"。但据祁老师的调查发现，目前市场中记忆棉枕头的价格、质量参差不齐。您选购的时候最简单的评判标准是，回弹越慢越好，密度越大越好，同时一定不能带有异味。

不得不说的是，记忆棉枕不能与诸如电热毯、热水袋等取暖设备同时使用，因为高温可能会影响到记忆棉的性能。性能减退的记忆棉枕睡感可能还不如一个舒服的荞麦枕头，甚至可能会导致您颈部的不舒服。

接下来咱们再说这乳胶枕。乳胶枕同样是软硬比较适中的，兼具了承托力和柔软度，而且透气性能和弹性都超过了其他材质。但是，可惜的是，生产工艺和原材料的等级决定了乳胶的质量。所以在选择时就非常考验大家的分辨能力了，同时天然乳胶的使用寿命不太长，比较容易氧化。

最后是羽绒枕。羽绒枕蓬松柔软，一般都是高端酒店的首选。一个软软的、蓬蓬的、人一躺下头就会陷进去的大羽绒枕，且不说这种软到极致的触感有多么舒服，万一睡得不爽，你还可以想打就打，想摔就摔，想怎么蹂躏就怎么蹂躏。在所有的枕头里边，羽绒枕是可以让你最大程度放纵和享受的枕头。但这种枕头的缺点就是容易板结，需要您经常晾晒，同时羽绒枕的价格也较高。

为什么说小婴儿不适合用枕头？枕头与我们后脑勺的哪两个穴位最容易接触？如何在枕头中放入一些药材，以起到辅助的治病效果？

分享了各种不同材质枕头的优缺点之后，我们发现，其实呢，一个好的枕头不在于贵贱，而在于是否能维持人体颈部正常的生理曲线。有些爱子心切的妈妈们问了，对于小婴儿来说，应该选什么样的枕头最好地贴合颈椎曲度呢？抱歉，这个真的没有！因为婴儿几乎是没有颈曲的，新生儿的颈部几乎都是直的，随着逐渐长大，才有那么一点点的弯曲。所以，对于婴儿，理论上来说，让颈椎最自然舒适的平躺方式恐怕就是完全不需要垫任何东西，枕头反而会给他们的颈椎造成不必要的压力。说得再详细些就是，宝宝刚出生的时候，头部大小几乎与肩是同宽的，平躺的时候背部和后脑勺也在同一平面上；侧卧时，头和身体也在同一个平面上，颈部很软而且是平直的。所以这个时候用枕头的话，对宝宝的颈椎反而是有压迫的，过早枕枕头，可能会造成颈部过度前倾，不利于呼吸道的通畅。

所以，各位家长应该根据孩子头部和身体比例的变化，比如说背部脂肪的厚薄、孩子每天穿衣的厚薄以及孩子对枕头的依赖等不同的信号，来慎重地考量你家宝宝是否真的需要枕头。

好了，大人和孩子我们都提到了，但祁老师还需要给各位分享的是，我们睡觉的时候，枕头与我们后脑勺的风府穴和风池穴是最容易接触的。这两个穴位在之前的话题中曾经提到过，位于我们后发际上一横指的水平线上，都具有散风息风、通关开窍的作用。明白了这个道理之后，如果我们在枕头里面放上一些合适的药物，那么药气就可通过这些穴位对人的身体产生影响，于是就可以达到一些辅助的治病效果。

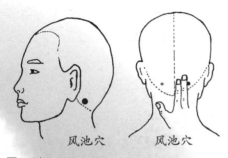

风池穴　　风池穴

风 池

定位与取法：在乳突后方，平风府穴处，当胸锁乳突肌与斜方肌上端之间凹陷中。以拇、食两指从枕骨粗隆两侧向下推按，至斜方肌与胸锁乳突肌之间凹陷中，平枕骨下缘处取之，当距后正中线约两指宽度。

临床应用：疏风解表，平肝息风，清利头目。

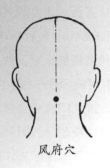

风府穴

风 府

定位与取法：在颈部，后发际正中直上，枕外隆凸直下，两侧斜方肌之间凹陷中取之。

临床应用：散风息风，醒神开窍。

讲到这儿，祁老师就来给各位分享两个小小的方子，大家可以参考使用。第一个方子，您可以将晒干的桑叶、淡竹叶、荷叶制作之后往枕头中装一些，会有一定的清热降火、镇静安神的作用。这第二个小方子，就是将菊花、夏枯草制作后放一些到枕头中，会起到一定的清肝明目的作用，对于那些肝火上炎的高血压等疾病的治疗具有一定的辅助作用。

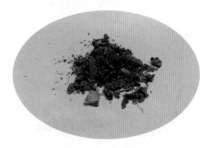

桑 叶

性味归经：苦、甘、寒。归肺、肝经。

功效：疏散风热，清肺润燥，平肝明目。

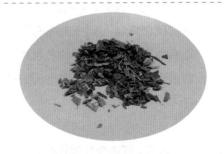

淡竹叶

性味归经：甘、辛、淡，寒。归心、胃、小肠经。

功效：清热除烦，生津利尿。

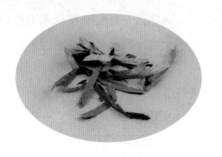

荷　叶

性味归经: 苦、涩，平。归心、肝、脾经。

功效: 清暑利湿，升阳止血。

菊　花

性味归经: 辛、甘、苦，微寒。归肺、肝经。

功效: 疏散风热，平肝明目，清热解毒。

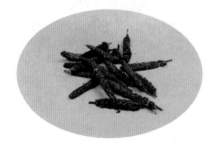

夏枯草

性味归经: 苦、辛，寒。归肝、胆经。

功效: 清肝火，散郁结。

　　有人该问了，祁老师，那究竟该如何来制作呢？我个人的建议是把这些药材打碎之后装入到一个小布包里边，然后塞入到您枕头的枕芯当中。那么塞多少呢？这个量以您个人的感受来灵活掌握即可。

　　枕头过高，可能会导致什么后果？枕头过低，又有什么不良的影响呢？常常一夜起来眼睛浮肿、轻微头痛，和枕头又有怎样的关系呢？睡觉流口水，是否和枕头有关系？

　　前面从正面的角度给各位详细讲解了如何选择枕头，最后祁老师必须要从相反的角度提醒大家，枕头选择不当还真的有可能导致一些不良的后果。比如落枕，过高的枕头会破坏颈椎的自然弯曲度，使颈后的肌群和韧带紧张、僵硬。如果早上起来您感觉脖子忽然变得僵硬，活动不便，而且头天并没做过什么大幅度的运动，那就要考虑是不是枕头过高而导致落枕了。

　　再比如说打呼噜。如果枕头过低，会使我们的下颌自然上抬，咽喉受到压迫，口腔里的小舌头自然下垂，阻塞呼吸道。尤其是在吸气的时候，口腔后上方的那块软腭发生振动，随着空气的进入，就会发出"呼噜呼噜"的打鼾声。所以如果经常听到有人抱怨说你打呼噜的话，你可以试试在头下放一块厚毛巾来增加枕头的高度。

再比如有些人睡一夜之后眼睛会浮肿。如果说枕头太软的话，头部就会深陷其中，血流过于集中，血管壁压力增大，面部的肌肉受力增多，就可能导致早上起来眼睛肿肿的，还会感觉到轻微的头痛。

再比如流口水。过硬的枕头会使我们的颈动脉受压，血液循环不畅，继而引发大脑缺氧、局部微循环障碍等。缺

氧的直接反应就是唾液的分泌增加，并导致长时间习惯性的张嘴呼吸。

以上我们所分享的仅仅只是站在枕头的视角来说这些不良的症状，事实上导致以上不良症状的原因可能还有很多。比如就拿流口水这个症状来说，很多时候脾虚的人群在睡觉时也会经常容易流口水，但通过本讲话题，至少要给各位打开一个思路，那就是其实枕头不当也有可能导致一些不良的症状。所以我们本讲话题重在告诉各位，该如何选择适合自己的枕头。

好了各位，热爱生命的人不孤单，就让他们相遇在《中医祁谈》。本讲话题就到这里，接下来是咱们的互动答疑环节，我们来看看同学们都有什么样的留言。

祁营洲老师互动答疑区

小居： 请问祁老师，四妙丸中为什么用的是川牛膝，而不是怀牛膝？这两味药有什么区别吗？

祁老师： 首先我们来解释一下这个牛膝。目前整个中药材的市场中，牛膝共分两大类，一类是川牛膝，一类是怀牛膝。为什么会有两个不同的名字呢，这是根据牛膝的产地不同而定的名字。川牛膝主产地在四川，所

以叫川牛膝；怀牛膝的主产地在河南。河南有四大怀药，分别是怀牛膝、怀山药、怀菊花和怀地黄，怀牛膝是四大怀药之一。你会发现中药中会有很多类似于这样的根据地名而命名的中药材。比如说黄连，四川产的黄连我们叫川连；比如说茯苓，云南产的茯苓我们叫云茯苓，这都是中药材的一种说法。

牛膝分川牛膝和怀牛膝，这两类牛膝的功效稍有不同。川牛膝的功效是偏活血化瘀、引热下行；怀牛膝的功效是偏于补肝肾、强筋骨。

当你明白这个区别之后，我们再回头说这四妙丸。祁老师之前也提到过四妙丸，它是一款非常好的清利湿热的中成药。清利湿热往哪儿利啊？一定是往下利的。比如说把湿热往下利，从小便而走。根据这样的一个思路，你就会明白应该用川牛膝。因为川牛膝可以引热下行，它会更加适合四妙丸的功效。

闫慧：祁老师，有个问题一直深深地困扰我，忍不住想问问，为啥一出门坐车，特别是长途坐车，我就很容易腹胀，并且一直伴随出差期间，小腹总是鼓鼓的，而且还很不舒服，有什么好的办法能够解决或缓解这个情况呢？让出门不再变得那么痛苦。谢谢祁老师！

祁老师：之前祁老师反复给大家讲了很多很多有关脾胃方面的一些知识，希望大家明白，祁老师编写《中医祁谈》的目的，是希望通过这本书更好地去宣传、推广中医，让大家更好地去实践、喜爱中医这么一个古代的传统哲学。然后大家也可以根据你所学到的知识，在我们互动答疑的环节看看自己的评判思路和我回答的评判思路是否能够吻合，或者说你和我之间有哪些差异。

这位同学的问题，道理相对来说并不复杂。长途坐车久坐不站，你的胃肠蠕动能力肯定要差一些。由此证明，这位同学本身的脾胃功能就稍弱一些。这个时候再加上不活动，就导致脾胃功能更弱一些。我们中医有句话说得好，叫作脾主四肢，反过来说四肢的运动也可以影响脾胃的健运程度。

所以说你会发现，坐时间长了，的确会腹胀，肚子不舒服，甚至还有些人出现水肿的情况。咱们来谈一谈为什么会出现水肿呢？很简单，因为脾主运化水湿，当脾胃的功能差了，水湿得不到有效的运化，自然就会积存在体内产生水肿。所以说，根据这位同学的叙述，我的答案非常明确，就是因为脾胃的功能差。

这位同学在平时可以适当地吃一些健脾和胃的中成药来提高自己脾胃的健运能力。比如说像四君子丸、六君子丸、香砂养胃丸等这样的一类中成药。其次，是要加强自己四肢功能的锻炼，要经常地锻炼，因为咱们刚才讲到四肢的锻炼反过来会影响到我们脾胃的功能。很多时候，我们说关注生命、热爱生命，其中一方面是可以通过一些正常的或者正确的、精准的用药，另外一方面就是从自身做起，比如说多做一些有益于健运脾胃功能的运动。总之，四肢的一些功能锻炼和运动都有助于提高我们的脾胃功能。

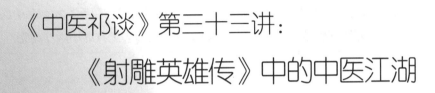

《中医祁谈》第三十三讲：

《射雕英雄传》中的中医江湖

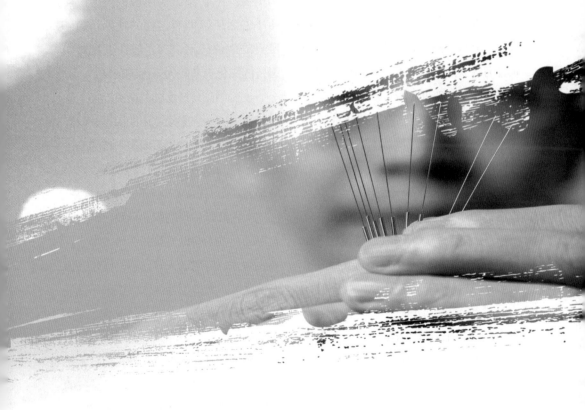

这每个人心中都有一个武侠梦，您最喜欢的武侠小说是哪一部呢？金庸笔下的《射雕英雄传》被翻拍多次，每次观看是为了看剧情呢，还是为了看男神女神呢？看了这么多遍的《射雕英雄传》，你是否发现了其背后隐藏的诸多中医秘密呢？《射雕英雄传》中的东邪、西毒、南帝、北丐、中神通，这五个人之间有着什么样的深层联系？他们之间的诸多关系是纯属巧合还是暗藏玄机呢？如何从中医的视角去解构《射雕英雄传》？《射雕英雄传》里究竟有着怎样的中医江湖呢？

作为一个武侠迷，关于《射雕英雄传》影视版先入为主的是黄日华和翁美玲的经典演绎。之后的不同版本我也都会看上几集，虽然会看到不同的负面评论，但我也总能从中看到些各自的优点。从张智霖版、李亚鹏版、胡歌版，到最新的杨旭文版，祁老师还是忍不住又追了几集。在此我对不同版本的演绎不做任何个人评论，因为仁者见仁、智者见智，任何一个版本都会有一定的粉丝人群。本讲话题祁老师将站在中医的角度来分析一下金庸老爷子笔下的《射雕英雄传》，虽然不同版本演绎的都是相同或相似的情节，但却有着非同一般的中医江湖。

说起金庸，便想到了"飞雪连天射白鹿，笑书神侠倚碧鸳"。金老爷子从 1955 年到 1972 年这 18 年间创作了 15 部武侠小说，至今历经 50 年可谓是长盛不衰。他的作品继承古典武侠小说的精华，开创了形式独特、情节曲折、描写细腻并且深具人性和豪情侠义的新派武侠小说的先河。金庸小说之所以能有这样的成就，除了自身的武侠元素以外，还在于其对中国传统文化有着较为全面的反映。

说到中国传统文化的所有门类，除了每个中国人都必须使用的汉语、汉字之外，中医、中药也可谓是一枝独秀。对中医药的描写，在历代的武侠小说当中都大量出现过。在众多的武侠小说中，江湖中人赖以生存的职业手段可谓是各有不同，其中有地方豪强、渔夫樵子、书生秀才、僧尼道人等，不一而足。但无论是谁，大多都会武术，否则你就无法在江湖上立足。

除了武功以外，还有哪一门技术是武林人士的必修课程呢？从中医五行的角度，如何理解东邪、西毒、南帝、北丐、中神通的呢？中医的五行之间有着什么

样的关系？从五位高手的名字来看，他们和中医有着怎样密切的瓜葛呢？

除了武术以外，还有一门技术可谓是武林人士的必修课程，那就是学习中医。《射雕英雄传》中原文就说道，"初练粗浅功夫，须由师父传授怎生挨打而不受重伤，到了武功精深之时，就得研习护身保命、解穴救伤、接骨疗毒诸般法门"。另一位武侠小说作家梁羽生也认为，古代凡习武之人多少都懂点中医的道理。其实，不单武侠小说，现实当中也是如此。我国古代是医武不分家，有所谓"医武一家"这样的说法。比如说"天下武功出少林"的少林寺，传有大量的验方秘籍，其内容以骨伤、点穴、针灸、推拿为主，形成了著名的少林伤科学派。再比如，近代广东佛山武师黄飞鸿，不仅武艺精湛，而且医术高明，尤擅长于骨伤科，在广州设有宝芝林医馆，赠医施药，救治病人。

具体到《射雕英雄传》，我们就来说说该部作品中所包含的中医最重要的阴阳五行理论。表面上看，《射雕英雄传》的主角是郭靖和黄蓉，但其实背后的五位大咖那才是真正的江湖核心。正因为是核心，所以这五位大咖才必须要真正体现中医中的核心理论。

这五位分别是东邪、西毒、南帝、北丐、中神通，其实这五位刚好就是中医的五行生克制化的完美演绎。五行分别是木、火、土、金、水，这点很多人都很清楚。在中医方位中，这五行分别对应的五个方位是，木对应东方，金对应西方，火对应南方，水对应北方，土对应中央。

首先咱们从他们的名字来看。东邪名叫黄药师，又号桃花岛主，东方为木，药师的药字本身也是草木，桃花岛主的桃字也是木，而且还带木字旁。西毒名叫欧阳锋，西方为金，欧阳锋的锋字偏旁就是金。南帝的法号叫一灯，一灯大师，南方为火，一灯的灯字就是以火作为偏旁。北丐名叫洪七公，北方为水，于是洪七公的洪字就是以三点水作为偏旁。最后中神通的名字是王重阳，中央为土，王重阳的王字，去掉一横就是土，另外王重阳的重字也有一个土字底。

除了从名字来解读，从中医的方位角度又该如何理解东邪、西毒、南帝、北丐、中神通呢？这五位高手的着装颜色为什么总是固定不变？这和中医之间又有着什么样的对应关系？东邪、西毒、南帝、北丐、中神通，他们各自的武功套路，又跟中医有关吗？

其次，从中医五行方位上来看。刚才我们说了是东方应木，西方应金，南方应火，北方应水，中央应土。所以你会发现小说当中，东邪住在东海中的桃花岛，西毒住在西域的白驼山，南帝位于南方的大理国，中神通住在中原的终南山。至于北丐洪七公，小说当中没有明说居住的地方，但祁老师想来也应该是在北方活动。因为在《天龙八部》当中形容丐帮帮主乔峰时明确说"南慕容北乔峰"，所以，我想同样是丐帮帮主的北丐洪七公，他的地盘应该就在北方。

另外，从五位高手的着装颜色来看也是非常符合中医五行的特点。五行当中青色为木，白色为金，红色为火，黑色为水，黄色为土。于是，在金庸笔下，东邪黄药师出场是个青袍怪人，西毒欧阳锋的白驼山所有人都穿着一身白衣，南帝一灯大师的袈裟那是红色，中神通王重阳的道袍是黄色。至于洪七公的衣服颜色原著中还是没有明说，但祁老师完全可以推断出来那应该是黑色的，因为一个乞丐穿什么衣服穿久了都是黑色，对吧？就算他是小说当中的净衣帮，黑色也是相对耐脏一些嘛，适合这种长街行乞、沿门托钵的生活。

接下来我们再看他们各自的武功套路。东邪黄药师的绝学是落英神剑掌、旋风扫叶腿、兰花拂穴手等，你发现了吗？东邪黄药师的武功套路非

常文雅，但这些功夫的名字也都与草木有关。除此之外，黄药师的制药能力非常强，秘制的独门灵药叫九花玉露丸，可是江湖上的名牌产品。该药是用花花草草做成的，这也是属木的。再说欧阳锋，西毒欧阳锋的绝学那是蛤蟆功。各位可以想一下，蛤蟆的动作是从上往下扑，而五行当中的金就是主沉降的，所以其属性也应该就属于金。再看南帝一灯大师。一灯大师的武功叫一阳指，一出手像个激光似的，不就是火嘛，因为火本身就属阳，所以一阳指的属性就可以归于五行中的火。北丐洪七公的看家本领是降龙十八掌，那各位想一想龙在哪儿生活呀？龙在水中。另外，洪七公还有一套功夫叫作逍遥游。说到逍遥游，各位应该非常熟悉，这不就是《庄子·逍遥游》当中所说的"北冥有鱼，其名为鲲"嘛，所以它的属性自然就可以归于五行当中的水。最后，中神通王重阳作为全真派的鼻祖人物，因为中央为土，土生万物，旺于四季，所以在金庸笔下王真人是个武学奇才，吸取了各家之所长。在华山论剑时赢得天下第一，拿下了冠军的头衔。

虽然这五位都是武林高手，但他们为何各有各的弱点？这跟中医的五行生克制化有着何种关联？东邪、西

毒、南帝、北丐、中神通，他们各自的武功高低用中医来揭秘之后会有什么样的规律呢？如何理解金生水，金之不存，水将焉活？我们该如何看待金庸笔下的武侠中医江湖？

最后，我们再来细说他们的武功高低。其实这五位都是武学高手，然而再牛的人物也都有自己的弱点，于是在金庸笔下对这五位大咖之间也有着极其微妙的五行生克制化的描述。金庸的原话有"南火克西金"，这就是火克金的道理。在《射雕英雄传》当中西毒欧阳锋用的是蛤蟆功，王重阳用南帝一灯大师的一阳指打败了欧阳锋，以至于欧阳锋一辈子对一阳指那可都是心有余悸。在金庸笔下，当欧阳锋疯癫后，对着黄药师大喊："段皇爷，我不怕你的一阳指。"你看看，足见西毒对南帝的害怕，这是火克金，南帝克了西毒。那么西毒克了谁呢？西毒是金，金应该克木，木是东邪黄药师。在《射雕英雄传》当中同样有个桥段，黄药师在第二次华山论剑时手指就被欧阳锋咬伤，还宁可把女儿嫁给西毒的私生子欧阳克也不愿意嫁给那个傻小子郭靖。我们再看这水克火，也就是北丐洪七公应该能克南帝一灯大师。《射雕英雄传》当中洪七公和一灯大师虽然没有直面交手，但

双方的徒弟却是打得非常精彩，结果南帝的徒弟渔樵耕读那可是被北丐的徒弟郭靖、黄蓉打得落花流水。最后还有木克土，也就是东邪黄药师应该克中神通王重阳。但小说中黄药师虽然打不过王重阳，但王重阳的师弟周伯通却被黄药师在桃花岛关了十五年。

除了五行相克，其实五行相生在金庸笔下也有体现。最典型的例子就是北丐洪七公和西毒欧阳锋之间可谓是既爱又恨的关系，这种关系其实就是金生水。只要有西毒欧阳锋在，北丐洪七公往往就会逢凶化吉。虽然在洪七公的嘴里天天称呼欧阳锋为"老毒物"，但的确还真离不了他。比如说，在《射雕英雄传》中西毒和北丐在海中大船上恶战，最终洪七公虽重伤差点丧命，但是因为有欧阳锋在却能最终痊愈，这就是金生水的体现。最后在《神雕侠侣》当中的华山之巅，属金的西毒和属水的北丐最后相拥大笑同归于尽，那是因为金生水，金之不存，水将焉活。

以上给各位分享了《射雕英雄传》中的中医江湖，各位是否有一种豁然开朗的感觉？其实中国传统文化如果用四个字来表示，就是"阴阳五行"。阴阳是"道"，五行是"术"，万事皆可用阴阳五行的智慧进行观照。《黄帝内经》当中也说了，"阴阳者，天

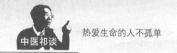

地之道也，万物之纲纪"。这说明阴阳五行就是万事万物的规律。

但祁老师也不得不说的是，金庸毕竟是小说家，并非专业医学人士，他的作品中有关医药学的叙述也有很多不实的或者是夸大的地方。可以说，金庸小说是以"武侠世界"为核心，构建了一个独特的、与传统的中医中药既有联系又有所区别的"江湖医学"体系。对于这一点，各位应当加以辨别，不能把小说当作学医的标准教科书，而是应该去赏析、去观照、去对比。也正因为如此，我们也不必对金庸笔下的中医中药知识过于吹毛求疵，毕竟这只是一部小说。

本讲话题祁老师就是以《射雕英雄传》为例，希望能与小伙伴们一起领悟阴阳五行的道理，以及医学中的上乘武功。我们虽然做不到飞花摘叶，独步武林，笑傲江湖，但却可以从中得到启发来修身修心，知常达变，甚至可以治病救人。

好了各位，热爱生命的人不孤单，就让他们相遇在《中医祁谈》。本讲话题就到这里，接下来是咱们的互动答疑环节，我们来看看同学们都有什么样的留言。

祁营洲老师互动答疑区

小居：请问祁老师，您怎么看待那些没有行医证件，没读过系统的医学专业，但是能看好病的民间中医大夫，或者是民间医生呢？

祁老师：关于这个问题，祁老师的观点一向非常明确，我的观点是英雄不问出处，民间往往才能出高手。对那些虽然可能没有系统学过中医或者西医，或许没有学历、没有头衔、没有职称，但是的确能够看好很多病的民间中医甚至是民间草医；对那些能看得了让很多大夫觉得非常棘手、甚至束手无策的病的民间大夫，祁老师对他们的态度并不仅仅是一种认同，更是一种崇拜，甚至是五体投地的崇拜。

因为在我的眼中，评判一个医生医术的标准，不是看学历，不是看头衔，也不是看职称，而是要用实战实效来评判一个医生的医术，这也基本上是唯一的一个金标准。在当今社会中你会发现，很多人评判医生的时候往往有一些非常固有的成见，这是需要抛弃的。比如说，很多人认为头衔越高、头衔越多的一定是好大夫；很多人认为学历越高的一定是好大夫；甚至有些人认为祖传中医的世家后代也一定都是好大夫。如果你拿着这样的观点去评判大夫的话，在我看来，你非常容易上当受骗，很受伤啊。因为这种所谓的学历啊、头衔啊，即个人简介当中很多五花八门的内容，在我看来，那些东西只是一种辅助的参考信息。很多时候呢，也许那些东西都是虚的，而真实评判医术的时候，就是以实战实效作为金标准。

当然了，除了医术之外，不可否认的是还有"医德"的问题。你还要看这位大夫是否具有一定的医德，是否具有那种所谓的悲天悯人之情，是否具有一定的慈悲心肠。在我看来，拥有医术和医德为一体的大夫才是真正的好大夫。

至于这位同学还说到了那些没有行医证件的大夫。而关于没有行医证件这点，祁老师的观点也非常明确，我并不是非常认同无证行医。因为从法律的角度来说，如果你没有行医证件，那就属于非法行医啊。在我看来，一个人既然要行医，至少应该有一个行医的资质，你应该要有资格啊，要做一个医生的最低的底线嘛。在我看来，没有证件地行医我不是特别认同啊。至少来说，你应该有这么一个资格。

Bala：祁老师，您好，我很喜欢

您的节目和教学风格，也经常会听您的建议去喝一些代茶饮。请问祁老师，我最近在思考一个问题，就是中药的发展应该要走个性化的汤剂按需调配？还是制药厂制出成药来普及使用？希望祁老师能够解答一下，谢谢！

祁老师：这位同学最近在思考的这个问题，是关于中药的发展问题，我的回复是：这位同学思考得太多了，一直关心着国家大事。

咱们从细处具体来讲一讲，中药的发展究竟应该是走个性化的汤剂按需调配，还是制药厂制出成药来普及使用。这一点，祁老师的观点很明确，那就是兼容并包，都需要。为什么呢？各有特点，各有利弊。个性化的汤剂从针对性的角度来考虑，肯定是非常个性化、非常VIP（贵宾）式的，针对每一个人的需求来进行调配，包括这个方子的加减、药量的分配，这是非常好的，但是它的缺点是不太方便。而我们药厂制出来的中成药，制成药片、药丸就可以吃了，是非常方便的。但是，药厂制出来的成药，是按照一个已经制定好的方子，不能加减，量也不能动，然后就这样大批量地生产了，在针对性上就要差一些。

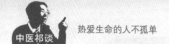
　　所以祁老师的看法是，个性化的汤剂调配还有成药的普及都需要。有些时候，当我们的病情非常需要这种个性化汤剂调配的时候，就去找具体的大夫面诊。对于一些常规的病，如果能用常规的中成药来解决的话，那就不用去喝汤剂了。在我看来，两者是相互补充的，都是需要的。

《中医祁谈》第三十四讲：

打好防治过敏的保卫战

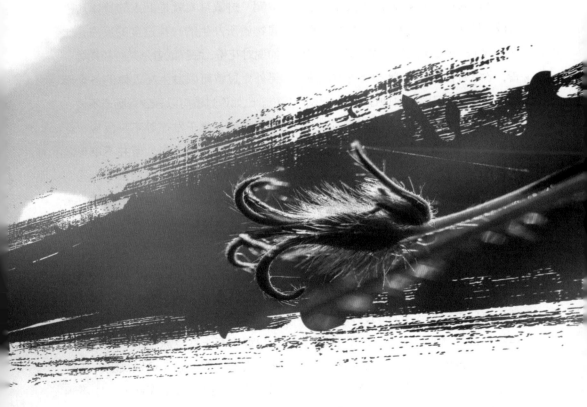

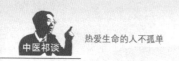

工作压力大，趁着春天去踏青，可却有人欢喜有人忧。为什么现在过敏的人越来越多？有的人对花草过敏，有的人对食物过敏，这都是什么原因导致的呢？中医是如何理解过敏的？这和你对过敏的固有认知会有着怎样巨大的区别？针对过敏，祁老师会给出什么实效的解决方法？

80后的小伙伴儿们，是否还记得我们小时候的一首民谣呢？"又是一季春来到，柳絮满天飘。"是的，曾几何时，小时候那个唯美浪漫的场景，现在却成了困扰一些人的大问题。春天来了，在蛰伏了一个冬天之后轻装上阵出门踏青，欣赏万物复苏，感受大自然的生命力，却发现自己时不时地过敏了。比如有人进了一次山，对有些花花草草就过敏了；有人吃了一次螃蟹，身体就过敏了。具体的症状，比如皮肤瘙痒，出现分散或是成片红疹的，有没有？涕泪横流，打喷嚏、流眼泪，开启和卫生纸的一场深度恋爱的，有没有？进而引发哮喘的，有没有？更加严重的，竟然还有人会因此出现呼吸困难甚至是休克，然后疯狂去检查过敏原的，有没有？再然后，对诸如扑尔敏、氯雷他定、息斯敏等各种抗过敏药物很熟悉的，有没有？各位，说到痛处了吧？那么本讲中祁老师就要跟各位好好聊聊这烦人的过敏。

首先，祁老师还是要再次普及一下"过敏"二字，因为很多人对过敏的理解是有所偏差的。究竟什么是过敏呢？过敏其实就是指人的身体对外界物质所产生的一种过度的反应，比如说对花粉、海鲜或者是某些药物等。另外，过敏可以发生在人体的各个部位。比如说过敏可以导致胃肠道不适、牙齿酸痛、鼻子发痒等不良反应，这些都是一种过敏反应，可并不单单是指皮肤上的过敏。而我们很多人通常认为的敏感性皮肤，是单指皮肤容易过敏，外界环境稍稍有所变化就容易引起皮肤某种程度的不适反应。

总之，过敏可以看作是一个正常人对外界环境和内在环境的敏感反应。但话又说回来，你会发现很多人多多少少都会有一些皮肤上的问题，只是这个皮肤上的问题还没发展到皮肤病那份儿上。比如很多人遇到一些不当的刺激脸上有点红了或者有点痒了，或者说皮肤上出现了几个小疙瘩了等，这些东西我们都可以把它理解为皮肤对外界环境的敏感反应。

为什么春季会成为过敏的高发季节？为什么中医会认为过敏和风邪有关？风为什么会是百病之长？中医是如何解读过敏所产生的皮肤瘙痒呢？对海鲜过敏，就不能吃海鲜，对羊肉过敏，就不能吃羊肉，关于过敏原的说法，真的靠谱吗？

之所以春季会成为过敏的高发季节，那是因为冬春交际的时候，气温变化很大，紫外线也有一种从弱到强的变化，万物生长变得旺盛起来，花粉在空气中弥漫，整个外界环境中的过敏原的确是增多了。

从中医的角度来说，什么是过敏呢？过敏，在中医的范畴当中，类似于古人所说的"鬼风"。咱们引出了一个概念叫鬼风，您一听这个名字是不是觉得挺吓人的，但其实就是隐喻那些来路不明的风邪。我们又引出了一个概念叫风邪。什么是风邪呢？中医认为，风为百病之长。说它是百病之长，并不是说风有多坏，而是说它太过"顽皮"，太过自由。所以我们经常形容自由的时候也会说到，我想过像风一样的日子。风无处不在，自然界当中有，身体当中有。之所以中

医说风是百病之长，那是因为在风的带动下，诸如像寒邪、湿邪、热邪等才有了"翅膀"，所以我们经常才会说到风寒、风湿、风热等。

关于发病的机理，医圣张仲景在名著《金匮要略》当中有明确记载。原文说："风气相搏，风强则为瘾疹，身体为痒，痒为泄风……"这是一段非常经典的原文。大家不太容易理解，祁老师会给各位进行详细解读。

首先，"风气相搏"这四个字中，"风"就是指刚才我们所解释的风邪，"气"就是指我们人体的正气。身体皮肤上的这些问题就是风邪与人体正气相互斗争搏斗的结果，叫"风气相搏"。第二句话，"风强则为瘾疹"，意思就是说当风邪的力量比较强盛的时候，那也就是暗指人体的正气不足以来抵抗这种邪气，于是就起疹子了。同时，张仲景还明确说明了痒的机理，后面的两句话叫"身体为痒，痒为泄风"，也就是说皮肤痒的这种感觉就是人体在往外驱散风邪，表现在皮肤上的感觉就是痒。这个论述非常非常的经典，道出了医学当中尤其是中医学对于"痒"的具体机理的解释。痒是什么呢？再次重申一下，"身体为痒，痒为泄风"，痒这种感觉就是我们的身体在驱赶风邪，表现在皮肤上的感觉就是痒。

所以，从本质上来讲，如同古人所说的另外一句话，叫"物必自腐而后虫生"。什么意思呢？一个物体"必自腐"，自己先腐烂之后才导致"虫生"。这是很常见的一种自然现象。那么比喻在我们人体上，也就是当我们的体质先有问题了，正气不足了，那些过敏原才会成为过敏原。

对这个理论理解了以后就会发现，在目前的治疗当中，非常可悲的是很多人都在舍本求末。比如有人说，既然吃了螃蟹之后过敏了，那就不吃了。后来发现不吃之后的确是好了很多，但逐渐地，发现吃羊肉也会过敏，吃牛肉也会过敏，吃鸡蛋也会过敏，于是最终发现让自己过敏的东西是越来越多。还有很多人去西医那里查过敏原，结果一检查，二十多种过敏原，牛奶、鸡蛋、鱼、虾、花粉、狗毛等全都是。医生说这些东西要先戒了，那我干脆说你别活了。医生那么说，我猜那位医生自己可能没有过敏过，否则你让他自己试试，这不吃那不吃的，看还能正常生活吗？己所不欲，勿施于人。所以祁老师一直都认为，作为医生首先要教给病人的不仅仅是理论，而是那些医生自己也能身体力行的可操作的方案。

从中医的角度，我们该如何理解过敏的本质？在治疗上，针对过敏我们该如何思考？对于常规的过敏，祁老师会给出怎样的具体实效方法？

具体到过敏上来，其实不要怪这些食物，本质上是自己的身体出了问题。况且即使你检测出了多种过敏原，其实也没有太多的实际意义，因为根本的原因不在过敏原，而在于自身。另外西医也往往会把过敏分为很多种不同的类型，但落实到治疗用药上我发现还是那么几种。所以说其实根本的原因不在过敏原，而在于我们的自身，说明在这一段时间内，你的身体有问题了，对这些过敏原不耐受了。本质上来说，就是你的正气不足了，具体到皮肤的反应上来说，就是皮肤这层人体最外面的保护层不够坚实了。对此中医还给了一个具体的专有名词叫"表虚"，这又是一个概念。也就是我们体表的正气虚了，但表虚却又和我们内脏的功能密切相关，正是因为内脏的问题才导致了表虚。所以从治疗的角度说，与其一味地避开外邪，也就是一味地让病人避开不同的过敏物，不如从自身找原因，来增强自身的抗病能力。

听了以上祁老师的详细分析之后，是不是有一种豁然开朗的感觉了。是否扭转了你对"过敏"二字的一些固

中医祁谈

有认知呢？本讲话题祁老师会有什么治疗上的推荐呢？

对于常规的过敏，我推荐的一首方子同样是刚才咱们所提到的医圣张仲景在《金匮要略》当中记载的一首名方，叫桂枝加黄芪汤。这个方子由六味药组成，分别是桂枝、白芍、生姜、大枣、甘草、黄芪。祁老师也给各位推荐一个

我在临床中用这个方子的参考用量吧，桂枝15g，白芍15g，生姜10g，大枣10g，甘草10g，黄芪10g。这个方子的作用就是调和营卫、通阳益气、温化寒湿，对于那些常规的、单纯的表虚人群可以完全参考服用。但本方药性还是偏温一些，对于阴虚火旺或者是体内有热的人群就不太适合了。

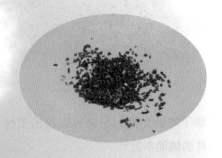

桂　枝
性味归经：辛、甘，温。归心、肺、膀胱经。
功效：发汗解肌，温通经脉，助阳化气。

白　芍
性味归经：苦、酸、甘，微寒。归肝、脾经。
功效：养血调经，平肝止痛，敛阴止汗。

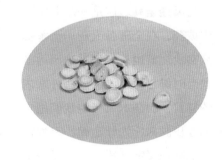

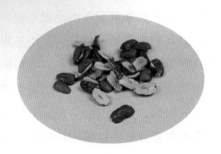

大　枣
性味归经：甘，温。归脾、胃经。
功效：补中益气，养血安神，缓和药性。

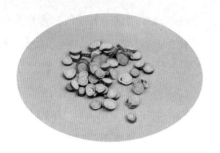

甘　草

性味归经：甘，平。归心、肺、脾、胃经。

功效：益气补中，清热解毒，祛痰止咳，缓急止痛，调和药性。

黄　芪

性味归经：甘，微温。归脾、肺经。

功效：补气升阳，益卫固表，利水消肿，托疮生肌。

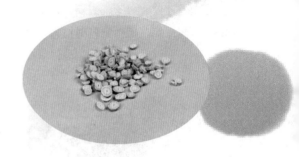

有人说，既有表虚，体内又有热该怎么办呢？如果你既有表虚，又有内热，那么祁老师推荐的是一款中成药——防风通圣丸。这是一款非常经典的中成药，在全国各大药店都能买到。其实我之前也有提到过防风通圣丸，我当时讲它可以治疗那些外寒内热型的感冒，而在本讲当中我们把它用来治疗皮肤病，为什么呢？因为这个药既能解表又能通里，是可以表里双解的一款非常好的药。通过表里双解，最终让人体的皮肤毛孔可以正常自由地开合，风邪无法郁在体内了，也就起到了治疗过敏的作用。

人体抗病能力的根本是什么？要怎样做才能彻底治疗过敏性疾病呢？

除了吃药之外，祁老师还给出了什么样的辅助手段？

讲完了以上的推荐用药之后，其实从更深层次的角度来说，过敏不是一个简单的疾病，它是我们体内的五脏六腑功能失调所导致的。如同刚才我所说的，表象是表虚，但内在是身体上的问题。比如肺，人体中的肺是司呼吸的，统领我们的鼻子和皮肤与自然界的气体交换。肺脏在整个体表建立了一套非常完备的防御系统，来保证我们毛孔适时地开合，使外界的风邪等致病物质无法侵入，中医把这个功能称之为"卫气"。如果当肺气虚的时候，卫气就会失灵，于是我们的鼻黏膜会最先敏感地感受到外界的刺激。如果邪气侵害到我们的气管、肺或者皮肤的组织，呼吸道的不适症状也会出现。

说完了肺气虚，咱们再说说脾虚、肾虚。中医认为，脾是后天之本，肾是先天之本。脾和肾可以提升我们人体一身"正气"，也就是抗病能力之所在。如果说脾肾的功能不足，也会最终导致过敏的发生。因此，要想彻底治疗过敏性的疾病，就必须去调节机体的脏腑功能，来提高人体对各种过敏原的抵抗防御能力，从而改善过敏体质。如果您之后使用了祁老师推荐的方法，依然不见效的话，建议您去寻找良医具体面诊，进行一段时间的调理。

最后需要提到的是，一些常规的穴位按摩或者是艾灸倒也可以对过敏性的体质起到一定的辅助作用，祁老师在此顺便提一下而不再细说。比如，可以按摩或艾灸以下几个穴位，肺俞、脾俞、肾俞、足三里。这是祁老师强烈推荐的四个穴位，具体到我们人体上是八个位置，因为肺俞有两个，脾俞有两个，肾俞有两个，足三里也有两个。

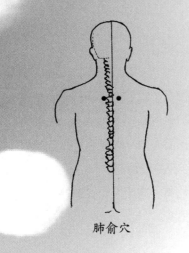

肺俞穴

肺 俞
定位与取法：在第3胸椎棘突下旁开1.5寸。正坐或俯卧位，于第3胸椎棘突下所作水平线与后背正中线旁开1.5寸平行直线交点处取之。
临床应用：宣肺散邪，肃肺平喘；补益肺气，补虚疗损。

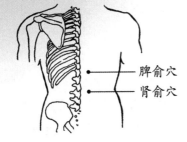

脾俞穴
肾俞穴

脾 俞
定位与取法：在第11胸椎棘突下，后背正中线旁开1.5寸。于第11胸椎棘突下所作水平线与后背正中线旁开1.5寸平行直线交点处取之。
临床应用：补脾温中，益气养血，健脾和胃化湿。

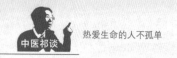
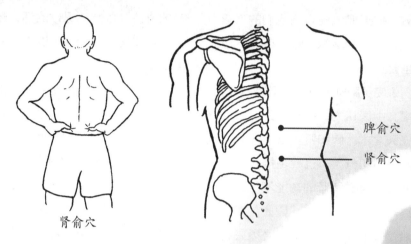

脾俞穴

肾俞穴

肾俞穴

肾　俞

定位与取法：第2腰椎棘突下，后背正中线旁开1.5寸。于第2腰椎棘突下所作水平线与后背正中线旁开1.5寸平行直线交点处取之。

临床应用：滋补肾阴，温补肾阳。

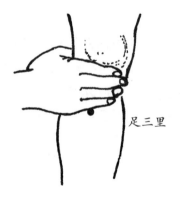

足三里

足三里

定位与取法：在犊鼻（髌韧带外侧凹陷）直下3寸，胫骨前嵴外侧一横指处。

于犊鼻穴下四横指所作水平线和距胫骨前嵴外侧一横指平行直线交点处取之。

临床应用：健脾和胃，扶正培元，调补气血，疏风化湿，通经活络。

　　如果是按摩的话，这几个地方你可以随时操作。如果是艾灸的话，我建议可以每周灸一次，一次15～20分钟左右即可。您在艾灸的过程中，可以把这四个穴位，实际上一共八个位置，交替进行。比如说本周你选择

两个肺俞、两个足三里，下一周可以选择两个肾俞、两个足三里，可以按照这样的方式灵活掌握。

　　另外大家也可以经常按揉的一个穴位叫迎香穴，这个穴位是祁老师在临床中非常喜欢的一个穴位。因为这个名字

就非常好听，迎香穴，就是迎接我们鼻子能够闻到的一些香味儿。迎香穴就在我们的面部，按揉迎香可以直接起到疏通面部经脉的作用，能让我们的气机通畅，从而缓解过敏性反应引起的不良症状。

好了各位，热爱生命的人不孤单，就让他们相遇在《中医祁谈》。本讲话题就到这里，接下来是咱们的互动答疑环节，我们来看看同学们都有什么样的留言。

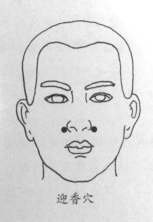

迎香穴

迎 香

定位与取法：在鼻唇沟上，平鼻翼外缘终点处。于鼻翼外缘终点处所做水平线与鼻唇沟交点处取之。

临床应用：清热散风，通利鼻窍。

祁营洲老师互动答疑区

小郎中：看过祁老师中医解读《射雕英雄传》，真是豁然开朗。请问祁老师，《倚天屠龙记》中张无忌中的寒冰掌该怎么解读呢？

祁老师：看来这也是一个武侠迷。那祁老师就试着来解读一下张无忌的寒冰掌，好吧？

熟悉《倚天屠龙记》的人应该知道，张无忌小的时候中了一种寒冰掌，叫作玄冥神掌，是一个阴邪、寒邪非常重的掌法，基本上中了之后就是无药可治。但当时，《倚天屠龙记》当

中有一个非常牛的大夫，名字叫作胡青牛。这个大夫医术非常高，但是给张无忌治病也是无济于事，可见张无忌身中的这个阴邪、寒邪之深已经到了一个什么样的程度。但是剧情的发展是张无忌后来遭人设计陷害，最终万念俱灰，掉下山崖，反而置之死地而后生，最终练成了九阳神功。因为练成了九阳神功之后呢，体内的至寒至阴之邪遇到了九阳神功，寒毒也就化为乌有了，最终张无忌反倒成了一个非常厉害的人物了。

那么你会发现，小说中的描述，其实非常符合中医的机理。身中的是一个至阴至寒之病邪，这时需要寒则温之，寒则热之，则用九阳神功，用阳来制阴。这是一个符合大致上的、基础性的中医治病之道。证明金庸老爷子在设计这两个武功招数，即玄冥神掌还有九阳神功的时候，其实也是参考了中医当中的阴阳理论。

祁老师必须要强调一下，在现实的治疗中，如果一个人真的深受阴寒之邪，虽然理论上来说寒则温之，寒则热之，但是实际用药还真的不能一上来就用那些阳气非常盛的药。

为什么呢？咱们举个例子，如果你在冬天不小心把玻璃杯落在了室外，第二天早上起来的时候你会发现这个杯子非常冰冷，你把它拿到屋里边，想把它暖过来，怎么暖？你不能一下子就倒热水，因为这个玻璃杯子一定会炸掉。为什么呢？因为至阴的时候，你不能用至阳的方法来克制它，这个时候它会"格拒"，这是中医的一个专业名词。对至阴至寒病邪真正的治疗思路应该是，一定要阴中求阳，一定要慢慢地把它温过来，而不能操之过急，否则这个人就完蛋了。

所以我猜想，小说毕竟是小说，

如果张无忌真的是身中了玄冥寒掌，至阴至寒之病邪，突然练就了九阳神功，这个人就爆炸了。这是我从中医角度出发的一个大致思考，供各位参考。

但是，我们上讲中提到过，金老爷子他所构建的是一个武侠的中医江湖，我们应该去聆听、去借鉴、去欣赏、去比照，而不要对这部小说中的某些东西吹毛求疵。

格格：请问祁老师，您说养生保健必须根据体质来定，那么我有两个问题：阳虚和气虚如何区别？一个人也许是多种体质结合，如果既有气虚也有痰湿，该先治气虚还是先治痰湿？

祁老师：这位同学提了两个问题。第一个问题是阳虚和气虚该如何来区别。很多人会经常讲，阳气阳气，其实，阳和气之间是有区别的。就相当于我们经常说脾胃脾胃，脾是脾，胃是胃；我们讲针灸，其实针是针，灸是灸。所以，从细处来说，阳虚和气虚还是有很大区别的。

究竟阳虚和气虚如何区别？首先，它们的相同点都是虚。虚是什么啊？不足叫虚。但是，阳虚是阳气不足，气虚是正气不足。咱们先说正气不足，如果正气不足，相当于这个人整个的能量不足。会出现像四肢乏力、身体虚弱、头晕，少气懒言等，这都是正气不足的表现，这叫气虚。但阳虚是阳气不足，阳气不足则阴气会相对过盛，所以阳虚最重要的表现为寒，阳虚则寒。但是，气虚未必就会表现为寒。

这点大家必须要明确。明确之后，刚才我也解释了，我们经常会把阳和气放在一起来讲，那是因为从阴阳的属性来考虑，气为阳，血为阴，我们经常说阳气和阴血。所以很多时候，在实际临床当中，我们发现阳虚和气虚往往会同时出现，所以我们叫阳气虚。

第二个问题，关于一个人也许是多种体质的结合。我非常认同这个观点，在一些不同的养生书或者养生课上，有的老师会把人体分成明确的九种体质、八种体质、甚至十二种体质，但是这种分法可行吗？对于我们学习和理解来说，是有帮助的，至少来说是我们入门的一个阶段，但是真正落地的时候，人哪有那么清晰明了的一个体质的界限，人都是多种体质的一个结合。

如果说既有气虚又有痰湿，那究竟是该治气虚还是治痰湿呢？在我看来这个问题，也是仁者见仁、智者见智。其实大夫在治病的过程当中就相当于是一个军师在布兵打仗，每个人都有自己的一个思路和看法。到底是先派将军还是先派士兵，到底从左走还是从右走，不同大夫在自己的方子当中的理解和格局是不一样的。

如果这位同学单纯来问我既有气虚又有痰湿，该去先治哪个，在我看来能同时治的话，最好同时治。如果不能同时治的话，我会首先去治疗气虚。比如说，痰湿的根源是什么？痰湿的根源就是中焦的脾胃之气不能够很好地运化。那么换句话说，很多时候就是中焦脾胃的气虚了，不能运化水湿了，才最终产生了这种痰湿。所以说，你一旦把中焦脾胃之气给强健起来，那么痰湿自然就没了。所以如果你必须要让我去选择到底先治哪个的话，我会选择首先从气虚来入手。

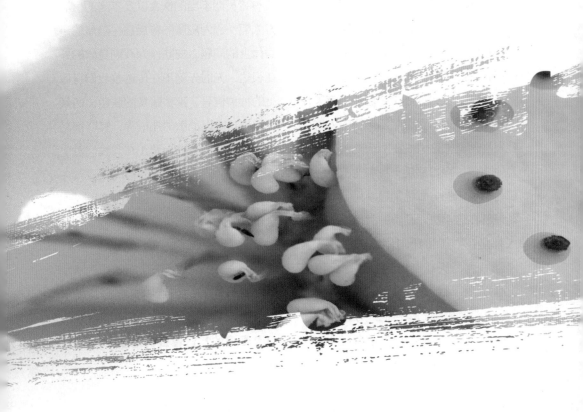

《中医祁谈》第三十五讲：

我们该如何对付烦人的青春痘

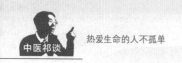
青春痘，青春痘，这烦人的青春痘该怎么解决呢？到了成年，你脸上还是长着青春的痘痘，这可真的未必就是青春的标志了，那为什么会长青春痘呢？青春痘，很多人都觉得是上火了，但事实真的是这样吗？为什么吃了清热解毒的药不管用，甚至还越发严重了呢？本讲话题祁老师会详细解读哪些让你意想不到的导致青春痘的原因？又会给出怎样的解决方案？

每逢节日过后会有很多的病人因满脸的青春痘前来就诊，很多人的观点就是，大概是因为最近吃得太好了，再加上季节变换，所以就上火长痘了。但事实真的是这样吗？本讲话题祁老师就要跟各位好好聊聊这烦人的青春痘。

首先，我来描述一个场景。每天在上下班的时候，看着熙熙攘攘的人群，我发现匆匆忙忙消失在眼前的大部分还是中青年，穿着都是一身职业范儿，但总是行色匆匆，面色稍显凝重。我的确能理解在这个快速发展的时代，每一个人都是在为了生计不停地奔波。从 A 点到 B 点，从 B 点再到 C 点，只等一觉醒来，便继续追赶这个时代。行医之前，祁老师看到的是各色人等在这个社会的巨大压力下所付出的不懈奋斗和种种努力。其实我本人也是这样。

但做了医生之后，在人群当中我却每每看到的是在化妆品掩盖下的那一张张晦暗粗糙甚至带着痤疮的脸。出于职业习惯，我会经常思考他们的生活，也会反思我自己，除了工作压力之外，是否有着长期不当的饮食以及不当的生活方式呢？因为皮肤的背后往往隐藏的是身体上的问题。皮肤作为我们身体的外在表达，无时无刻不在传达着我们身体上的种种信号。那些暗黄的肤色，两颊的色斑，难以消散的痤疮等，其实都是在提醒我们，五脏六腑正在向我们发出求救信号，只是除此之外暂时还没有在身体上出现其他一些严重的不适，还不至于影响到我们的正常生活，所以我们往往会对它视而不见罢了。

青春期长的痘痘叫青春痘，成年人长的痘痘叫什么呢？西医是如何认识青春痘的？青春痘真的就是心火过旺了吗？

青春痘之所以有这样一个名字，那是因为它与青春有关，"恰同学少年，风华正茂"。但到了成年之后，也应该消逝得差不多了。所以，如果您已到中年，脸上还是痘痘不断，其实那就应该把它叫作痤疮了。西医还有一个名词叫毛囊炎，其实都是属于同一个范畴。我们的皮肤表面都是密密麻麻的毛囊，如果毛囊有了炎症，这种炎性反应就会侵蚀或者是损害毛囊，表现在皮肤上就会鼓起一个包来，随后这个毛囊可能会坏死，坏死之后，正常的皮肤就会下陷，形成一个小坑。

那从中医的角度来说，脸上的这些痘痘其实都是我们体内不当的致病邪气表现在了皮肤上而已。其实人体是很奇妙的，各种"紊乱"总是得找个出口冒出来。这就相当于我们用水壶煮水，当你不断给这个壶加热的时候，水就变成了水蒸气，这股气总要找地方冒出来。你把盖子盖上，它就会从缝隙当中钻出来，对不对？就像我们吃水果的时候，看到苹果的表皮上有了一个小黑点儿，其实是它的里边出问题了。所以，从治疗的角度来说必须是从内部来治，而外治只是辅助而已。

很多人认为长了痤疮就是上火了，用专业术语讲那就是心火过旺了。但事实上，我发现很多长痤疮的人却往往都是脾胃湿热，同时肝气容易郁结。还有一部分人也并非心火过旺，反倒是心火不足。为什么这么说呢？咱们

举个例子，你是否会发现自己或者是身边的朋友脸上长了痤疮，同时又经常怕冷，尤其在冬天甚至四肢冰凉。这个时候如果你一味地清热解毒岂不是雪上加霜了！所以这些烦人的痘痘看似表现出来的症状是热，但这个热是有真假之分的，本质未必全都是热，尤其是对于成年人来说。

有了以上这些介绍之后，接下来祁老师就给各位详细地梳理一下当下很多成人长痘的成因和治疗的一些对策。长痘的各位同学可以对号入座，总有一个原因说的就是你。

本讲话题祁老师会详细解读导致青春痘发生的四种原因，除了身体原因之外，您是否能想到青春痘竟然还和性格有关系？针对不同的原因，祁老师会给出怎样的解决方案？

第一个原因其实是脾胃的虚寒。因脾胃虚寒，阳气不够，最终导致运化水湿的能力下降了。青春期长痘一般是因为体内的阳气比较充足，有力量将体内的垃圾通过长痘的方式排解出来。但过了青春期还在长痘，反倒是因为阳气不足了，不足以把体内的湿气给化掉，久而久之，湿郁化热而产生了痤疮。导致阳气不足最重要的一个原因就是过食寒凉或肥甘厚味的食物。

的确，按照中医《黄帝内经》的说法，男子在四八三十二岁之后，女子在四七二十八岁之后，人体的阳气已经到达了一个顶峰，接下来就要逐渐走下坡路了。这个时候脸上再长痘就要考虑身体内湿过重的因素了，尤其对于女性来说往往可能还会伴有妇科疾病，而内湿的根源往往就是脾胃的虚寒。对于这类人群，有的医生最常用的方子是附子理中丸，这个药也是祁老师之前提到过的一款非常常见的中成药，我本人也认可这个治疗思路。所谓"理中"，其实理的就是中焦的脾胃，用附子的阳气去振奋脾胃的阳气，来帮助运化体内多余的水湿，这个思路是非常靠谱的。但附子理中丸的药性是偏热的，如果有人吃了之后感觉上火了可以从小剂量开始，或者也可以选择一款药性相对平和的中成药——香砂六君丸。总之，附子理中丸和香砂六君丸这两款药都是从脾胃的根源入手来调理的。

第二个原因是生活方式不规律伴随性格上的不平和。有人说了，怎么生活方式不规律和性格不平和也能导致痤疮呢？其实还真是这样。我发现很多长痤疮的人都有一个共同的特点，生活方式很不规律，加班是常态，吃饭不按时，辛辣刺激胡吃海塞，伴随性格急躁，往往不能很平和地处理一些事情。所以，痤疮直接和人的性情有关，有什么样的性情最终会导致什么样的体质，进而会趋向于得什么样的病。从这个角度来说，对疾病而言，没有无原因的结果。说得狠一点，出来混总是要还的。

生活饮食上的不规律直接伤及的是我们的脾胃，所以，养好脾胃才是拥有健康皮肤的前提。而养好脾胃不仅仅是吃什么那么简单，更重要的是要给自己的脾胃一个晴朗发展的空间。同时，人活的就是一种心情，心情好了疾病一定会减少。举个简单的例子，各位会发现，热恋当中的男女总会显得充满了活力，面容也富于光泽一些。总之，生活方式不规律伴随性格不平和，导致的最终结果往往就是肝脾不和或者是肝郁脾虚，然后再郁而化热发出了脸上的痘痘。对于这类人群，祁老师建议吃一款中成药，叫加味逍遥丸，这是一个能调和肝脾的经典好药。

第三个原因是睡眠不好。要么是经常熬夜，要么是经常失眠。除了情绪不好的人容易长痘之外，睡眠不好的人同样容易长痘。我在临床当中的确发现，有的人脾气特别暴躁，这样的人得皮肤病的就比较多一些，一发脾气第二天病情加重了，或者是一熬夜病情加重了。其实人之所以需要睡眠，那是因为睡眠就相当于一个加油站，人不能一直奔跑，还是需要休息、需要恢复、需要加油的。所以，很多寒湿体质或者阳气不足的人，我在临床当中也都会尽可能地帮他们再安一下神，为的就是第二天阳气更好地生发。总之，对于长痘痘又经常熬夜的同学，您首先应该调整的是自己的睡眠。

第四个原因其实就是环境因素了。比如环境污染，雾霾天气，每天守着电脑所产生的辐射等。但这些因素不是本讲祁老师要探讨的，一是因为靠我们自身的力量很难去改变这些因素，比如让你每天不用电脑还能工作吗？二是因为这些因素在我看来并不是构成痤疮的真正根源，只能说是有一定的影响罢了。的确，如果各位留心观察身边的人，就会发现有的人的痘子又红又肿，有的人长痘的同时脸上泛油，有的人面色晦暗发紫，有的人皮肤很干，有的人局部还有脱皮现象，有的人只在固定的阶段、固定的位置去长痘。这说明青春痘是因人而异的，而决定性因素其实更在于自身的体质，治疗的关键应该是内调，内部环境改变了也就没有青春痘生长的土壤了。

面对此起彼伏的青春痘，到底是身体病了还是生命病了？针对容易长痘的人群，祁老师会给出怎样的小贴士？针对痤疮，祁老师又会给出怎样一个相对平和又通用的代茶饮？

通过以上的分析，我们可以得出结论，改善痤疮或者很多皮肤病其实都需要注意以下四点：第一是饮食，第二是情绪，第三是睡眠，第四是环境。当我们每天照镜子对着自己的皮肤很不满意的时候，我们看到的是除去装扮之后的真实，但更重要的是要学会如何去反思自己。孟子说，"行有不得，反求诸己"。意思就是当事情没有达到期望的时候，要从自身寻找原因。所以当皮肤出现问题的时候，我甚至会说这不是我们的身体病了，而是生命病了。我们更应该思考的是生命，是如何去热爱生命。

另外，对于容易长痘痘的人群，祁老师也给各位几个小贴士：

第一，饮食要尽可能地不贪凉，同时注意清淡一些。成年人的痤疮看上去像是热证，但实际上往往是本虚标实。另外，虽然说中医认为肺主皮毛，所以很多中医大夫在治疗痤疮的时候往往会走清肺热的路子。但各位想一想，肺的能量是谁给的？那首先是脾胃给的！因为肺在五行当中属金，脾在五行当中属土，土是生金的嘛。所以治疗的根源很多时候除了肺之外，还需要调理脾胃。

第二，建议各位要尽量少化彩妆。我不建议经常用粉底或彩妆，晚上建议大家用洁面乳清洗干净毛孔就可以了，如果需要的话可以适当用一点保湿水。

第三，春夏之季，要注意多运动，因为排汗就是清理体内多余湿热的简单方式。

第四，针对痤疮，祁老师再给各位一个自拟的相对平和又通用的代茶饮。生白术 20g，白芷 20g，荷叶 20g，把这三味药水煎代茶饮。为了调一下口味，你也可以适当地在里边加点冰糖。这个方子中，白术健脾利湿；白芷祛风散寒、消肿排脓，历来都被认为是美容养颜的主要材料；最后一味荷叶轻清上扬，可以清理一下浮在面部的湿热。有需要的时候可以把这三味药放在一起每天煮水代茶饮，喝上一段时间。

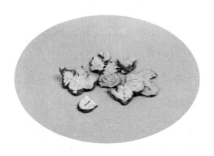

生白术

性味归经：苦、甘，温。归脾、胃经。

功效：补气健脾，燥湿利水，止汗，安胎。

白　芷

性味归经：辛，温。归肺、胃经。

功效：解表散风，通窍，止痛，燥湿止带，消肿排脓。

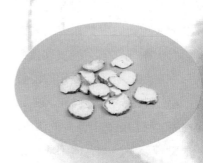

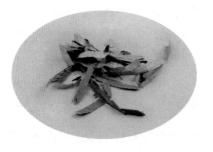

荷　叶

性味归经：苦、涩，平。归心、肝、脾经。

功效：清暑利湿，升阳止血。

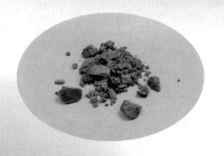

芦荟（汁液干燥浓缩物）

性味归经：苦，寒。归肝、大肠经。

功效：泻下，清肝，杀虫。

最后，祁老师不得不再提一下当下两个错误的认知。第一是得了青春痘之后一味地消炎或者是采用刮痧、放血等方法，其实这就相当于把本来就不足的人体正气给再次打压。值得一提的是，近年来含有芦荟成分的护肤品日益增多。其实从中医角度来说，芦荟同样是一味清热解毒的中药，属寒凉之品。对于很多湿性体质的人来说，用过之后，发现留下了痘印，且这些痘印发黑、退不掉，这些都是因为用了寒凉之品伤及了阳气。第二，一味地使用化妆品很多时候不但无效反而可能还会有害。如果里面还含有激素的话，可能还会出现面部汗毛加重、毛孔变粗等不良作用。所以说，治疗痘痘，内调才是正解。

好了各位，热爱生命的人不孤单，就让他们相遇在《中医祁谈》。本讲话题就到这里，接下来是咱们的互动答疑环节，我们来看看同学们都有什么样的留言。

祁营洲老师互动答疑区

熊猫宝宝：现在很多小孩子都肠胃不好，有的还便秘，去医院看，不管中医西医都会给开益生菌。您怎么看？这益生菌算不算西药？能长期服用么？

祁老师：这位同学说带孩子看病的时候不管中医西医都开益生菌，至少祁老师没有这么开过。我觉得也是因人而异，可能不同大夫对于用药的思路是不太一样的。

那咱们就先说这个益生菌。其实在我看来，益生菌本身没什么坏处，至少不至于产生太大的不良作用，它是通过补充人体的益生菌来平衡菌群的失调。但是，你说从治病的角度来说，益生菌对人体症状的改善究竟能起到多大的作用呢？在我看来，改善症状应该是有的，但对于本质上的治疗往往是起不到作用的。

295

举个简单的例子。比如现在有一块地缺水了，你给这个地方浇水，浇完之后，这块地当时就显得郁郁葱葱了，就不缺水了，但日后不浇水的话，它还是会干旱。那么彻底解决的方法是什么呢？于是就应了一句老话，"问渠哪得清如许，为有源头活水来"。你应该把源头的瘀堵给解决了，那么这个水自然就有了。对于孩子的肠胃也是这个道理，你只有从根本上让孩子的脾胃功能强健起来了，它自己能够运化了，这个时候自然就不需要益生菌了。

所以在我看来，益生菌是治标不治本的一个方法。

小苏：请问祁老师，生姜吃法分早晚吗？如果晚上也喝生姜红糖水，有没有问题？

祁老师：关于这个问题，我依然认为是很多人对于当今的生活太过较真儿。当然也是由于现在养生行业鱼龙混杂，很多人被不同的养生说法深深误导。比如说，有些人就说，夏天一定要吃姜，冬天一定要吃萝卜；晚上不能吃姜，否则赛砒霜等，这些不同的听起来非常吓人的说法，在我眼中，不仅是吓人，更是胡说。中华五千年文化流传下来的生活习惯竟然被误解到了如此地步，着实很让人痛心。

关于这个问题，我强烈建议提问的同学和其他感兴趣的同学，一定要回看一下《中医祁谈》第二十一讲节目，我在其中详细讲解了关于"冬吃萝卜夏吃姜"的含义。希望能够帮助你们拨开迷雾、拨乱反正。

《中医祁谈》第三十六讲：

一堆的胃药你吃对了吗（上）

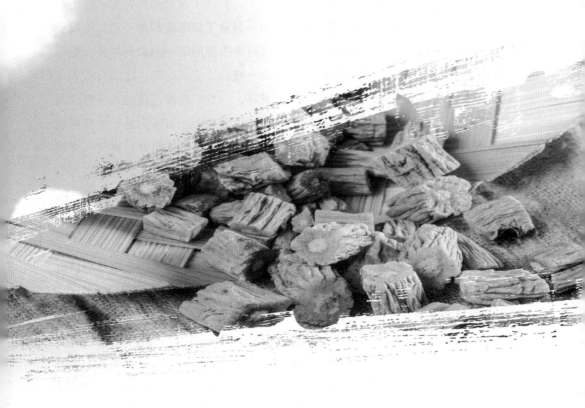

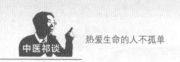

这胃酸了、胃胀了、胃痛了，您知道该怎么办吗？您的家中是否准备了一堆的胃药，但最终还是不知道如何下手？同样都是胃疼，但产生的原因却各有不同，您该如何正确地辨证论治呢？胃的实寒和虚寒有什么区别？对胃部不适该如何正确认识？本讲话题中祁老师又会给出怎样不同的治疗对策？那么，为了身体的健康，我们该如何关照好自己的胃呢？

话说我经常会遇到一些胃部不舒服的病人，同时，我发现一个很奇怪的现象，现在很多人的家中都常备一堆的胃药，但当胃真的不舒服了，却又不知道该吃哪一个了，或者是吃了药也没有管用，最后还是得来看大夫。其实胃不舒服倒也很常见，我们都知道，人体营养物质的摄入和供给都离不开胃的消化，所以胃是人体非常重要的器官。但也是非常容易出现问题的器官，比如说，胃酸、胃胀、胃痛等是很多人经常会遇到的问题。各位面对家中常备的一堆被称之为胃药的各类药品，是否无从下手呢？那本讲话题祁老师就要详细地跟各位来聊聊如何正确地辨证论治，选择正确的胃药。

坦白地讲，作为人体的主要消化器官，脾胃是一天 24 小时从早到晚工作不停，可谓是劳苦功高。但却常常

因为吃多了、吃得不对、受凉了、生气了、上火了等对脾胃关爱不够的原因而导致了胃部的种种不适。所以引起胃部不舒服的原因会有很多，绝不能一概而论胡乱吃药。比如有些人是胃寒，一受凉就疼，有些人是胃部发热还泛酸烧心，有些人是一生气胃就疼，有些人是暴饮暴食后胃又胀又疼等。所以同样是胃部不舒服，病因却是各不相同，咱们不能随便吃药，所以祁老师必须要分门别类地教给大家如何正确认识自己的胃。

首先跟各位分享的是寒邪犯胃型的胃病。之所以起寒邪犯胃这个名字，就是为了方便大家归纳记忆。这种类型的人群，遇到寒冷的天气或者吃了什么寒冷的东西，这胃部就开始不舒服了。很多时候表现为胃部疼痛，以及胃部具有寒凉感，这个时候很多人喝杯热水或者用暖水袋去捂一捂，症

状可能就会缓解一些。简单地总结一下，寒邪犯胃型的胃病就是感觉到胃部冷痛，遇寒会加重，遇热可能会减轻。从中医的病机角度来说，就是因为胃部受寒了，寒是主收引的，就相当于物理学中所说的热胀冷缩。寒主收引，导致胃部的气机不能舒展，从而引发了胃痛或其他不舒服的症状。所以对于这种类型的胃痛，我们就需要去温胃散寒、理气止痛。

针对受寒而引起的胃痛胃酸胃胀，祁老师将给出什么样的实效小药方呢？这只有两味药制成的良附丸，是怎样达到温胃散寒、行气止痛的功效呢？祁老师说，胃是很容易受到情绪影响的，为了我们的健康，应该做的是什么？除了良附丸之外，我们还可以选择什么同类的药品呢？

明白了这个机理之后，祁老师要推荐给各位的方法是，如果你的胃痛很轻微，可以喝一点生姜红糖水，因为生姜红糖水有温胃散寒的作用。其实这个是大家都知道的生活小常识。但如果你喝了生姜红糖水依然缓解不了，那就真得吃点药，祁老师推荐给各位的经典中成药叫作良附丸。

良附丸是一首经典的小方，它出自清代的一部名著，书名叫作《良方集腋》。单听这书名就知道这本书是很了不起的，可见古人对这些方子的珍视程度。良附丸当中只有两味药，分别是高良姜和醋香附。这是一首治疗寒邪犯胃、寒凝气滞的经典方子。方子虽然只有两味药，配伍却相当精妙。高良姜是大辛大热的药，可以祛寒湿、暖脾胃；香附能行能散，可以入肝经和三焦经，能够疏肝解郁、行气止痛。醋香附就是用醋炮制过的香附，中医认为酸味可以入肝，所以就更加强了它可以入肝行气止痛的作用。这两味药配伍在一起，一个散了寒邪，一个行了气滞，最终共同达到了温胃散寒、行气止痛的功效。所以，凡是因胃部受寒而导致的诸如像胃痛、胃酸、胃胀等不良症状的，都可以用良附丸。

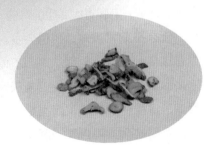

高良姜

性味归经：辛，热。归脾、胃经。

功效：散寒止痛，温中止呕。

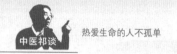

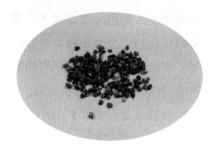

香　附

性味归经：辛、微苦、微甘，平。归肝、
　　　　脾、三焦经。

功效：疏肝理气，调经止痛。

良附丸原方做成的中成药，目前在全国各大中药店都可以买到，一般都是小水丸。祁老师建议每次吃 1 袋，每天早晚各服 1 次。在服药期间，饮食上要以清淡易消化的食物为主，同时要注意胃部的保暖，避免再次受寒。

祁老师不得不再次提醒的是，胃其实是很容易受到我们自身情绪影响的。所以，建议各位在胃部不舒服的时候要尽可能地保持心情舒畅，避免过激的情绪产生不良刺激。

另外，不得不说的是，良附丸是治疗寒凝胃痛的，并不适合因胃热而导致的疼痛。那这两者如何辨别呢？胃热疼痛的典型症状是胃部感觉到发热疼痛，同时还伴有诸如口干舌燥、口苦便秘等上火的表现。另外，良附丸中的香附能行能散，具有走窜之性，孕妇应当禁用。

最后，对于寒邪犯胃型的胃部疾病，除了刚才讲的良附丸之外，也可以选择另外一款药，叫作丁桂温胃散。这也是一款经典老药了，同样可以起到温胃散寒的作用，对于寒邪犯胃型的胃痛同样是有效的。

话说，这胃病有实寒就有虚寒，那么胃中虚寒的症状都有哪些呢？根据脾虚胃寒的病机，祁老师会跟大家分享一个怎样的经典方子呢？很多人夏天在空调房待的时间长就会拉肚子，从本质上来说，这类症状的根源是什么？

以上跟各位分享的是寒邪犯胃型胃病，这种类型说白了，脾胃本身是没有太大的问题，只不过是受了寒邪，或者是吃了什么寒凉的东西而突然出现的胃部不适，这种情况在中医当中我们把它叫作实证。有实就有虚，有实寒也就有虚寒，接下来祁老师就要跟各位分享一下脾胃虚寒型的胃痛。

什么是脾胃虚寒，各位会发现身边有这样一类人，他们从来都不敢吃什么凉东西，即使在炎热的夏天，像西瓜、雪糕等解暑的东西也是不敢吃的，否则就会觉得胃部不舒服。这种不舒服的感觉是胃部隐隐的疼痛，有时还会吐清水。同时这类人平时经常体倦乏力，手脚发凉，大便容易不成形，这些其实都是脾胃虚寒的典型表现。

我们再来解释一下脾胃虚寒的病机。一个是脾胃的气虚，一个是脾胃的阳气不足。明白了这两点之后，我们就应该想到，虚了就要去健脾胃，寒了就要去温中。所以在治疗的时候就需要温中健脾，和胃止痛。针对这种情况，祁老师要给各位推荐的一款经典中成药叫作附子理中丸。

附子理中丸是治疗脾胃虚寒的经典方子，为了说明这附子理中丸，我们必须要先说这理中丸。理中丸，来自于医圣张仲景《伤寒杂病论》当中的理中汤。由四味药组成，分别是党参、白术、干姜、炙甘草。其中党参性味甘温，是补气健脾的；白术性味也是甘温，是健脾燥湿的；干姜辛辣辛温，可以说是治疗胃寒的专药了。这三味药放在一起，一补一燥一温，最后再加上甘草来调和诸药，共同达到了温中健脾的作用，所以这个方子的名字叫理中汤。

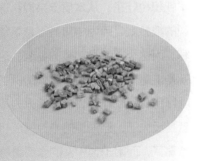

党　参

性味归经：甘，平。归脾、肺经。

功效：益气，生津，养血。

- -

生白术

性味归经：苦、甘，温。归脾、胃经。

功效：补气健脾，燥湿利水，止汗，安胎。

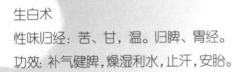

- -

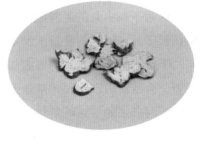

干　姜

性味归经：辛，热。归脾、胃、心、肺经。

功效：温中散寒，回阳通脉，温肺化饮。

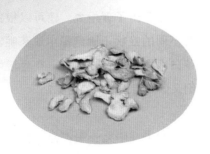

- -

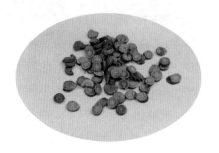

炙甘草

性味归经: 甘,平。归心、肺、脾、胃经。

功效: 益气补中,缓急止痛,祛痰止咳,调和药性。

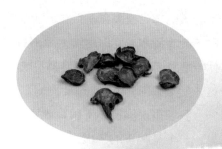

制附子

性味归经: 辛、甘,热。有毒。归心、肾、脾经。

功效: 回阳救逆,助阳补火,散寒止痛。

附子理中丸就是在理中汤的基础之上又加了附子这味药。说到附子,可是大辛大热之品。在《本草正义》当中就说到附子"其性善走,故为通行十二经纯阳之要药,外则达皮毛而除表寒,里则达下元而温痼冷,彻内彻外,凡三焦经络、诸脏诸腹,果有真寒,无不可治"。所以你会发现加入附子后这附子理中丸的温胃之性才是真的更强了,它针对的就是那种脾胃虚寒、手足不温等症状。脾胃虚寒更有甚者,会经常出现腹泻,常年大便不成形,泻出去的东西经常都是吃进去的原形,这在中医当中叫作"完谷不化",就是粮食原样被排出来了,好像是胃肠一点消化作用都没起到,怎么进来的就怎么出去的。而且肚子还经常会怕冷,即便是在夏天,这边出着汗,那边还得保护着肚子。

很多人夏天在空调房中待时间长了就想拉肚子。从本质上来说,这些表现的根源就是因为中焦甚至是下焦的虚寒。而这个虚就是功能的萎缩,这个寒就是能量的不足。举个简单的例子,这就好比是一个灶台,下面的火力不足或者是没火了,这锅里的米饭就没有办法煮熟了,而附子理中丸的作用就仿佛是在灶台的下面加了一把火。

有人问,如果吃附子理中丸上火了该怎么办?祁老师会给出什么样的巧妙对策呢?针对脾胃虚寒引起的胃病,除了附子理中丸,还可以根据哪些不同的症状正确选择中成药呢?参苓白术丸和黄芪建中丸,在生活中我们又该如何正确地使用呢?

附子理中丸一般都是大蜜丸,常

规情况下祁老师建议一次吃1丸，一天吃2次。但附子理中丸毕竟药性比较温热，很多人在服用的过程当中可能会出现上火的症状，对此祁老师提出的破解方法是：第一，可以减少用量。比如可以一次吃半丸，或者一天吃1丸。第二，可以选择适量生栀子来泡水。生栀子也是一味非常好的草药，药房都可以买到。因为栀子的药性是偏寒性的，它可以清泄三焦，用生栀子适量泡水来送服附子理中丸就可以减轻热药带来的上焦之火。

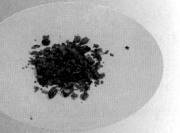

栀 子

性味归经：苦，寒。归心、肝、肺、胃、三焦经。

功效：泻火除烦，清热利湿，凉血解毒，消肿止痛。

对于脾胃虚寒型的胃病，除了我们刚才讲的附子理中丸之外，如果症状较轻，大家也可以选择另外一款药叫参苓白术丸。这款药也是健脾利湿的，同时还具有一些补益作用，经常用于那些表现为常年腹泻、大便不成形的脾胃虚寒证。除了参苓白术丸之外，大家也可以选择黄芪建中丸，这也是一款非常经典的中成药。但这款药更适合那些虚寒型的胃炎、胃溃疡、十二指肠溃疡等。而且，黄芪建中丸这个药的特点是以补为主，以温为辅；而附子理中丸则是以温为主，以补为辅。所以，各位可以量力而行。

以上祁老师详细地给各位讲解了因寒导致的胃病，分别从实寒和虚寒两个方面给各位具体分享了应该如何正确选择用药。那么，除了这两种情况之外，还有哪些需要我们去学习的胃病类型呢？且听祁老师下讲中继续分解。

好了各位，热爱生命的人不孤单，就让他们相遇在《中医祁谈》。本讲话题就到这里，接下来是咱们的互动答疑环节，我们来看看同学们都有什么样的留言。

祁营洲老师互动答疑区

雨林中的阳光：学习过祁老师讲青春痘的那一讲，长知识了，原来跟脾胃有关。请问祁老师，那鼻子经常出油也是跟脾胃有关吗？有没有好的办法能解决鼻子出油的问题呢？

祁老师：通常情况下，一般人都认为青春痘就是上火了，于是开始狂吃清热解毒的药。事实证明，这样的方法往往让很多人很受伤。祁老师要再次重申的是，长青春痘很多时候跟我们的脾胃虚寒是有关系的。这位同学可以再次回看祁老师讲青春痘的那讲话题，再次回顾一下为什么祁老师会强调脾胃和青春痘是有关系的。

另外，这位同学说鼻子经常出油也跟脾胃有关吗？鼻翼两侧这个部位从经络循行的角度来说和我们的胃肠道有密切的关系。比如说手阳明大肠经、足阳明胃经的循行路线就是从鼻翼两侧经过。所以说，鼻翼两侧的问题，诸如鼻子经常出油，或者鼻翼两侧出现的酒渣鼻等问题，往往在治疗期间都应该从胃肠、脾胃的角度入手，在我看来才是一个比较靠谱的治疗方法。

有什么样的方法来解决呢？我们首先要分析下为什么鼻子容易出油。这个油是什么？从中医角度说，这个油是一种湿热之象。那么湿从哪儿来的？湿就是从脾胃当中来的。因为脾胃是运化水湿的，当脾胃的功能差了，不能运化水湿，那么湿就存在体内了。存在体内之后湿郁化热，然后上蒸表现在鼻子上，可能就出现了鼻子经常出油，甚至可能会出现毛孔阻塞，进而可能会出现酒渣鼻等这样的情况。

有没有什么好的办法呢？如果真的是脾胃湿热所导致的，祁老师推荐一款中成药叫四妙丸，这是一款非常经典的健脾利湿的中成药。您买中成药时，千万不要只看中成药治疗的症状，说明书上可能会写着治什么腿、脚等一些症状，没写治鼻子。请记住，中医看病，看的是整个中成药组成的药物成分究竟有什么样的功效，凡是能够治疗这个证候而不是症状的都是适用的。大家要明确，证候和症状这两个词可是完全不同的。所以说，中医看中成药看的是证候，而不是一味地盯着症状。

小红花：现在很多大夫都很注重对脾胃的调理，发现祁老师也如此，这个切入点合理吗？

祁老师：我相信，不断反复收听《中医祁谈》的同学对中医的理解甚至对于生命的理解定有一个非常大的提升。

这位同学发现我特别注重脾胃功能的讲解。其实从中医的机理角度来说，脾胃是后天之本，气血生化之源。在我看来，从脾胃入手当然是一个非常好的切入口。但是，祁老师又不得不说其实这可能与个人的不同风格有关，不同的大夫治病的切入点可能是不一样的。

咱们举一个非常典型的例子，在金元时期中医历史当中出现了金元四大家。金元四大家治病的切入点真的就是不一样。比如说有补土派，还有攻下派。补土派就是治脾胃的，治病的时候先从脾胃来入手。比如，金元四大家的李东垣，是补土派的代表，他创立的补中益气汤就是从脾胃来入手的。攻下派顾名思义就是治病时往往会用到攻下的药物。你看一补一攻，这是两种不同的治病切入点。也就是说，不同的大夫在治病时相当于一个军师在排兵打仗时制定策略一样，也许有人从这个方向走，也许有人从那个方向走。总之，是否能做到殊途同归，这才是最终评判疗效的关键。

既然提到了金元四大家，就不得不提到一点。很多人总是认为，金元四大家这四位高手他们的治疗思路完全不同，有补土的，有泻下的。但其实，如果你要是详细了解的话就会发现，人家只不过是经常性地从这个方面来入手治病，但是这四位都是高手，他们都可以做到从人体的整体方面入手，帮他们那个时代的病人进行调理，并不见得补土派的李东垣就一定见人就补脾胃。也许，李东垣遇到一些需要攻下的病人也会采用攻下法，只不过是他经常会从脾胃入手而已。大家应该这样来认知一位大夫，这才是全面的。

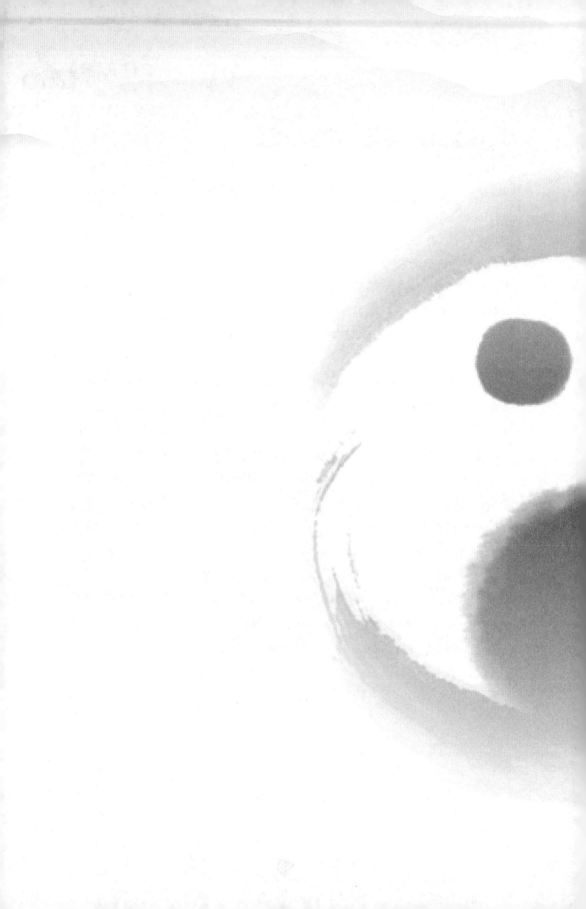

《中医祁谈》第三十七讲：

一堆的胃药你吃对了吗（下）

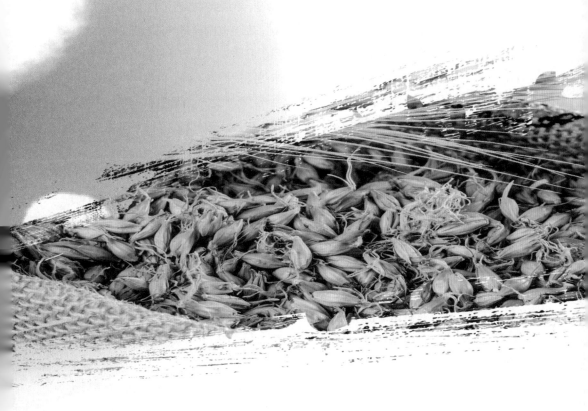

上讲话题中祁老师讲到了胃寒引起的两种胃病，那关于其他类型胃病的讲解大家是不是等着急了呢？胃寒会引起胃疼，胃热为什么也会引起胃疼呢？还有，有些人生气也会引起胃部不舒服，这其中的机理又是什么呢？除了胃寒、胃热、生气所导致的胃病，积食型的胃病同样是不可小视的，祁老师会给出怎样的讲解呢？针对不同类型的胃病，祁老师会分门别类地带给我们什么特别的实效对策呢？

在上一讲中，祁老师给各位详细讲解了两种不同类型的胃病，我们应该如何正确认识以及选择用药。大家也会发现不同类型的胃部疾病会有不同的病因病机，对应用药也就不同。本讲中我们继续讲解另外几种类型的胃病。

首先给各位分享的是胃热型的胃病。之所以叫作胃热型，是因为这类人群胃部常发热疼痛，甚至有一种灼烧感，喜欢喝点凉的，喝点凉的胃部就感觉舒服点，遇到热的就会疼得厉害一些。有时，有些人还会连着两肋跟着不舒服。同时，这类人群往往还会伴有诸如心烦易怒、口干口苦、大便干结、泛酸烧心等一系列上火的症状。从病机的角度来说，这种胃热型的胃病，大多都是由于肝火犯胃所导致的。各位听清楚，是肝火犯胃。因为从五行的角度来说，肝在五行当中属木，脾胃在五行当中属土，这肝木克了脾土。那针对这种情况，我们就应该

去泻火疏肝、和胃止痛，这里祁老师推荐的一款经典中成药叫左金丸。

左金丸同样是一首经典小方，它来自于名医朱丹溪的《丹溪心法》。说到朱丹溪就不得不说，他是中医历史当中金元四大家之一，他留下一本书叫作《丹溪心法》，书中记载有这首非常经典的名方左金丸。左金丸只有两味药组成，黄连和吴茱萸。原方当中黄连和吴茱萸的比例是6:1，这两味药的配伍同样是非常的精妙。其中黄连是苦寒的，既能清肝火又能清胃热，可以说是标本兼顾，一举两得；吴茱萸的药性辛温，既可以疏肝理气，又能够制约黄连的苦寒之性。所以这两味药配伍在一起辛开苦降，肝胃同治，最终使肝火得清、胃气得降，对于那种胃脘部灼热疼痛、呕吐泛酸、口苦这一类的脾胃疾病都可以使用。我们在药店当中买到的左金丸一般都是水丸，建议大家每次可以吃1袋，一天吃

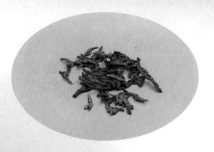

黄　连

性味归经：苦，寒。归心、肝、胃、大肠经。

功效：清热燥湿，泻火解毒。

吴茱萸

性味归经：辛、苦，热。有小毒。归肝、脾、胃、肾经。

功效：散寒止痛，温中止呕，助阳止泻。

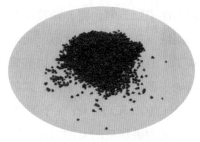

2次。但不得不说的是这个方子的药性的确是偏寒凉，所以对于那些脾胃虚寒，大便容易溏稀的人群是不太适合服用的。

另外，对于胃火型的这种胃病，除了左金丸之外，如果症状比较严重，比如有的病人两肋胀痛，同时急躁易怒，胃痛伴随不停地打嗝，这个时候就需要加大疏肝和胃的力度了，可以选择另外一款中成药叫作加味左金丸。这加味左金丸就是在左金丸的基础之上又加入了更多疏肝理气的成分。

您知道吗，除了这胃热导致的胃病，生气也会引起胃疼，这其中的机理您知道吗？在生气型的胃病中，祁老师会讲解肝和脾之间有什么样的密切关系呢？针对生气型的胃病，祁老师会推荐什么样的实效中成药呢？

说完肝气犯胃所导致的胃火型胃病，我们再来说说这生气型的胃病。为什么要起个生气型胃病的名字呢？那是因为祁老师的确发现，生活中有些人一生气胃部就又胀又痛，尤其是吃饭后更觉得胃部发胀，还会经常出现打嗝的情况。更有甚者，连及两肋都会疼痛，而且很多人的疼痛还会游走不定，这儿疼一下那儿疼一下。总之，就是情绪不稳定的时候就会胃部不舒服，胃痛、胃酸、胃胀都可能会出现。这种情况从中医的机理角度来说，其实也属于是肝气犯胃。因为肝主情志，当情志不畅，肝气郁结，肝木就克了脾胃的土。生气型胃病的疼痛感和刚才讲到的胃热型胃病相比，由于生气型胃病还没有化火，胃痛的性质不至于是灼热疼痛。大家明白了这个轻重之后，对于生气型胃病我们就需要去疏肝理气、和胃止痛。针对这种情况，祁老师推荐给各位的中成药是胃苏颗粒。

胃苏颗粒，单看这名字就能大概明白这款药的主要用途了，就是让你的胃部功能重新苏醒。胃苏颗粒由八味药物组成，在此祁老师就不一一进行讲解了，但重点要给各位来讲解其中的两味主药，紫苏梗和香附。紫苏梗可以理气宽中、和胃止痛；关于香附，我们在上讲中讲解良附丸的时候就详细说过，具有疏肝解郁、理气和胃的作用。总之，你会发现，胃苏颗粒对于生气型的胃痛来说是一款非常具有代表性的中成药。服用的时候建议每次1袋，一天3次。

另外，生活当中除了胃苏颗粒之外，我也推荐柴胡疏肝丸或者是气滞

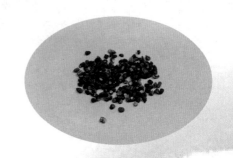

香　附

性味归经：辛、微苦、微甘，平。归肝、脾、三焦经。

功效：疏肝理气，调经止痛。

- -

胃痛颗粒这两款中成药。这两款中成药和咱们刚才所分享过的胃苏颗粒都属于同一类中成药。

什么是积食型的胃病？具体的症状有哪些？我们该如何具体判断呢？金元四大家之一的朱丹溪留下了什么经典的方子可以让我们使用？如果除了要消积导滞，还要清利湿热，我们又该选择哪一款中成药呢？

讲完了以上两种类型之后，我们就得说说这积食型的胃病了。之所以祁老师把它叫作积食型的胃病，就是为了要向各位说明这就是吃出来的痛苦。比如很多人暴饮暴食之后，吃了太多消化不了的，堵在胃肠道当中，最终导致胃部胀满疼痛，或者出现呕吐泛酸，或者腹泻等情况。并且吐出

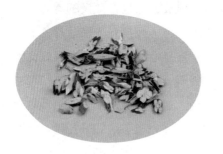

紫苏梗

性味归经：辛、甘，微温。归肺、脾、胃经。

功效：宽胸利膈，顺气安胎。

- -

来的东西往往是没有消化的食物，气味也是相当难闻，吐完之后胃部会感觉舒服一些。至于腹泻往往都是泻前腹痛，同时肚子还会有响声，拉出来的大便也像臭鸡蛋一样，泻后肚子也同样会舒服很多。这种症状从中医的机理角度来说该怎么解释呢？中医有句名言说得好，叫"饮食自倍，肠胃乃伤"。什么意思呢？就是因为饮食过度了，脾胃就容易受伤。所以要想消除这种积食所导致的像胃酸、胃胀、胃痛等症状，那我们就必须要消食、导滞、和胃。

针对这种情况，祁老师推荐给各位的经典中成药叫作加味保和丸。您一听这个名字应该也就知道了，既然是加味保和丸，那么它应该是在保和丸的基础之上进行了加味而成。加味保和丸的主要成分也是来自于《丹溪心法》，下面咱们先具体讲讲《丹溪心法》中的保和丸。

说到保和丸，它是由山楂、神曲、莱菔子、陈皮、半夏、茯苓、连翘等药物组成。山楂，大家非常熟悉，酸酸甜甜的，能够消一切饮食积滞，尤其擅长消因肉食或者是油腻的食物所产生的积滞，这是我们大家非常熟悉的；神曲消食和胃，尤其擅长消那种酒食等饮食的积滞；莱菔子就是大家所熟悉的萝卜籽，它能够下气除胀，尤其擅长消那些面食或者是痰气积滞；至于接下来的陈皮、半夏、茯苓这三味药放在一起其实是中药方剂当中二陈汤的主要成分，具有燥湿化痰、理气和中的作用；另外，积食容易生湿生热，所以比较妙的是用上一味连翘，起到清热散结的作用。你会发现，这些药搭配在一起，共同起到了消食导滞、和胃止痛的作用，可以使积食消化、胃气平和，所以命名为"保和"。凡是因为那些饮食不节，暴饮暴食而导致的胃胀胃痛、消化不良、泛酸烧心、呕吐等情况，都可以用加味保和丸来治疗。

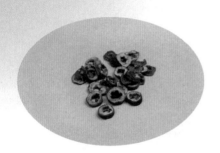

山　楂

性味归经：酸、甘，微温。归脾、胃、肝经。

功效：消食化积，行气散瘀。

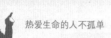
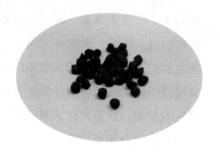

焦神曲

性味归经：甘、辛，温。归脾、胃经。

功效：消食和胃。

莱菔子

性味归经：辛、甘，平。归脾、胃、肺经。

功效：消食除胀，降气化痰。

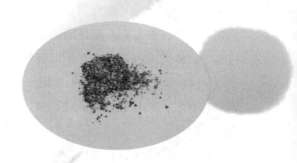

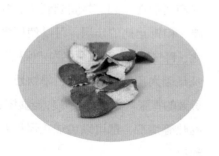

陈　皮

性味归经：辛、苦，温。归脾、肺经。

功效：理气健脾，燥湿化痰。

清半夏

性味归经：辛、温。有毒。归脾、胃、肺经。

功效：燥湿化痰，降逆止呕，消痞散结；外用消肿止痛。

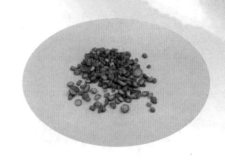

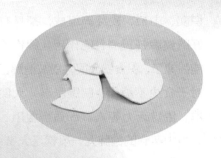

茯苓

性味归经：甘、淡，平。归心、脾、肾经。

功效：利水渗湿，健脾安神。

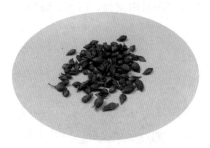

连翘

性味归经：苦，微寒。归肺、心、胆经。

功效：清热解毒，消痈散结，疏散风热。

大家在市面上买到的加味保和丸一般都是小水丸，祁老师建议每次吃1袋，一天吃2次。但不得不提到的是加味保和丸这款药具有一定的攻伐力量，也就是它往下行的力量稍强，所以只针对饮食不节引起的积食证。而对于那些诸如食少腹胀、大便溏薄、倦怠乏力的脾虚人群，就不太适合服用这款药了。

如果是消化不良、胃胀腹胀等并不严重，吃点开胃消食的大山楂丸也可以。大山楂丸也是一款非常经典的中成药，很多药店当中都可以买到。而如果症状比较严重，比如有的人已经发展到脘腹胀痛，不思饮食，还有人大便秘结，或者是出现下痢泄泻，舌红苔黄腻等症状，这就是因为饮食

内停，进一步生湿生热所导致的。这时不仅要去消积导滞，还要清利湿热，所以加味保和丸的药力就会显得不足了，祁老师推荐大家可以选择另外一款中成药叫作枳实导滞丸。这款药同样也可以在各大药店买到。

孩子平时脾胃虚弱，脾胃运化能力不好，吃些东西就很容易积食，该怎么办呢？健脾丸和人参健脾丸都适合哪些人服用？对于脾虚症状较严重的孩子，服用哪款中成药效果会更好呢？

讲完了这几款中成药之后，祁老师还不得不提到的是，在临床诊疗当中一部分病人总是会问我，说自己或是孩子平素都是脾胃虚弱，脾胃的运

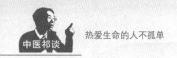

化能力不好，所以吃点东西就很容易积食，这种情况该怎么办呢？针对这种情况，要想从根本上治好脾胃，就要做到两点，一是要健脾，二是要消积。所以祁老师推荐大家可以经常服用的中成药是健脾丸或者是人参健脾丸。这两款药方都是由党参、白术、陈皮、枳实、山楂、麦芽等组成，都具有很好的健脾开胃消食的作用。脾胃的功能强健了，积食就会很容易被消解了。对于食少不消化、脘腹胀满、大便溏薄、倦怠乏力等人群都适合服用。药店当中买到的健脾丸一般都是大蜜丸，建议每次吃 1 丸，一天可以吃 2 次。

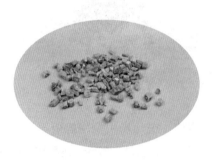

党　参
性味归经：甘，平。归脾、肺经。
功效：益气，生津，养血。

生白术
性味归经：苦、甘，温。归脾、胃经。
功效：补气健脾，燥湿利水，止汗，安胎。

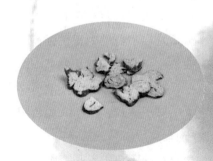

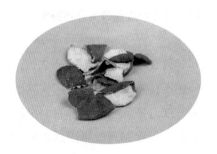

陈　皮
性味归经：辛、苦，温。归脾、肺经。
功效：理气健脾，燥湿化痰。

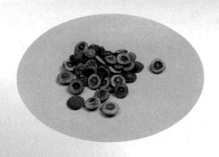

枳 实

性味归经：苦、辛，微寒。归脾、胃、大肠经。

功效：破气除痞，化痰消积。

山 楂

性味归经：酸、甘，微温。归脾、胃、肝经。

功效：消食化积，行气散瘀。

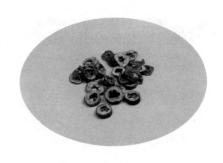

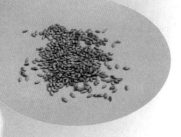

炒麦芽

性味归经：甘，平、微温。归脾、胃、肝经。

功效：消食健胃，回乳消胀。

讲完了健脾丸，细心的人就会发现，其实健脾丸和刚才所讲过的保和丸这两款药看似相同其实用药有别。它们都可以治疗饮食积滞，但保和丸的作用是以消为主，就是以消导为主，向下的力量为主；而健脾丸是治疗脾虚而导致的饮食积滞，它的功效是消补兼施，以补为主。总结这两款药，一个是以消为主，一个是以补为主。各位可以量力而行，选择更加适合自己的中成药。

如果说脾虚的症状比较轻，您也可以吃点健胃消食片，这个药也倒是可以。但如果说脾虚的症状比较严重，比如说有些人出现了诸如厌食、面黄肌瘦、容易拉肚子等症状，也可以用

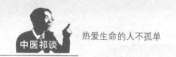
另外一款中成药叫作启脾丸或者是启脾口服液，效果会更好一些。

通过这两讲话题，祁老师重在教会大家根据自己的个体情况，首先对自己的胃病进行一个相对明确的判断，进而正确地选择不同的胃药。讲解的内容很多，推荐的药品也很多，希望大家要反复学习加以消化吸收。当然，祁老师更加希望各位都能拥有一个健康的胃。

好了各位，热爱生命的人不孤单，就让他们相遇在《中医祁谈》。本讲话题就到这里，接下来是咱们的互动答疑环节，我们来看看同学们都有什么样的留言。

祁营洲老师互动答疑区

了妄唯真：请问祁老师，我一个朋友一受凉或者吃凉的就手掌发黄，看唇色比较深，像是脾胃的问题，她自己也说脾胃不好。但手发黄我想是不是还有肝胆的问题呢？麻烦祁老师解答一下，多谢老师！

祁老师：现在已经是我们的第三十七讲了，对于一直坚持学习的同学，相信对于中医的整体认知也会不断地提高，因为我发现有些同学提的问题已经是站在分析中医机理的高度了，这非常好！接下来祁老师就针对这位同学所提出的问题分析一下。

这位病人一受凉或者吃点凉的东西就手掌发黄，唇色加深，像是脾胃的问题。祁老师在临床当中面对这样的情况，我的第一反应也会考虑到是脾胃的问题，并且，我会考虑到可能是脾胃的虚寒。为什么呢？因为一受凉或者吃点什么凉的东西就会出现手掌发黄，唇色也比较深。那为什么会唇色比较深呢？中医讲，脾开窍于唇，如果虚寒的话，这个时候可能会导致唇色发暗、发紫等。当然，单纯看唇色的发暗、发紫，我们也要考虑到可能是心脏的问题。

另外，手掌是发黄的。黄色是归脾胃，在五行中对应土，比如说某个人脾胃不好，就会面黄肌瘦，所以黄色经常是和脾胃相关联。另外，发黄的部位是手掌。通常情况下，手掌应该指的是掌心，而掌心是属于手厥阴心包经，再结合唇色发暗，我们除了考虑脾胃虚寒之外，也的确需要考虑这个病人的心脏是不是也有点儿问题。

当然，这位同学也说到了是不是肝胆还有问题。如果要从心和脾两个角度去治病和思考的话，你当然可以考虑到和肝胆的关系。为什么呢？因为肝胆和脾胃之间的关系是密不可分的，我也反复地讲过，肝胆在五行中属木，脾胃在五行之中属土，木是克土的。所以，我们很多时候在治疗脾胃疾病的时候，从肝胆的角度入手是完全可以的。

总之，这个问题提得非常好。在我看来，很多同学在反复学习《中医祁谈》之后，会在具备了中医基本素养的基础上再去思考一些不同的病症。所以说这位同学的问题问得很好，我必须要回答一下。

意莫浓：祁老师，通过《中医祁谈》觉得您特别注重脾胃保养！请问祁老师，艾灸适合调理脾胃吗？艾灸调理需要辨证体质吗？什么样的体质不适合艾灸？市面上有许多艾灸贴，靠谱吗？自己在家施灸可行吗？

祁老师：这位同学似乎问了很多很多的问题，打了很多的问号，但其实归结到一点就是该如何认识艾灸。

其实，中医当中有很多不同的治疗方法，比如说吃药是一种治疗方法，针刺也是一种治疗方法，刮痧也是一种治疗方法，拔罐也是一种治疗方法，艾灸也是一种治疗方法。但既然说到了这个治疗方法，在祁老师看来，在这个世界上没有任何一种方法是万能的，包括任何医学都不能保证是可以

包治百病的。你说我们一直在讲中医、学中医，中医包治百病吗？祁老师认为，中医是不能包治百病的。任何一种治疗方法应该都有自己的缺陷，这个世界上没有百分之百完美的东西，所以每一个人在学医过程中重在集众家之所长。另外，要深层次地理解整个身体、生命与天地自然的关系，在我看来这才是中医教给我们的真正伟大的智慧。而不要一味死板、僵化地去学习一个所谓的治病方法。

艾灸适合调理脾胃吗？在我看来，在一定条件下当然适合。需要辨证论治吗？必须要辨证。没有任何一个方法是放之四海而皆准的。所以，你问我关于艾灸的治疗，大致上来说艾灸是用艾草做的，通过灸火的方法治疗，所以说，艾灸的整个治疗方法相对来说是偏温热的。于是，我们可以得出一个结论，艾灸是针对那些寒性的、虚性的，或者叫虚寒性的体质相对比较合适一些。对于那些阴虚火旺的、阳盛的人群，在我看来，都不太合适。

概括性地解答你所有的问题，那就是艾灸不适合所有的人，艾灸也是需要辨证论治的。具体怎么操作是需要先对于自己的身体有一个更加明确的认识之后，再谨慎地实施。

另外，这位同学还说到，感觉我

特别注重脾胃的保养。当然这可能是一家之长，因为不同的大夫用药以及思考疾病的思路是不尽相同的，只不过我可能在临床当中，在认识疾病的时候，会特别重视脾胃。因为我觉得脾胃是咱们人体中焦的一个枢纽，脾升胃降相当于立交桥，脾胃的功能都正常了才能让全身上下这个整体的交通系统变得四通八达。但是，你会发现也有很多非常牛的老师以及一些大夫，也许人家治病的时候是从心来治，从肝来治，从肾来治，这都是不同的切入点。

总之，你会发现，中医治病就相当于一个军师作战一样。我们要去调动千军万马，那究竟如何排兵布阵，到底从东来攻打，还是从西来攻打，都因人而异。但最终是否能达到殊途同归，治愈疾病，这就要看不同大夫各自的智慧了。其实，中医到最后拼的并不仅仅是一种医术，而是一种智慧，是一种对生命、对天地自然的深层次的理解。这才是我认为中医学应该带给我们更加深刻的一些启发。

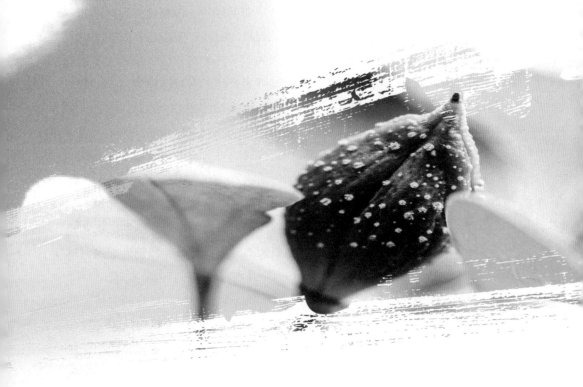

《中医祁谈》第三十八讲：

人间四月好春光，连翘花开正当时

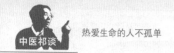
你是爱，是暖，是希望。你是人间的四月天！

人间的四月天，踏青的好时节，您是否注意到了那一树一树的花开？在公园里，几乎随处可见，你也许会误认为它是迎春花吧？但其实，它是连翘花。连翘花和迎春花有哪些区别呢？连翘这味中药，又有哪些药用价值？本讲话题祁老师会分享哪些单用一味连翘就可以解决的疾病呢？以连翘之心来反观自己的内心，我们又会获得什么样的生命启示呢？

每逢人间四月天，祁老师脑海中不禁会想到林徽因的诗句："你是一树一树的花开，是燕在梁间呢喃。你是爱，是暖，是希望。你是人间的四月天。"是的，在诗人的笔下这四月就是一树一树的花开，就是一种情愫的自然流露与表达。人间的四月天，踏青的好时节，相信各位也看到了一树一树的花开，但各位是否看到了那一树连翘花开呢？本讲话题祁老师就

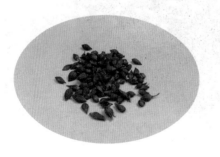

连　翘

性味归经：苦，微寒。归肺、心、胆经。

功效：清热解毒，消痈散结，疏散风热。

要跟各位好好聊聊一味非常应景的中药——连翘。

每到四月，满枝金黄、艳丽可爱的连翘，在公园、路边几乎是随处可见。因为对于连翘花来说，这些天可谓是盛开最灿烂的时候。连翘是一种落叶灌木，早春的时候，先开花，后长叶子，金黄色的花开满了枝头，在祁老师看来，这遍身黄金色的璀璨，根本不亚于桃花的粉红。

看到连翘花，很多人可能会和迎春花混淆，其实两者之间的区别还是很大的。那祁老师就特别为大家总结以下几点辨识技巧，一学就会。

第一点，连翘花盛开的时候比迎春花要稍晚一些，而且连翘花的枝条是浅褐色的，枝条粗大能长成树，枝叶是往上长的；迎春花的枝条是绿色的，且枝条是比较细的，枝叶是往下垂的。您看这第一点区别就非常明确。

第二点，连翘的花瓣长且略尖，一般是开4瓣，开放的时候整朵花形不会张得很开，而且几乎所有的花都是低着头开的。而迎春花的花瓣和整朵花形都是圆形的，类似于像梅花一样，花瓣是5到7瓣不等，而且最重要的是迎春花的花朵都仰头向上开的。这点区别也是非常明确。

第三点，连翘花的花瓣比较大，而迎春花的花瓣比较小。同时，连翘花它可以结果实，而迎春花我们发现很少有果实的。

第四点，也就是要跟各位分享的最后一点区别。如果折断它们的枝条，你还会发现，迎春的枝条中间是实心的，而连翘的枝条是空心的，也就是中空的。不过这一条技巧，建议各位一般不要再尝试了。为什么呢？因为当你已经爱上这花花草草的时候，你是不会忍心去折枝伤芽的！

连翘有着怎样的药用价值？为什么连翘会有"疮家圣药"的美称？名医张锡纯是如何解读连翘的呢？他的大作《医学衷中参西录》中又有什么样的真实医案供我们参考学习呢？

这连翘不仅是常见的观赏树木，而且还具有很好的药用价值。连翘的果实可以入药，是中医大夫手下经常使用的一味中药，药名就叫连翘。秋季是连翘果实的成熟期，其中白露前采的那些初熟的果实，颜色属于青绿色，我们称为青翘。寒露前采的那些已经熟透的果实，我们称为黄翘。药用的时候往往是以青翘为最佳，具体方法是把青翘采下来以后蒸熟晒干备用。

连翘味苦、性微寒，可以归心经、肺经和胆经，具有疏散风热、清热解毒、消痈散结的功效。很多中医皮肤科的大夫都是非常喜欢连翘的，因为它对于一些像疮毒、痈肿等皮肤疾患具有很好的疗效，所以连翘还有一个美称，叫"疮家圣药"。也就是说连翘对于那些外科长疮、长毒、痈肿之类的病症简直是一味圣药，所以叫"疮家圣药"。现代医学也通过实验证明了连翘的确具有广谱抗菌的作用，对于那些诸如金黄色葡萄球菌、贺氏痢疾杆菌等具有很强的抑制作用，对其他的致病菌、流感病毒、真菌等也都有一定的抑制作用。

现在很多的医生都常用到连翘，说到连翘也最容易让人联想到银翘散。说到银翘散，它是非常经典的名方，这首名方出自于清代名医吴鞠通的《温病条辨》。除了这银翘散之外，我相信很多人更加熟悉的一款中成药叫银翘解毒片，银翘解毒片当中也用到了连翘。但不管是银翘散，还是银翘解毒片，它们的主药都是具有清热解毒作用的金银花和连翘。而本讲中祁老师要给各位重点分享的是大家应该如何用连翘来对付一些家庭中常见的病症。

首先给各位分享的是单用连翘可以治疗外感风热。外感风热也就是感冒的风热阶段，那究竟该如何理解外感风热以及该如何具体治疗呢？我们来看民国时期的名医张锡纯对连翘的理解。说到张锡纯，这是祁老师非常崇拜的一位民国大师，我之前也反复地提到过名医张锡纯。名医张锡纯给后世留下了一部非常有名的著作，叫作《医学衷中参西录》，我也反复提到过这本书。单看这个名字就明白了，意思是学医的时候我们要忠于我们自己的中医，还要参照西医的某些方法。所以，张锡纯被誉为是中国医学发展史上开辟了中西医结合先河的第一人。

张锡纯在著作《医学衷中参西录》当中对连翘有详细的讲解。原文是这么来说的，"连翘诸家皆未言其发汗，而以治外感风热，用至一两必能出汗，且其发汗之力甚柔和，又甚绵长。曾治一少年风温初得，俾单用连翘一两煎汤服，彻夜微汗，翌晨病若失"。这个原文不大容易理解，我整体来解释一下。

第一句话中张锡纯说这个连翘，很多的医家"皆未言其发汗"，都没有说

连翘是可以发汗的，但其实在治疗外感风热的时候，"用至一两必能出汗"，说把连翘用到一两就能让人出汗。而且，"发汗之力甚柔和，又甚绵长"。讲完了这个机理之后，张先生还举了一个案例。他说自己曾经治疗一位少年"风温初得"，就相当于感冒的风热阶段。"俾单用连翘一两煎汤服"，就用了连翘一两，然后发现"彻夜微汗"，一晚上都微微地出汗。到第二天早上的时候"病若失"，这个病就好了。

我们来还原一下这则医案，说张锡纯曾经给一位年轻人看病，这哥们是风温初期，也就相当于是感冒的风热阶段。什么是感冒的风热阶段呢？比如会出现头痛发热、口干渴、咽喉痛等症状。最后张锡纯用连翘一两煎汤，这连翘一两也就相当于我们现在的30g。结果病人喝下去之后，一整夜都微微出汗，到了第二天这病就好了。所以张锡纯说治疗外感风热的时候连翘用到一两，也就是30g就能让人出汗。而且这个汗不是大汗，而是柔和地微微汗出。所以，通过这个案例我们就会发现，单纯用30g的连翘就可以治疗风热感冒，各位是否学会了呢？

为什么连翘还可以治疗皮肤瘙痒？那么它可以治疗什么样的皮肤瘙痒呢？李时珍说连翘是十二经疮家圣

药，他为何这么重视连翘呢？日本的汉方医学，在受到中国医学的影响下，都有哪些创新？在使用连翘上又有着什么样的独到见解呢？

其次要分享的是连翘可以治疗风热型的皮肤瘙痒。就是针对那些体内有热而又出现了皮肤瘙痒，或者同时有皮疹的症状。祁老师推荐的具体方法依然是用 30g 的连翘煎汤服用，皮肤瘙痒或皮肤上早期的疹子都可以消退。这背后的原理是什么呢？中医《黄帝内经》当中说得非常明确，"诸痛痒疮，皆属于心"。什么意思呢？就是说像皮肤瘙痒或长疮、长疖子等一些皮肤病，大部分都和心有关。而大家如果认真观察连翘的形状，你就会惊奇地发现，连翘的形状真的是状似人心。两片合成，轻清气浮，的确是一味可以泻心的妙药。

名医李时珍对连翘更是赞赏有加！他说连翘形似人心，两片合成，里面有果仁很香，是少阴心经、厥阴心包经气分主药。所谓诸痛痒疮，皆属于心，所以它是十二经疮疡的圣药，又清手足少阳、手阳明三经气分的热。上述文字大家即便似懂非懂，但至少可以明白，在李时珍的眼中，连翘甚至可以入人体十二经脉了。所以对于那些体内有热，而又出现了皮肤瘙痒

或同时有皮疹等症状的人，可以尝试用 30g 的连翘煎汤来服用。

接下来要跟各位分享的是还可以用连翘来治疗呕吐。连翘可以治疗呕吐最初来自于日本。中医学不仅是中国的传统医学，它还深深地影响到了周边的国家和地区，比如日本、韩国、朝鲜等。我们一般认为公元五世纪的时候，中国的医学由朝鲜传入了日本，从而成为日本汉方的起源。日本的汉方医学经过相对曲折的发展历程，对中医学既有继承，也有创新。而发现连翘的止呕作用就是日本的创新之举，因为就目前史料表明，中国历代医家的确没有记载连翘有止呕功效的说法。

据说在清代雍正年间，日本有一位著名的汉方医学家，叫香月牛山，写有一本书叫作《药笼本草》。书中明确记载，"大人小儿呕吐不止，可用连翘加入任何药方之内"。这历史又过了 200 年，日本另外一位汉方医学家叫作汤本求真，我们很多人可能听说过他，他写了另外一本非常有名的书叫作《皇汉医学》。这本书当中再次引用了香月牛山对于连翘止呕作用的论述。

祁老师也是深深感慨于日本这个民族对于中国医学的研究相当深刻。于是我在临床当中治疗一些呕吐的疾病时，就会在方子当中加入一味连翘，

发现效果的确不错。后来我曾尝试让有些不方便来就诊的病人单纯用一味连翘20～30g水煎代茶饮，我发现对呕吐的治疗也往往能取得比较好的效果。

从中医的角度来考虑，连翘的药性苦寒下降，能够清热泻火，能清胃热，而降上逆之胃气。但连翘应该适用于那些热证的呕吐，而对于那些脾胃虚寒或者是寒湿所导致的呕吐，在祁老师看来是不大适合的，这一点属于我的个人观点，供各位来参考。

祁老师作为一名医生，是如何看待花可观赏果可入药的连翘呢？当一碗汤剂下肚，药在肚中跟千万敌军相抗衡，又是怎样的一种情怀呢？当手捧外形如心的连翘去反观自己的内心，我们会有什么样的生命启示？

关于连翘，以上说了这么多，祁老师也特意分享了在家就可以操作的那些简易的方法。再次重申的是，连翘属于稍苦寒的药，单用连翘服用治病时，我的建议是中病即止，不建议长期服用。另外，服用过连翘的人应该都有所体会，连翘虽然有苦味，但苦味并不重，各位大可放心。

听完祁老师以上的种种讲解，在您游春踏青享受美丽自然风景的时候，我

相信您一定会注意到在您身边开着黄花的那些连翘了吧！也许大家看到连翘花开，是一种美的享受，但作为医生来说，其中的感情将会更为复杂。作为医生谁没用过连翘呢，如果当您用得得心应手，自然就对它有了一份特殊的情感。看到连翘花开，最后再看到连翘如心一样的外形，仿佛会感觉到它是忍着痛、忍着苦把美丽的身体弯成了一个心形，然后再以药物的形式谦卑地抵达每一个人的灵魂深处。

刚才咱们讲到，李时珍说它是十二经疮家圣药。各位，人体的十二条经脉，它竟然条条都能通到，也许这就是大自然赋予它最伟大的神通吧。于是连翘这个名字在祁老师看来也注定是中药当中的翘楚，至少，也是之一吧。

在我看来，连翘它是一味用心治病的良药。当风热外袭，一碗连翘汤送下，直到喉清目爽，微微发汗，不让这一股热风烟消云散誓不罢休；在我看来，它又是疮家圣药，仿佛率领着清热解毒的千军万马，与疮痈肿毒誓要大战三百回合，直到打得对方落花流水，方才收兵。花枝开满连翘藤，一条条细细的枝上，竟是千朵万朵的金黄，待花开再谢去，便是更让人震撼的一颗颗正在修行的心。四月春光无限好，庭院连翘金辉耀。各位，如

果你我能手捧着一颗颗如心的连翘再去不断反观自己内心的话，这样的生命该是多么的美好啊！

好了各位，热爱生命的人不孤单，就让他们相遇在《中医祁谈》。本讲话题就到这里，接下来是咱们的互动答疑环节，我们来看看同学们都有什么样的留言。

祁营洲老师互动答疑区

小居：请问祁老师，有一次您在互动答疑中说的中焦斡旋该怎么理解？

祁老师：中焦斡旋是我们中医学当中一个非常著名的，或者说非常固有的一个名词，咱们来解释一下。

中焦就是指人体的中焦部位，用脏腑来描述的话，它特指的是脾胃这一对脏腑。"斡旋"这两个字怎么理解呢？"斡"这个字是扭转的意思，"旋"也是旋转的意思。所以你会发现，斡旋就是不断地变化、旋转的过程。它是一个状态，甚至是一种动态的变化过程。那么中焦斡旋，指的就是中焦脾胃这一脏一腑特有的这种生理功能。那么脾胃有什么样的生理功能呢？简单地讲，脾主升清，胃主降浊，我们更为简洁地叫脾升胃降。清阳上升，浊阴才能下降。

我们还说，中焦脾胃就相当于人体气机升降、出入的一种枢纽。您看这个枢纽的作用就是为了让人体的清阳得升，浊阴得降。所以说，在中医学的术语当中，用了一个"中焦斡旋"把它很好地形容出来，来形容人体中焦脾胃这种功能的正常生理状态。

那在回答这个问题之后，你应该可以至少得出以下更深远的两个结论。

第一个结论，你发现中医学本身是具有非常浓厚的文字之美的一个医学。各位如果说对《黄帝内经》感兴趣的话，可以再翻翻《黄帝内经》当中的一些原文。你会发现《黄帝内经》看似是在讲中医学，但其实你先撇开中医学不谈，单看这个文字，你会觉得文字也是非常的优美。

另外，你在去感受中医、学习中医的过程中，一定要抱着一种动态、发展、变化的观点去理解人体，这就相当于用"中焦斡旋"这种动态的状态来形容人体脾胃正常的生理功能。如果你在学医的过程中死板地认识人体，这样的话就不太符合中医本身所渗透出来的一种哲学思想。

归一：祁老师，我特想听听您对中医的看法？它到底是个啥呢，它是

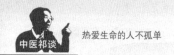

否真的神通广大，是否真的可以承载希望，它通向何处，又止于哪里？

祁老师：这个问题问得让我似乎一震，不敢回答。因为这个问题仿佛一下问到了哲学的高度，就相当于哲学的终极思考，我到底是谁？我为什么来这里？我要去向何处？但是，我又必须要回答这样一个问题，因为在我看来，中医的背后本身就是一种哲学思想，这是我在行医过程中以及讲课过程中一直反复去讲的一个理论。在我看来，中医本身就是一种哲学的思辨能力。它的背后，比如说它背后的阴阳理论、五行理论，它背后的精气学说，统统都是中国古代一些朴素哲学思想的具体体现，只是说体现在了人体的认知上。

这位同学问我它究竟是个什么东西。如果让我用非常简单的话来给你回答的话，还是那句话，我认为中医本身就是一种哲学的思辨。中医岂止是医！中医并不仅仅是在看病，中医更是要培养人们一种看待人体、看待生命，乃至看待世界万事万物的一种哲学思想。这是我的一个简单的回答。

如果这位同学觉得这个回答过于笼统，过于简单的话，那我更进一步的回复是：祁老师做《中医祁谈》的初衷，就是为了把中医的很多理念，在我看来是真正的中医的东西不断地分享出去。况且我现在做的是《中医祁谈》第一季，我一定会坚持至少做够一年。我强烈建议这位同学，可以从第一讲一直学习到最后一讲。我相信，这一年当中你应该能够感知到我对于中医的看法。我对中医的所有看法都渗透在我的每一讲中。

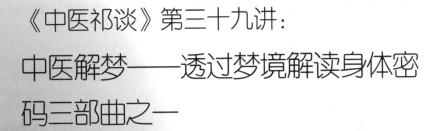

《中医祁谈》第三十九讲：

中医解梦——透过梦境解读身体密

码三部曲之一

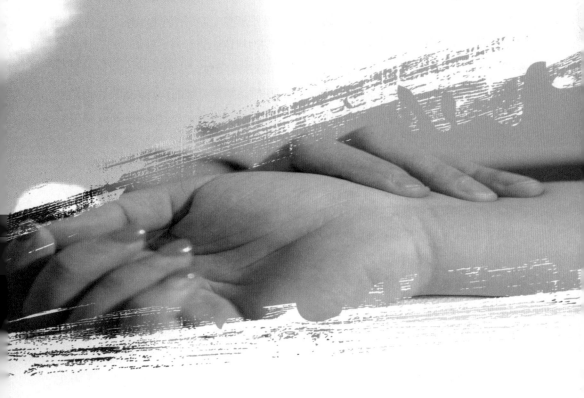

这俗话说，日有所思，夜有所梦。我们人体到底为什么会做梦呢？我们的梦境和身体会有什么样的内在联系呢？解梦是属于封建迷信还是有一定的科学依据呢？中医解梦是如何更理性地透过梦境来解读身体密码的呢？什么样的梦境具有一定的诊断意义？本讲话题中祁老师通过详细解读《黄帝内经》段落原文，会带给我们怎样的中医解梦呢？中医解梦的背后又体现着怎样的人与自然的整体观念呢？

话说每次门诊中都会有病人来求诊治疗睡眠的问题，我发现很多人倒不是因为睡不着，而是因为睡着了之后全是梦。想想也是，睡不着是挺难受的，但这睡着了如果经常做梦也挺烦。不过如果你经常做的都是美梦的话，你还会来找祁老师求诊吗？另外找我看过诊的一些病人也都知道，我经常会根据当下身体的情况帮大家去推测一下您大概会做什么类型的梦，或者是根据那些你忘不掉的梦境来反推一下身体的状况，往往在侥幸一语中的的时候让若干人惊呼神奇。其实这也并不是我个人的独创，因为中医老早就有解梦一说，比如中医《黄帝内经》中对梦的内涵与梦的解释，更早于西方弗洛伊德千年以上。所以祁老师今天特制作《中医祁谈》解梦三部曲，把自己对梦的理解和体会通过以下三讲和盘托出。

但不得不提及的是，很多中国人往往把解梦走向了两个极端，一个全部归纳为封建迷信，一个是牵强附会、机械地对应。因此作为大夫的祁老师给各位讲解这解梦三部曲，要试图站在真正中医理论的角度来进行详细分析，希望能够带给大家更多理性的启发。

在讲解中医理论之前，先来普及一个西医常识。从西医角度来说，人的整个睡眠分为快波睡眠和慢波睡眠，其中快波睡眠又称为做梦期。所以其实每一个人在睡眠当中都会做梦，但这种梦往往是第二天醒来要么根本不知道自己做了梦，要么是知道做梦了但早已忘得一干二净。

而祁老师要和各位探讨的范围，是指根据那些你能记住的梦来推测你的身体状况。同时，古人认为人在子时到丑时之间，也就是晚上11点到凌晨3点，是我们普遍意义上所认为的深度睡眠状态，这个时候做的梦如果还能清晰记住的话，往往是有一定诊断意义的。因为这个时候，人的意识受白天的干扰会比较少，这时的梦往往会比较真实地反映人的情感和脏腑的状态。总之，深度睡眠下做的梦且能清晰记住的梦，具有一定的诊断意义。而浅睡眠状态下的梦，往往是日有所思，夜有所梦罢了。

中医是如何跳脱神鬼吉凶的思维模式来看待梦境的？《黄帝内经·灵枢·淫邪发梦》篇中是如何论述梦境和人体五脏虚实之间的关系呢？在梦里，梦到大水或者是大火，梦到自己会飞或者是坠落等，都提示着我们身体的哪些问题呢？

本讲中我们会讲解《黄帝内经》某个篇章中的一个段落，以中医特有的观点，来跳脱神鬼吉凶的思维模式，从生理和疾病的角度来对梦境做详细的论述。此段来自于《黄帝内经·灵枢·淫邪发梦》篇，是从阴阳脏腑虚实的角度来探讨梦境与身体的关系。

《黄帝内经·灵枢·淫邪发梦》篇中原文说："阴气盛，则梦涉大水而恐惧；阳气盛，则梦大火而燔焫；阴阳俱盛，则梦相杀；上盛则梦飞，下盛则梦堕；甚饥则梦取，甚饱则梦予；

肝气盛则梦怒；肺气盛则梦恐惧、哭泣、飞扬；心气盛则梦善笑恐畏；脾气盛则梦歌，身体重不举；肾气盛则梦腰脊两解不属。"

首先，我们来解释一下"淫邪发梦"这四个字。这里的"淫"是过分的意思，比如正常的风寒暑湿燥火，中医当中称为六气。六气是大自然中的正常现象，是人类赖以生存的自然环境。但如果六气太过，那就叫六淫了。因为这六淫会对身体产生不利的影响，于是就成了一种病邪，所以中医叫淫邪。淫邪发梦就是指身体之外的这些不良的因素，包括有形的、无形的，影响到人的身体之后会让人做各种各样的梦。所以淫邪发梦这一篇就是专题来给我们讲梦的。

接下来我们来逐一解析下原文。第一句话，"阴气盛，则梦涉大水而恐惧；阳气盛，则梦大火而燔焫"。这两句话其实是从整体阴阳的角度来说梦境的。阴气盛的时候，梦境中可能会有大水，比如自己在涉水过河，或者自己被大水淹没等。另外一个表现就是可能会梦到一些恐惧害怕的事情。其实各位会发现，水在阴阳属性上就是属阴的，恐惧害怕等情绪也是属阴的。那也就是说当人体阴气盛的时候，梦境中相对应的往往就是属阴的表现，也未必就一定是大水或者恐惧。接下来相反的，如果是阳气盛的时候，梦境中可能会出现大火或者是感觉到灼热。大火和热也就是属阳的表现。总之，这两句话说明了，当人体整体上阴气盛的时候梦境也会是偏于阴的表现，阳气盛的时候梦境也是偏于阳的表现。

接下来，"阴阳俱盛，则梦相杀"。就是说当阴盛、阳也盛的时候，就如同是二虎相斗，梦境中就可能会出现类似于打架或挥刀格斗的场面。

接下来原文说，"上盛则梦飞，下盛则梦堕；甚饥则梦取，甚饱则梦予"。这又从身体上下虚实的角度来解析梦境了。身体上半部分气盛的时候就可能会梦到类似于向上飞翔，趋向性向上的梦境；身体下半部分气盛就可能会梦到类似于向下坠落，趋向性向下的梦境。过饱或者是过饥，其实也是一种虚和实的状态。比如过于饥饿就可能会梦到向别人要东西，过饱的时候就可能会梦到给予别人东西等。其实这也就是通过梦境在寻求内在身体上的阴阳、上下、虚实之间的平衡罢了。

喜怒忧思悲恐惊，这个是中医所讲的七情。那么这七情在梦境中是如何体现的呢？这又反映了人体五脏具体出现了什么样的问题呢？在梦境里发怒您知道跟哪个脏器有关系吗？另外，在梦境中出现伤悲的场面这是哪个脏器出现了

什么样的问题呢？如果经常在梦中害怕又和心脏有什么样的联系呢？

以上是一个总述。原文接下来从五脏的角度再细说可能会出现什么样的梦境。我们来看原文，原文说："肝气盛则梦怒；肺气盛则梦恐惧、哭泣、飞扬；心气盛则梦善笑恐畏；脾气盛则梦歌，身体重不举；肾气盛则梦腰脊两解不属。"

首先，中医讲人有七情，就是七种不同的情绪或情志，分别是喜、怒、忧、思、悲、恐、惊。其中，怒对应的就是肝的情志，比如说肝火大的人会容易发怒，或者我们经常也说怒会伤肝。所以，当肝气盛的时候，在梦境中同样可能会出现发怒的表现。

悲对应的是肺的情志。比如《红楼梦》当中肺部有病的林妹妹就很容易悲伤。所以当肺气盛的时候，梦境中就可能会出现悲伤哭泣的表现。这里原文中的"恐惧"应该是照应了刚才咱们所讲的"阴气盛，则梦涉大水而恐惧"这句话。比如当肺中痰湿、阴邪偏重的时候，同样可能会梦到恐惧。这里原文当中的"飞扬"应该是照应了刚才祁老师给大家所讲过的"上盛则梦飞"这句话，因为肺在五脏中位居在上，所以当肺气盛也就是上盛的时候，就有可能会梦飞。

接下来我们再说这心。喜悦的喜对应的是心的情志，我们经常会说心生欢喜，心情好了就容易高兴喜悦，这个很容易理解。那相应的，在梦境中与心有关的梦境就有可能是"善笑"，也是开心喜悦。那至于原文中的"恐畏"二字，也就是恐惧害怕，对应的其实还是刚才咱们所讲的阴气盛会梦中恐惧，因为当心阳气不足，阴气就会较旺盛，我在临床中也经常发现这类病人会梦中害怕。

呼、笑、歌、哭、呻是中医所讲的五声，这五声在梦境中又会如何体现呢？当肾气出现问题的时候会导致什么样的梦境呢？梦与疾病的关系真的可以单纯一对一地解释吗？当我们的五脏偏虚时，又会出现怎样的梦境？

接下来是脾，从情志的角度来说，忧思伤脾，或者说脾不足的人容易忧思。但是当气盛的时候，脾在声音上表现为歌。说到声音，中医除了刚才所讲的情志之外还讲声音，中医认为五脏对应的有五声，这五声分别是呼、笑、歌、哭、呻，它分别对应的是肝、心、脾、肺、肾。这其中的歌就是对应的脾，所以原文中说"脾气盛则梦歌"。那么，"身体重不举"又该怎么理解呢？就是感觉到身体很重抬不起来。其实这就是当脾的运化能力不足，水湿内停，体内一派

湿邪过重的时候，就有可能会梦到"身体重不举"，那么这个时候就提醒我们需要赶紧地健脾运化水湿了。

最后是肾。"肾气盛则梦腰脊两解不属"，这句话该怎么理解呢？这个"解"就是解开的意思，"不属"是什么意思呢？就是不相连属，其实还是分开的意思。那"腰脊两解不属"也就是腰脊部位不舒服，感觉要分开了，不是自己的了。大家都知道，腰脊柱旁就是我们双肾所在的位置。当肾气盛的时候，不管是肾阳气盛还是肾阴气盛，都可能在梦境当中表现为腰部的不舒服。

总之，你会发现《黄帝内经·灵枢·淫邪发梦》篇中的这段原文，就是站在人体阴阳的角度来给我们说明了阴阳二气偏盛的情况下，可能会出现的梦境表现，细心的人应该会发现我们引用的这段原文中一共是讲了十二种情况。

当然了，梦是复杂的也是隐晦的，事实上梦与疾病也并非是这样单纯的一一对应的关系。但我们可以通过学习《黄帝内经》中古人对梦的认识，来增强对中医整体观念的把握。我们每一个人的生命并不是简单的肉体存在，我们的身体和精神、心理、情感等，彼此之间都有着非常密切的联系，由此我们可以来分析梦与健康之间的关系。

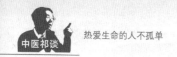

讲完人体气机偏盛的情况，如果是脏器偏虚的时候，又会是什么样的梦境呢？关于脏腑偏虚的梦境解读，且听祁老师在下一讲中详细分享。

好了各位，热爱生命的人不孤单，就让他们相遇在《中医祁谈》。本讲话题就到这里，接下来是咱们的互动答疑环节，我们来看看同学们都有什么样的留言。

祁营洲老师互动答疑区

翱翔子谦：请问祁老师，我的膝盖到了秋冬季节就很冷，嘴里很容易长溃疡，这是不是上热下寒的症状？有没有方法调理呢？谢谢！

祁老师：首先我们来分析一下这位同学提出的两个不同的症状。

第一个症状是一到秋冬季节膝盖就感觉到很冷。从中医的角度来说，我们是如何理解膝盖这个部位的呢？中医有一句名言为"膝为筋之府"，说我们的膝盖是筋骨所藏的一个府地。筋和骨的关系是什么呢？中医说肝主筋、肾主骨。所以，当膝盖出问题的时候，一般情况下很多中医大夫都会往肾和肝这两个脏腑的角度去考虑。

一到秋冬季节就很冷，我们的第一判断，就是认为肝肾不足了，或者说是肝肾下焦寒湿，所以才秋冬季节天气变凉时感觉很冷。但其实你会发现，还有些病人在夏天时依然会觉得膝盖是凉的，在我看来，同样是属于下焦寒湿过重，肝肾不足。

第二个症状，是嘴里还容易长溃疡。很多人认为长溃疡是上火了，但当今社会中，有相当一部分人的口腔溃疡并不见得是一味地清热解毒就能解决的，这就证明这个火不是简单的火，那这种情况是怎么一回事儿呢？这就照应了这位同学所说的上热下寒，其实上热下寒只是一个表现形式，经常表现为上面是热的，下面是凉的。但是为什么会出现上热下寒呢？其实说白了，就是上下之间阴阳交换气机不协调所导致的。

该怎么理解呢？下焦寒湿过重，导致上面的火潜不下来，然后虚火再往上飘。这个现象从中医《易经》角度来说，还有一个解释叫"水浅不养龙"。也就是说，龙应该是潜入水中，这是一个正常的现象。但如果说水浅了，这个龙就不能入水，虚火就往上飘了。所以说，上热下寒，虽然当今社会中有相当一部分人会出现这样的症状，但是具体的病因病机会涉及身体当中的多个脏腑。

在我看来这位同学的问题，非常符合上热下寒的证候。但是具体该怎么治疗，因为提供的信息相对来说比较少，我建议应该去找具体的大夫进行望闻问切、四诊八纲之后进行具体的调理。

回答了这位同学的问题之后，我也希望可以引申出更多的信息，其实上热下寒有些时候并不仅是一个身体的问题，它更是一个时代的病。为什么会有这样的人群，并且其中的年轻人越来越多，其实就在于我们的生活习惯，我们的心理压力已经让我们变得不能很平和地去生活，往往是心浮气躁，下边 hold（控制）不住，上面虚火飘，于是才出现了越来越多的上热下寒的症状。

所以祁老师通过回答这个问题，同时想提醒大家，中医看病并不仅仅只是看身体局部的病情，而要把人放在特定的天地自然当中，也就是人是处在特定的社会环境、心理环境和生活环境下。所以，在祁老师看来，治病并不仅仅是治身体，而是治不同时代下所产生的不同的社会现象。而上热下寒在祁老师看来，其实是一种时代病，是当今社会中很多人不能够很好地让自己的气机往下沉所导致的。

至少这是一个非常重要的原因，供各位来参考。

所以我们必须要得出的最后一个结论是，对于治病，有些时候吃药很关键，但同时病人自己调整自己其实也相当于是药。

叶子：请问祁老师，我舌苔白，后部有地图舌的现象，平时老感觉渴，可是喝点水后，又想上厕所，是不是肾阳不足啊？脸上也会冒痘，是不是虚火上炎引起的呢？有什么好的方法调理吗？

祁老师：这位同学判断自己为肾阳不足在我看来还是靠谱的。

首先，肾阳不足，阳不足则会出现寒象，阳虚则内寒。他的舌苔是白的，我们经常讲苔白主的是寒湿，况且后部还有地图舌的情况，地图舌指的是中焦之气不能很好地蒸腾到舌面上所形成的苔形。而且，舌的后部主的还是下焦肝肾的位置。所以，在我看来，这位同学的舌象情况，我同样会往下焦肝肾阳虚的角度去考虑。

同时，这位同学说到平时老感觉到渴，喝水之后总想上厕所，这明显就是一个肾阳不足、气化不够、水湿内停的表现。关于脸上会冒痘，是不是虚火上炎的问题。这是因为下面的肾阳不足，

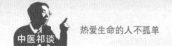

也就是相当于我们刚刚所回答的第一个问题一样，下面寒湿过重，阳气不够，虚火往上走，然后火下不来，虚火不能够很好地潜入到我们的下焦，所以才会导致虚火上炎，从而出现脸上长痤疮或痘痘的情况。我在往期话题中详细讲过青春痘的问题，这种情况千万不能一味采取清热解毒法来治疗，这个火是一种虚火而不是真正的实火。

针对这个情况咱们来综合分析一下，其实他的根源是在于肾阳不足。肾阳不足，但是上面还有虚火，我们该怎么办？我的建议是，对于这位同学，可以尝试吃一款中成药——金匮肾气丸。金匮肾气丸是一款经典老药了，刚好是补肾阳的。

但是金匮肾气丸在服用的时候有一个弊端，那就是相对来说药性是偏温热的，这个时候，你本身上面还有虚火，所以有可能在吃金匮肾气丸的过程中虚火会更旺了，怎么办呢？我有两个办法，第一个办法就是在服用金匮肾气丸的时候可以减少用量，比如说可以一天吃1次，或者按照说明用量减半服用。另外，在服用金匮肾气丸的时候，可以用生栀子这味药泡水送服，目的是为了用生栀子水清泻一下虚火。以上两种办法在我看来，是比较可行的。

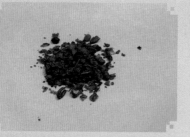

栀 子

性味归经: 苦，寒。归心、肝、肺、胃、三焦经。

功效: 泻火除烦，清热利湿，凉血解毒，消肿止痛。

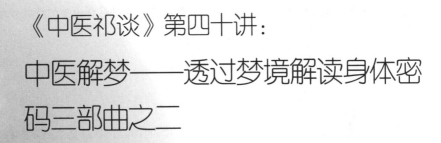

《中医祁谈》第四十讲：

中医解梦——透过梦境解读身体密

码三部曲之二

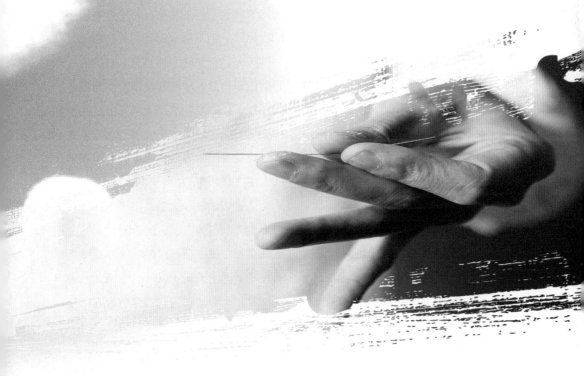

在上一讲中祁老师分享了透过梦境解读身体密码三部曲的第一部，大家觉得过瘾了吗？为什么说梦境是有真相的？我们又该如何透过梦境来探查真相呢？现实可能是做给别人看的，但是梦却是做给自己的，为什么说梦会比现实离真相更近呢？我们又该如何透过梦境去帮助自己推测自身的健康状况呢？上一讲中，祁老师分享了人体阴阳二气偏盛的梦境，那么五脏偏虚时又会出现怎样的梦境呢？

在上一讲中我们详细解读了《黄帝内经·灵枢·淫邪发梦》篇中的一个段落，从人体阴阳的角度来给各位详细讲解了阴阳二气偏盛情况下可能会出现的不同梦境表现，我们一共讲了十二种情况，很多同学反馈说很感兴趣，但又感觉很不过瘾，同时感觉到了原来梦中是有真相的。

是的，梦境中的确是有真相。电影《盗梦空间》当中有这样一个场景：小李子扮演的主角柯布以梦的形式进入到另一个角色的思想中，并且告诉对方说："我知道怎么样找到你脑子里的秘密，我清楚你所有的把戏！"电影展现的是一种奇妙的想象，但故事讲的是通过梦境来找到真实的秘密从而看到最终的真相。

的确，我们不得不承认，现实往往是做给自己，也做别人看的，或者对于很多人来说，现实是单纯做给别人看的，但各位，梦却是唯独做给自己的。因为梦代表了你的本心，是不能装出来的。另外，当下越来越多的人，白天过得很风光，一到晚上睡不着。有的人一睁眼就是事儿，一闭眼就是梦，而且做的还都不是好梦。从这个意义上来说，精神上的痛苦才是人类最大的痛苦。在祁老师看来，做梦太多并且做不了好梦的人往往是悲催的。

人在夜间熟睡之后，平日里理性的思维也都跟着休息了，这个时候人的很多真实意念往往会通过做梦这种很神奇的方式呈现出来。所以从这个意义上来说，梦会比现实离我们的真相更近，以至于我们可以透过梦境来帮助自己判断或者推测自己的健康状况。

经常听到有人说自己做梦稀奇古怪，有的梦做得还特别有意思，睡醒了之后再睡还会接着上一个梦继续做下去。

还有的人说为什么我做梦老是在和别人吵架，甚至是打架等。这些到底是怎么回事呢？为什么会做这样的梦？也许很多人只会说那是"日有所思，夜有所梦"，但从中医的角度来说，你做的有些梦就是你身体健康状况的明显反映。

上一讲中，我们讲解了阴阳二气偏盛情况下可能会出现的梦境表现，那如果是我们的脏器偏虚的时候，又会是什么样的梦境呢？本讲话题祁老师将会继续为大家详细分享。

《黄帝内经·素问·方盛衰论》篇中，对人体五脏盛衰时可能会出现的梦境是如何解释的呢？当人体肺气虚时，为什么可能会梦见白色的东西？为什么还可能会梦到被杀或者是流血、尸体狼藉的场面？如果在梦境出现被杀或者是要去杀人，这两者之间又有什么区别吗？当肾气盛和肾气虚的时候，又可能会出现怎样的梦境？

《黄帝内经》当中论述五脏偏虚时出现的梦境情况来自于《黄帝内经·素问·方盛衰论》篇。在这一篇当中的相关原文是："肺气虚，则使人梦见白物，见人斩血藉藉，得其时则梦见兵战。肾气虚，则使人梦见舟船溺人，得其时则梦伏水中，若有畏恐。肝气虚，则梦见菌香生草，得其时则梦伏树下不敢起。心气虚，则梦救火

阳物，得其时则梦燔灼。脾气虚，则梦饮食不足，得其时则梦筑垣盖屋。"

我们同样先来解释一下这个篇名。"方盛衰论"中的"方"字在古汉语中有比较的意思；"盛衰"通俗地讲就是虚实。所以，方盛衰论就是说本篇主要论述阴阳盛衰的对比情况。所以其实这段原文就是从正反两面论述盛和衰的比较。原文当中说的"肺气虚""肾气虚""肝气虚""心气虚""脾气虚"，就是先说这种虚衰的情况。紧接着原文中的三个字叫"得其时"，它的意思通俗地讲就是得到气的时候，也就是以上这五脏气盛的时候。那接下来我们来逐一分析下原文。

第一句话说，"肺气虚，则使人梦见白物，见人斩血藉藉，得其时则梦见兵战"。这句话就应该分两个方面来看，当肺气虚的时候，梦境中可能会出现白色的东西，当然这里的白色还可以引申为伤悲等一类的负面情感。中国自古就有红白事的说法，比如红事是令人喜悦的，而白事是让人伤悲的。接下来，"见人斩血藉藉"，这里的"藉藉"是杂乱、众多的意思，是说梦境中可能会出现类似于被杀流血、尸体狼藉的场面；"得其时则梦见兵战"，当肺气比较足的时候，梦境中就有可能是去打仗了。所以在梦中当气虚的时候是被人杀，当气盛的时候是要去杀人，其实这就是人体的

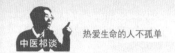
气血虚实状态反映在梦境当中我们的本心表现。

我们可以再回顾上一篇中所讲的《黄帝内经·灵枢·淫邪发梦》篇中论述五脏气盛的时候的梦境，我们可以把它们并在一起理解。比如当时祁老师给大家讲到"肺气盛则梦恐惧、哭泣、飞扬"，今天我们又讲到"得其时则梦见兵战"；同时我们也发现当肺气虚的时候，梦境中也可能会伤悲哭泣等。这里我们针对肺的虚实为例，和上一讲做了一个归纳和对比，接下来祁老师就不再和上一讲做对照了，各位可以自行反复回看之前的话题。

接下来原文说，"肾气虚，则使人梦见舟船溺人，得其时则梦伏水中，若有畏恐"。我们首先来解释一下为什么肾对应的梦境会是水。刚才我们讲肺的问题对应的梦境是兵器，接下来原文说肝对应的是草木，心对应的是火，脾对应的是房屋。这究竟是为什么呢？其实，对中医基础理论有所了解的人就会明白，这就是很基础的五脏对应五行的关系。

祁老师在此也再次重复一下，在五行理论中，肺属金，肾属水，肝属木，心属火，脾属土。所以《黄帝内经》中，我们的古人在解梦的时候就是紧紧地围绕在阴阳五行理论之下进行的。明白了这个道理后，原文就很好理解了。

当肾气衰的时候，梦境中可能出现的是被水淹了；但当肾气盛的时候，梦境中可能出现的是伏于水上，同时可能在情志上会出现恐惧。关于情志的讲解我们在上一篇文章中已经解释过，祁老师在本讲当中不再赘述。

如果梦境中出现花花草草，这和肝有什么样的关系？当心气盛的时候，可能会梦见被大火灼烧，当心气虚时又会有怎样的梦境呢？梦到自己吃不饱的时候，又和我们身体中的哪个脏腑有关？大医孙思邈是如何看待梦境诊病的？除了人体五脏气机偏盛和偏虚这两个方面之外，《黄帝内经》中还有哪些对梦境的解读呢？

接下来我们看下一段原文，说"肝气虚，则梦见菌香生草，得其时则梦伏树下不敢起"，就是说当肝气虚的时候，梦境中可能会出现这种长草生菌的场景；当肝气盛的时候，梦境中可能会出现自己伏于树下不敢起来。很好理解，我们不再赘述。

接下来，"心气虚，则梦救火阳物，得其时则梦燔灼"，就是说当心气虚的时候，梦境中可能会出现比如去救火或者是雷电等情况；而当心气盛的时候，梦境中可能会出现被大火灼烧。

"脾气虚，则梦饮食不足，得其

时则梦筑垣盖屋"，当脾气虚的时候，梦境中可能会出现自己吃不饱；当脾气盛的时候，梦境中可能会出现盖房子，房子对应的其实就是土。中国人说楼房"拔地而起"，这个地就是土。

总之，你会发现《黄帝内经·素问·方盛衰论》篇中的这个段落就是站在五脏盛衰两端的角度来论述人体可能会出现的不同梦境。细心的人应该也能听得出来，我们引用的这段原文一共讲了十种情况。

的确，《黄帝内经》是我国第一部开始从梦象中探寻疾病的医书。通过梦境辨证的理论依据就是梦对应于脏腑，其推理演绎的工具就是阴阳五行学说。根据阴阳五行学说来对梦境进行解析归纳，从而推导出梦境与脏腑气血阴阳盛衰的关系。把梦境作为诊断疾病的一个方法，其实也得到了后世大医学家孙思邈的大加肯定。他在《备急千金要方》当中明确说了一句话，原话说："善诊

候者，亦可深思梦意，乃尽善尽美矣。"大概意思就是说，"善诊候者"，一个高明的医生，"亦可深思梦意"，应该要善于从梦境当中帮病人来分析他身体的不同情况。只有这样，"乃尽善尽美矣"，才是一个尽善尽美的事情。所以对我们的梦境进行理性的分析，具有很高的临床价值。

以上这两讲话题中，祁老师带着大家从脏腑大的格局入手，来把握梦与健康的关系，那么梦境对应的脏腑病变是否还可以继续细分呢？比如有个成语叫"病入膏肓"，这么明确的病位判断其实就是来自于一个梦境。《黄帝内经》对梦境的解读是否还有更进一步的论述呢？关于这些内容的分享，且听祁老师在下一讲中详细讲解。

好了各位，热爱生命的人不孤单，就让他们相遇在《中医祁谈》。本讲话题就到这里，接下来是咱们的互动答疑环节，我们来看看同学们都有什么样的留言。

祁营洲老师互动答疑区

豆逗：请问祁老师，经常梦到自己快死了或者亲人快死了是哪里有问题呀？

祁老师：这是一个好问题，我们必须要详细回答一下。

看过第三十九讲文章的同学，如果能

举一反三，就可以对此问题做出很好的解答。第三十九讲中祁老师详细讲解的是《黄帝内经·灵枢·淫邪发梦》篇当中有关梦境的段落原文，原文第一句话说的是"阴气盛，则梦涉大水而恐惧"。这位同学说梦见自己快死了或者亲人快死了，其实说

白了就是一种恐惧的梦境，而这种恐惧的梦境在很大程度上就是体内阴气盛的表现。

体内阴气盛的话，我们该怎么去理解呢？在我看来，至少应该从以下两个角度去考虑。第一个角度是体内阳气不足，而导致的阴气相对偏盛。比如说，阳气不足的时候你是否会出现经常怕冷，或者说经常不爱动，比较懒这样的表现。第二个角度，就是体内寒湿太大，寒湿太大本身就是一个阴气盛的表现。

所以说，我们通过梦境来大概推测自己是不是出现阴气盛的表现，对我们随后的分析和治疗有着极大的临床意义。所以，祁老师要用三讲的时间制作解梦三部曲，就是要试图站在一个理性的角度，一个中医理性的角度帮大家分析，根据自己的梦境来反推自己身体阴阳气血的情况。

花开浮生：祁老师您的讲解生动活泼又幽默有趣，内容丰富多样又与时俱进，怎一个赞字了得！请问祁老师，我经常从下午就开始打嗝嗳气，到晚上更严重，感觉气是从肠道发出来的。按肚子时感觉里面有气和水，这是什么引起的呢？我应该注意什么？可以吃什么东西来缓解？

祁老师：对祁老师来说，做《中医祁谈》被大家夸总是很开心的。接下来我们详细分析一下这位同学所提出的问题。

我们来分析一下为什么从下午开

始感觉到胃肠道不舒服呢？中医讲白天为阳，晚上为阴。其中，阴和阳之间又可以再细分阴阳，比如说上午为阳中之阳，下午为阳中之阴。什么意思呢？是说到了下午的时候一天中的阳气开始逐渐由盛变衰了，到了晚上的时候阳就转阴了。现在这位同学说从下午开始打嗝，到了晚上更严重，说明当阳气越弱或者阴气越盛的时候感觉越不舒服。那证明什么呢？证明肠胃或者中焦脾胃的阳气是不足的。既然中焦阳气是不足的，运化能力也就差了，所以才有可能出现感觉肚子里边还有气和水这样的情况。

我们治疗的思路就是要健运中焦的脾胃之气，把阳气再给鼓动起来。可以吃什么呢？在此我建议有两款中成药可以选择，叫作四君子丸或者是六君子丸。四君子丸由四味药组成，分别是人参、白术、茯苓和甘草，它的功效是健脾益气的。那么六君子丸，就是在四君子丸的基础之上又加了两味药，陈皮和半夏。它的功效在四君子丸的基础上，又多了燥湿化痰的作用，效果可能会更好一些，这两款药您可以任选其一。这两款药至少能起到健脾益气，鼓舞中焦阳气的作用。所以说，建议您可以根据自己的具体情况，选择这两款中成药的其中一款去吃上一到两周，看看情况是不是可以得到缓解。

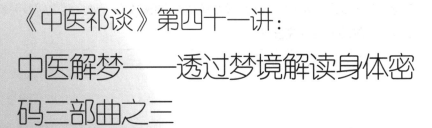

《中医祁谈》第四十一讲：

中医解梦——透过梦境解读身体密

码三部曲之三

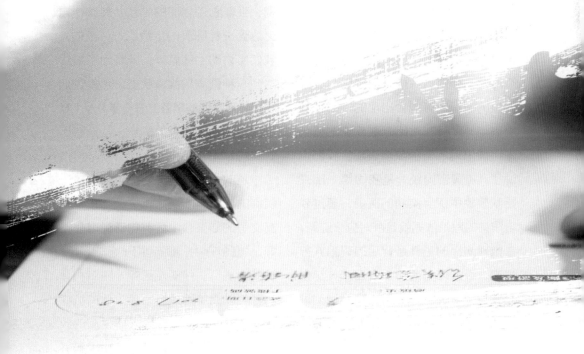

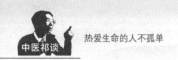

　　连续听了两讲中医解梦，您是否也开始尝试着为自己、为家人、为朋友小试牛刀了呢？为什么说中医解梦的理论依据是梦对应于脏腑，其推演的工具是背后的阴阳五行学说呢？"病入膏肓"这个成语是怎么来的？它和梦境有着怎样的联系？本讲话题中祁老师又会讲解哪些根据梦境来直接判断具体病位的方法呢？通过这中医解梦的三部曲，我们该如何协调、平衡人与天地自然之间的关系，最终达到一种圆满的生命状态呢？

　　以上两讲中，我们详细讲解了《黄帝内经·灵枢·淫邪发梦》篇和《黄帝内经·素问·方盛衰论》篇中的两个段落，分别给各位介绍了阴阳二气偏盛的情况下可能会出现的十二种梦境表现，以及在对比五脏盛衰的情况下可能出现的十种梦境表现。我们也说了，《黄帝内经》是我国第一部开始从梦象中探寻疾病的医书，通过梦境辨证的理论依据就是梦对应于脏腑，其推理演绎的工具是背后的阴阳五行学说。看过以上两篇文章后，其实你会发现，中医的五行和阴阳学说，讲的就是一种关系学。人是天地间的产物，跟天地有千丝万缕割舍不断的联系，而我们学习中医的目的就是要认识到它们之间的种种关系，进而去协调、平衡它们之间的关系，最终让自己达到一种圆满的生命状态。是的，我们所讲的中医解梦，就是为了最终达到一种圆满的生命状态。那本讲话题祁老师将继续跟各位进一步分享《黄帝内经》当中对梦的解读，从而探讨对疾病的认知。

　　是的，医学就是要探讨人类对于疾病的认知。而疾病往往就是正邪相互交争的结果，中医有句话说得非常好，"正气存内，邪不可干；邪之所凑，其气必虚"。什么意思呢？正气，我们就可以简单地理解为是人体的抗病能力。邪气，就是导致人体生病的致病因素。简单地讲，当邪气比较强盛的时候，正气对抗不过，人就生病了，中医当中也把导致人体生病的这个邪气叫厥气。进一步说，这个邪气到了人体的哪个部位了，也就是我们经常说的，一个人生病，哪病了呢？病位在哪儿呢？这就是我们本讲话题要分享的内容。那有人说了，这跟梦有什么关系？其实这关系大了去了。比如我们形容一个人的病情很重，已经重到无能为力的时候，会说到一个成语叫"病入膏肓"，其实这个成语就是一个透过梦境来预测生死的故事。

有文字记载以来，中国最早的梦诊医案就是"病入膏肓"，这到底是怎样的一个故事呢？透过"病入膏肓"背后的故事，我们该如何具体分析梦境背后对应的脏腑虚实状态呢？为什么说"病入膏肓"就没办法救了？病入膏肓和膏肓穴又有着什么区别呢？

中国有文字记载最早的梦诊医案就是关于"病入膏肓"的。这个故事发生在春秋战国时期鲁成公十年，也就是公元前582年。讲的是晋景公当年听信谗言，无辜杀害了忠臣赵盾的后代赵同和赵括全族，危急关头赵家有两个门客挺身而出，一个贡献了自己的亲生儿子，一个贡献了自己的性命，最终为赵家留下了一个孩子，这也就是后来《赵氏孤儿》悲剧的原型。

后来，晋景公做了一个奇怪的梦，梦见一个恶鬼要来索他的命，梦中恶鬼破门而入，就向他扑过来。晋景公吓醒后出了一身冷汗，于是就召见他的一位巫师为他解梦，这个巫师的名字也很个性，叫桑田巫。桑田巫占卜之后判断说，您大概吃不到今年的新麦子了。各位应该都知道，麦子一般都是夏天成熟，说他吃不到当年的新麦子了，意思就是他活不过今年的夏天。

看到这里，根据前面祁老师的两讲内容，大家此时此刻也可以站在脏腑阴阳、气血盛衰的角度来帮晋景公大概解一下这个梦。第一，晋景公梦到了恐惧的事情，那大概是体内的阴气较重。第二，他梦到被杀而不是去杀人，大概是肺气比较虚。第三，梦境中出现的恐惧害怕，这也和肾的盛衰有关系。你看我们都能活学活用了吧。

故事继续下去。晋景公明显对桑田巫的这个结论不满意，于是就从秦国再请大夫来帮自己诊断，这在当年就是跨国求医了。结果请来了秦国非常有名的大夫，这位大夫的名字叫医缓。

结果在医缓还没有到的时候，有一天晋景公又做了一个奇怪的梦。他梦见两个童子，其中一个童子说："医缓是高明的大夫，他来治病，恐怕会伤害到我们，我们躲避到什么地方才

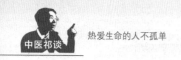
安全呢？"另外一个童子回答说："我们现在所处的地方，在肓之上，膏之下，针之不及，药之不达，其奈我何？"意思是说，这个地方在肓之上，膏之下，不可用针灸，药力也不能到达，医生无法对付它们。

随后，医缓给晋景公把脉诊断后说："您这个病我真是没有办法治了，因为病位在肓之上，膏之下。"医缓所说的跟晋景公的梦境竟然一模一样，晋景公大为感慨地说："您虽然没有帮我治病，但诊断水平绝对是神医！"于是付了好几倍的诊费，然后送医缓回国。

随后就到了麦子成熟的时候，晋景公想起了桑田巫的判断，非常生气。暗地里想，桑田巫你诅咒我，你说我吃不到新麦子，我就偏吃一顿让你看看。然后就命令农户献麦，并吩咐煮好麦粥，指着麦粥对桑田巫说："你说我吃不到新麦，你看看这是什么？"正当他准备要吃的时候，突然感觉到肚子疼，急急

起身去上厕所。然后忽然一阵心痛，站立不住，跌入厕所当中，溺于粪池而死。

故事讲完了，各位会发现，这个故事带有较强的鬼神色彩。但是中国古代的巫医，有一部分也是有着丰富的医学经验的，这个故事就是通过梦来预知健康的最早记录。

说到膏肓，祁老师有两个概念需要跟各位提一下。古人认为，膏肓就是包裹、保护心脏的那个脂膜，也就是心包。中医说心包是心的宫城，心为君主之官，不受邪，心包代心受邪，这是中医的理论。如果邪入了心包那就是病情非常重了，这就相当于扁鹊最后一次见蔡桓公的时候说，你的病"在骨髓，司命之所属，无奈何也"。这里膏肓和骨髓在本质上说的是同一回事儿。

另外一个概念就是膏肓穴。中医的针灸理论中，人体经络中有一个穴位的名字就叫作膏肓穴。它位于背部第四胸椎棘突下旁开3寸，它和厥阴俞紧紧相邻。

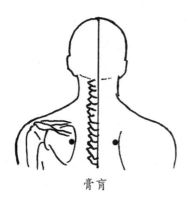

膏肓

膏 肓

定位与取法：在第四胸椎棘突下，后正中线旁开3寸处。俯卧或站位，可令患者两手交臂抱肩，使肩胛骨打开，在肩胛骨脊柱缘与第四胸椎棘突下水平线的交点凹陷中取之。

临床应用：滋阴扶阳，益气养血，补虚培元。

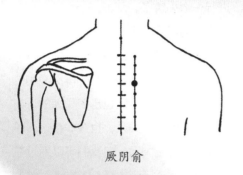

厥阴俞

厥阴俞

定位与取法：在第四胸椎棘突下，旁开 1.5 寸。取穴法：于第四胸椎棘突下所作水平线与后背正中线旁开 1.5 寸平行直线交点处取之。

临床应用：宣通胸阳，宽胸宁心。

《黄帝内经·灵枢·淫邪发梦》篇中，对梦境又有哪些详细的论述？我们该如何通过梦境的信息来判断具体的病邪部位呢？当邪气入侵五脏六腑而人体的正气不足时，在梦境中可能会出现什么样的对应场景？通过中医解梦的三部曲，我们该如何协调、平衡人与自然之间的关系，最终达到一种圆满的生命状态呢？

那讲完了这个故事，我们会发现病邪具体到了哪个部位有可能会出现相对应的梦境。关于这一点《黄帝内经》中的确有更进一步详细的论述，这段文字依然来自于《黄帝内经·灵枢·淫邪发梦》篇。原文说："厥气客于心，则梦见丘山烟火；客于肺，则梦飞扬，见金铁之奇物；客于肝，则梦山林树木；客于脾，则梦见丘陵大泽，坏屋风雨；客于肾，则梦临渊，没居水中；客于膀胱，则梦游行；客于胃，则梦饮食；客于大肠，则梦田野；

客于小肠，则梦聚邑冲衢；客于胆，则梦斗讼自刭；客于阴器，则梦接内；客于项，则梦斩首；客于胫，则梦行走而不能前，及居深地窌苑中；客于股肱，则梦礼节拜起；客于胞腘，则梦溲便。凡此十五不足者，至而补之立已也。"

这段原文所讲的就是当人体正气不足而邪气侵袭的时候，可能会出现的一共十五种梦境表现。有了之前两讲中我们详细讲解的阴阳五行的对应理论，这段原文祁老师的讲解就比较快了，各位可以做一个前后的对照参考。在我们的第三十九讲和第四十讲中，我详细分享了阴阳五行和脏腑之间的对应关系。那接下来我给各位用白话翻译过来通讲一下。

当正气虚弱而邪气较盛，邪气侵入心的时候，可能会梦到山丘烟火弥漫。还是忍不住给各位提示一下，为什么侵入心会梦到山丘烟火弥漫呢？因为心对应的是火。接下来，侵入肺，可能会梦到飞扬腾起或金属类的东西。为什么呢？因为肺对应的是金。好了，以心和肺作为例子之后，那接下来，祁老师就不再回顾前两讲中的内容了，我带着大家一起来梳理一下原文。

接下来说邪气侵入肝的时候，可能会梦到山林树木；侵入脾的时候，可能会梦到丘陵和湖泊，或者是风雨中毁坏的房屋；侵入肾的时候，可能会梦到站在深渊的边沿或者是浸泡在水中，"没居"是浸泡的意思；侵入膀胱，可能会梦到漂荡流走不定；侵入胃，可能会梦见食物；侵入大肠，可能会梦见田野；侵入小肠，可能会梦见许多人聚集在闹市或者交通要道；侵入胆，可能会梦见同人争斗、诉讼或自杀；侵袭到生殖器，可能会梦见性交；侵袭到项部，可能会梦见被杀头；侵袭到小腿，可能会梦见想走路而走不动，或被困在地下深处的地窖当中；侵袭到大腿，可能会梦见行礼跪拜；侵袭到尿道或者是直肠，可能会梦见解大小便。以上是原文的意思。最后一句话说"凡此十五不足者，至而补之立已也"。就是说，以上所谈这十五种正气不足而邪气侵袭的梦境，我们治疗的时候应该用补法，之后很快就能痊愈。

讲完了这段原文之后祁老师必须要进行一个小结了。从第三十九讲一直讲到今天的四十一讲，一共讲了解梦三部曲，就是为了供各位在生活当中进行一个参考对照。祁老师必须要再次说明的是，梦其实是复杂的也是很隐晦的，事实上它与疾病的关系，也并非是这样单纯的一一对应关系，但我们可以通过三讲内容学习《黄帝内经》中古人对梦的认识，并增强我们对中医整体观念的把握。我们每一个人的生命不是简单的肉体存在，我们的身体和精神、心理、情感等，彼此之间都有着密切的联系。同时，我们的生命和天地自然也是完全不可分割的，于是我们可以来分析梦与健康的关系。

中国的道家高人列子曾经说过这样一句话，"古之真人，其觉自忘，其寝不梦"。意思是说真正的高手睡醒之后，就把梦给忘记了，睡觉过程当中不做那些乱七八糟的忘不掉的梦。但如果你真做了一些记忆犹新而又乱七八糟的梦，在很大程度上也说明你的身体出了问题。所以梦境可以反映人体的健康状态，能够在病症还没有明显表现出来的时候让我们先捕捉到一些疾病的信号。如果能对这些信号进行合理的分析和把握，就可以更好地保护我们的健康。这也就是祁老师讲解这解梦三部曲最终的真正目的。

我们的解梦三部曲到此就完全结束了。

好了各位，热爱生命的人不孤单，就让他们相遇在《中医祁谈》。本讲话题就到这里，接下来是咱们的互动答疑环节，我们来看看同学们都有什么样的留言。

祁营洲老师互动答疑区

孤独的左撇子结构工程：请问祁老师，我媳妇正准备待产，最近做梦老梦到生小孩，不知道正常吗？

祁老师：这位同学说了，自己待产的媳妇经常做梦梦到生孩子，不知道是否正常。关于这个问题，我相信认真看过第三十九讲内容的同学应该能想到答案。

在三十九讲中，我们在分析原文的时候，大家是否还记得，祁老师讲到过"上盛则梦飞，下盛则梦堕；甚饥则梦取，甚饱则梦予"。人体上半部分气盛的时候，就有可能会梦到类似于向上飞翔，趋向性同样是向上的梦境；如果身体的下半部分气盛，就有可能会梦到类似于向下坠落，趋向性同样是向下的梦境。那如果是过饱或者是过饥，它也是一种身体的虚和实的状态。过于饥饿的时候可能就会梦到向别人要东西，吃得比较饱的时候可能就会梦到给别人东西等。其实，这就是通过梦境在寻求内在身体的阴阳、上下、虚实之间的一种平衡。

当你明白了这个道理之后，你就知道了，一个待产的孕妇，她梦到要生孩子，那是再正常不过了。因为她也是通过梦境在寻找内在身体的阴阳、上下、虚实之间的一种平衡。

七色花：请问祁老师，女儿在外地上初三，她说最近每天午睡13:30 ~ 13:50总做噩梦，明知道是梦，但又醒不过来，很难受。13:50醒后再睡就好了，这是怎么回事？急求解惑，谢谢老师！

祁老师：这位同学把做梦的时间已经精确到20分钟之内了，中午的1:30 ~ 1:50。至于这位同学的女儿究竟做的是什么梦，因为她没有描述，那我们就简单地从睡觉的时间点以及她做梦的类型，从阴阳二气偏盛偏衰的情况来给大家解析一下。

首先她做的是一种噩梦，噩梦就是一种恐惧的梦。我们从阴阳二气的角度来说，我们曾经讲过"阴气盛，则梦涉大水而恐惧"。也就是经常容易做噩梦往往说明体内的阴气在这个时间段是偏盛的。描述中说梦境是在中午的 13:30 ～ 13:50。我们说一天 24 个小时共 12 个时辰，中午 11 点到下午 1 点这个时间叫作午时，午时是心经当令。接下来从下午 1 点到下午 3 点，是小肠经当令。那么心和小肠本身是相表里的，在五行的属性上它们都属于火，在阴阳属性上它们都属于阳。那换句话说，本身在心和小肠当令的这两个时辰中，正是人体阳气比较旺盛的时候，其实不应该是总做噩梦的。但这个时候偏偏如果做噩梦的话，我们有理由相信往往提示的是她在这个时间段内的心火或者是小肠之火不能够生发。

不能够生发的原因往往可能是体内的阴气在这个时候相对偏盛。由于这个孩子是在外地上初三，可能因为学业过重，这个孩子的运动比较少，导致体内的阳气不能够很好地生发上来，于是，在中午午睡的时候可能就出现了这种噩梦的表现。如同我在本

讲话题中分享梦境的时候提到过的，我们可以通过梦境反推自己身体的阴阳虚实状态。

所以说针对这位同学女儿的这种情况，我的个人建议是：

首先，一定要增加锻炼，一定要让阳气能够蒸腾起来。因为我不知道现在初三的课业到底有多重，但是，根据这么一个梦境的反应，我的判断是这个孩子的运动量是小了一些。同时，是不是也会出现一些手脚冰冷的情况。考虑到是女孩子，是否还会出现一些下焦寒湿或者痛经这样的表现？也有可能同时都会出现。所以说，如果我的判断是正确的，那我建议首先一定要增强锻炼。

其次，一定要多晒太阳。为什么多晒太阳呢？太阳为火，太阳为阳，通过大自然的这种天地自然的阳气来补充人体自身的心火之阳。如果经过一段时间调整的话，我坚信，有可能午睡的时候就不会总做噩梦了。

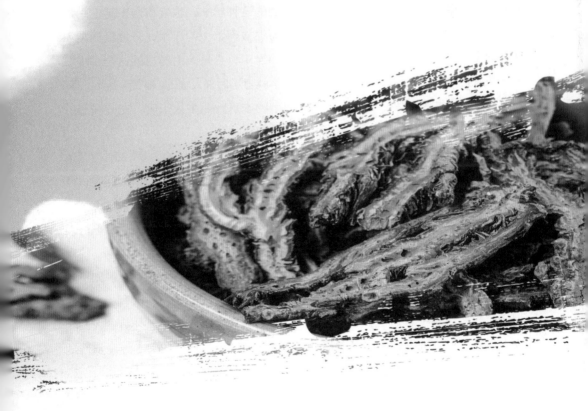

《中医杂谈》第四十二讲：

说说那些能够治疗失眠的中成药（上）

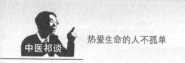
失眠，简单说就是想睡睡不着。随着大家生活节奏的不断加快，工作和学习压力的不断增强，失眠似乎已经成为了现代都市人常见的病症。那么，引起晚上失眠的原因究竟有哪些呢？睡觉的"睡"字和入寝的"寝"字背后的本意是什么？中医是如何理解失眠的呢？对于心火旺盛所导致的失眠，我们可以选择什么样的中成药？又该如何正确地认识这些中成药背后的用药机理呢？在这个劳心劳神的社会，很多人的失眠是由于心脾两虚所导致，本讲话题中祁老师又会给出什么样的对策呢？

自从我们讲了中医解梦的三部曲之后，很多同学强烈要求祁老师必须要再讲讲关于失眠的治疗。我记得我曾经说过《中医祁谈》的宗旨就是要努力挖掘大家之所需，所以本讲祁老师特意制作关于失眠话题的上下两讲，跟各位重点探讨能够治疗失眠的那些中成药。

说到睡觉，睡觉的"睡"字很有意思。左边一个目，右边一个垂，于是睡觉的本意就是眼睛要往下垂。而与其相反的一种病态就是经常翻白眼，眼睛往上翻，还有可能伴随口吐白沫等，这在医学中叫癫狂。这种人的心神是不安的，所以就根本无法入睡，因为睡觉就是一种让心神安宁的状态。在中医当中还有一种说法，睡觉就是阳入于阴。因为中医认为，白天为阳，晚上为阴，那阳入于阴，人就自然能够安然入睡了。另外，道家功法当中经常讲要眼观鼻，鼻观口，口观心，其实各位会发现，这种从上往下地观，

就是为了让阳更好地入于阴，因为在人体当中上为阳，下为阴。而阳入于阴的这种状态，也就相当于是把一块海绵放到水里，让水充分地浸透在海绵当中。于是，由浸透的这个"浸"字就有了后来入寝的"寝"字，因为"寝"字的本意就是阳入于阴，充分浸透的状态。

上面我们解释了"睡"和"寝"这两个汉字，其实道家对于睡觉还有一种说法，道家称睡觉为小死。其实这个说法也很形象，小死不是真死，我们可以把它理解为人的部分生理功能活动停止了，其实这也是一种休养生息。如果你不睡觉，没有这个小死的过程，也就没有大活。也就是说，睡得不好的人，活得也就不好。更进一步地说，睡觉就是为了我们更好地醒来。

有了以上的理论做铺垫之后，我们再回到失眠的治疗上。失眠的确是影响人类健康的重大隐患，但很多人反复服

用药物依然睡不着。本讲话题我们将从生理和身体的层面出发，来分析讲解治疗失眠的那些中成药。因为当大家没有真正弄清楚导致失眠的原因是什么的时候，也就根本无法做到对症下药。

很多人经常这样问大夫，说我经常失眠该吃点什么药呢？其实这样的问题中医大夫一般都无法针对性地给予回答。因为中医认为心主神明，失眠的主要病位看似在心，但与脾、肺、肝、肾等几乎所有的五脏六腑都有关系，比如说心火旺盛、阴虚火旺、心脾两虚、肝郁化火、痰热内扰、胃气失和、心胆气虚等都有可能会最终导致我们的心神被扰。所以虽然很多人都会受到失眠的困扰，但每一个人的表现不尽相同，背后的病因病机也就会不同，所以我们应该根据具体情况来选择用药，这也就是中医所讲的辨证论治。

心火旺盛为什么会导致失眠？心火旺盛所导致的失眠都有哪些症状呢？在治疗上我们又该遵循什么样的原则？针对心火旺盛所导致的失眠，祁老师会给出哪几款中成药来应对呢？

首先祁老师要给各位讲解的是心火旺盛导致的失眠。心火旺盛就是我们通俗说的有心火了。中医认为心主神明，当心火盛的时候，心神就被扰乱了，就有可能导致失眠不寐。同时，心火太旺了，就有可能会伤及阴血，从而导致阴血不足。总之，心火旺盛这种类型的失眠所表现出来的症状就是心里觉得很烦，心神不安，坐立不宁，即便睡着了也会是梦境连篇，甚至有的人会心跳加快，心慌等。同时多伴有诸如口干舌燥，小便发黄，口舌生疮等一系列上火的症状。

明确了这些症状表现之后，针对心火旺盛型的失眠我们究竟该如何用药呢？我们来想一想，既然是心火旺，那就要清心火；既然我们刚才讲了心火旺还可能会伤到阴血，所以我们也要去滋阴养血；同时很多病人会出现心烦意乱，那我们就要去努力地宁心安神。总之，我们需要选用那些清心降火、养血安神的药。这个时候，祁老师推荐的最具代表性的中成药就是朱砂安神丸。这是目前临床上治疗心火亢盛，阴血不足导致失眠、神志不安的非常常用的一款中成药。

朱砂安神丸这款中成药当中有去火的黄连，还有养阴的当归和地黄，同时还有可以重镇安神的朱砂。我们能买到的朱砂安神丸一般是大蜜丸，祁老师推荐服用的剂量是一次1丸，一天2次。建议下午服用一次，晚上睡觉前服用一次。请各位注意祁老师推荐的服用时间，下午服用一次，晚上睡觉前服用一次。

同时，在服用朱砂安神丸时，也可以将一个生鸡蛋黄用开水冲熟之后来送服，因为中医认为鸡蛋黄是用来补阴的。说到鸡蛋黄，其实清代名医吴鞠通曾创立过一首非常著名的方子叫黄连阿胶汤，就是用黄连、阿胶、黄芩、白芍等煎汤，然后冲一个生的鸡蛋黄同服。黄连阿胶汤也是可以治疗心火过旺导致的心烦失眠，只不过黄连阿胶汤没有现成的中成药，所以祁老师在本讲话题中就不做特殊推荐了。

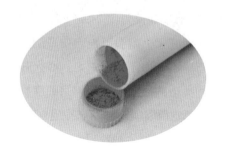

朱　砂

性味归经：甘，寒。有毒。归心经。

功效：镇心安神，清热解毒。

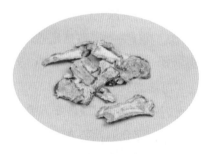

当　归

性味归经：甘、辛，温。归肝、心、脾经。

功效：补血，活血，调经，止痛，润肠。

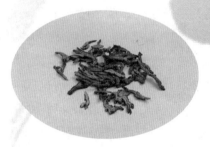

黄　连

性味归经：苦，寒。归心、肝、胃、大肠经。

功效：清热燥湿，泻火解毒。

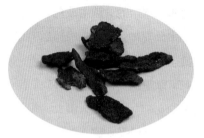

生地黄

性味归经：甘、苦，寒。归心、肝、肺经。

功效：清热凉血，养阴生津。

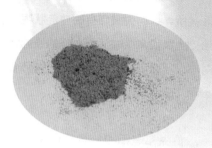

阿　胶

性味归经：甘，平。归肺、肝、肾经。

功效：补血，止血，滋阴润燥。

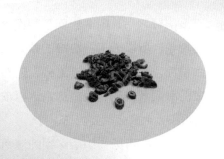

黄 芩

性味归经：苦，寒。归肺、胃、胆、大肠经。

功效：清热燥湿，泻火解毒，凉血止血，除热安胎。

白 芍

性味归经：苦、酸、甘，微寒。归肝、脾经。

功效：养血调经，平肝止痛，敛阴止汗。

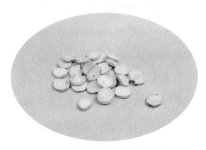

　　除了朱砂安神丸之外，各位也可以选择同类的中成药。比如说像磁朱丸、泻肝安神丸这两款药，也是非常常见的中成药。其中磁朱丸主要是用于肾阴不足，心火偏盛所致的失眠、烦躁不安等症状，所以除了刚才讲到的那些心火亢盛的症状外，往往还伴有诸如像耳聋、耳鸣、视物昏花等肾阴虚的症状，所以请各位要做好鉴别诊断。泻肝安神丸主要适用于除了心火亢盛之外，肝火同样旺盛的人，也就是心肝火旺。所以患者除了刚才所讲过的心火旺盛之外，往往还会伴有烦躁易怒、口苦等肝火旺的症状。总之，有针对性地用药才是保证疗效的基础。

　　最后再次总结一下朱砂安神丸的特点，这款中成药整体药性是偏凉的，针对心火过旺导致的心烦失眠，具有清心养血、镇惊安神的作用。但需要提醒的是，朱砂安神丸中的朱砂这味药具有一定的毒性，所以孕妇及肝肾功能不全的人是不能服用的。祁老师也不建议正常的人长期或过量服用此药，达到一定效果之后您就应该停药了。另外，此药当中寒凉滋阴的成分毕竟相对较多，所以对于那些脾胃虚弱的寒性体质的人也不宜长期服用。

　　当今社会生活节奏快，生活压力大，熬夜变成了一种常态，久而久之你是否也开始失眠了呢？为什么当下社会很多人的失眠都是心脾两虚呢？针对心脾两虚的失眠，祁老师又会给出什么样的治疗方案呢？中医

的安神药和西医的安眠药有着什么样的区别？

以上我们所讲的心火旺盛所导致的失眠，是一种实证，接下来祁老师再来讲解一种虚证。当今社会生活节奏快，生活压力非常大，熬夜也变成了一种常态，那熬夜消耗的是什么呢？熬夜消耗的其实就是人体的精血，再加上很多人长期思虑以及用心良苦，往往最终导致的是心脾两虚。于是很多人会有这样的感觉，熬夜熬得时间长了，反倒开始失眠，睡不着觉了。心脾两虚是指心血不足和脾气虚弱共存的一种证候。中医认为脾是后天之本，气血生化之源。如果脾虚了，气血生化不足，就不能来濡养心脏了，于是心神失养就会导致失眠。

对于这种心脾两虚型的失眠，我们除了需要放松心态，及时调整作息时间之外，从治疗角度来说，还要补益心脾，养血安神。祁老师在此推荐各位选择的中成药有两款，人参归脾丸或者天王补心丹。这两款中成药其实都具有补益心脾的作用，但两者之间还是有很大差别的，且听祁老师慢慢讲来。人参归脾丸主要用于那些消耗较轻的人群，症状往往是以虚为主，所以这款中成药的药性偏温一些。而天王补心丹用于那些消耗较大，阴血

过度消耗之后，同时出现了阴虚火旺的现象。所以天王补心丹的整体药性会偏凉，除了补心安神之外，还有一定的滋阴清热的作用。这是这两款药的区别，大家必须要明确。

我们在市场当中能买到的这两款中成药一般都是大蜜丸，祁老师推荐给各位的用量依然是一次1丸，一天2次。同样建议下午服用一次，临睡前服用一次。同时，在服用时我建议大家可以用少量的淡竹叶或者栀子泡水来送服。为什么呢？因为淡竹叶和栀子都可以入心经，具有清热的作用。长时间暗耗心血的人难免会有一些热象，所以用淡竹叶或者栀子应该是锦上添花。不管是服用人参归脾丸还是天王补心丹，祁老师都建议大家可以用这两种中药泡水来送服。

需要注意的是，不管是人参归脾丸还是天王补心丹，这两款中成药中的滋补成分都会相对较多，所以对于那些感冒发热或者有内热者就不宜服用，以免助热化火加重病情。

另外，和人参归脾丸同类的中成药我们还可以选择人参养荣丸。这款药在健脾的基础上又增加了温补肾阳的药，除可用于心脾两虚的症状之外，还可用于怕冷、四肢不温、小便清长、

大便偏稀等肾阳不足的症状，大家都可以量力而行，酌情选择。

以上给各位分享了虚实两种情况所导致的失眠分别可以选择的中成药。祁老师经常在讲，学医必须要明理，明理之后我们才能更好地对症下药。除了以上的推荐之外，祁老师在下一讲中将会继续讲解其他的中成药。

最后，需要提醒各位的是，我们所讲的中医的安神药不能等同于西医的安眠药。安眠药是直接作用于人体的神经中枢，见效会非常快，但纯属对标治疗。而中医的安神药则是通过去除病因来达到治疗的效果。所以两者之间的作用机制不同，起效的时间也就不尽相同，这点大家必须要明确。

好了各位，热爱生命的人不孤单，就让他们相遇在《中医祁谈》。本讲话题就到这里，接下来是咱们的互动答疑环节，我们来看看同学们都有什么样的留言。

祁营洲老师互动答疑区

茗伢：请问祁老师，用中医怎么理解鬼压床呢？

祁老师：我觉得这个问题非常好。因为祁老师之所以讲解中医解梦三部曲，就是要试图站在中医非常理性的角度，使我们能够真正从鬼神这样的思维中跳脱出来，从中医的角度分析如何正确理解我们的梦境。

该如何理解鬼压床？那我就再次以刚刚所讲解过的三讲话题中的一些不同篇章来引发这位同学以及所有对此问题感兴趣的同学们的一些思考。

首先，咱们来理解一下鬼压床。鬼，相对来说是比较可怕的，所以说首先是一种恐惧的现象。我们回到第三十九讲，《黄帝内经·灵枢·淫邪发梦》篇中，说恐惧的梦境往往提示的是"阴气盛，则梦涉大水而恐惧"。

另外，在第三十九讲中，我们同样讲到了"上盛则梦飞，下盛则梦堕"。为什么在民间把它叫作鬼压床，就是说感觉到你的身上很沉很重，起不来，你身体是一种往下的趋势。"上盛则梦飞，下盛则梦堕"，那么这种情况应该是属于下盛的状态。

于是根据第三十九讲话题，我们应该如何理解鬼压床呢？第一，阴气盛。第二，下盛。换句话说，人体分上下两端的话，上为阳下为阴，所以应该还是阴气盛的一个表现。

我们再回到第四十讲话题中，祁老师给各位分享的是《黄帝内经·素问·方盛衰论》篇当中的内容。有一句话说得非常好，"肝气虚，则梦菌香生草，得其时则梦伏树下不敢起"。你会发现原文说的是当肝气比较虚的时候梦见的是长草，但是"得其时"，也就是如果邪气比较盛的时候，则会梦见"伏树下不敢起"。这个"不敢起"其实也是一种被压下去的状态，所以我们需要利用这种形象的表达来反观鬼压床的现象。我们要考虑这是否和我们肝气的虚实有关系。

接下来，再回到第四十一讲话题中，祁老师讲的依然是《黄帝内经·灵枢·淫邪发梦》篇。讲到了厥气，我们讲邪气也叫厥气。然后，厥气当中有句话叫厥气"客于胫，则梦行走而不能前，及居深地窌苑中"。这是原文，说如果邪气客于我们的双腿的话，我们的梦境当中就有可能会出现想走但是走不动，不能走，或者是"居于深地窌苑中"，就好像我们掉在了地窖当中，出不来了的这种感觉。

祁老师提到的这三个地方其实就类似于民间所说的鬼压床的状态。这种状态就是一种人体阳气被阴气所束缚，阳气起不来的状态。

所以，我强烈建议对解梦感兴趣的同学，一定要反复学习祁老师所讲的解梦三部曲。总会有一些梦境，比如你自己的或者你家人、朋友的梦境，可以比照祁老师的讲解得到解释，触类旁通，一通百通。此外，在解梦的过程中，希望大家能真正做到摆脱封建迷信中的鬼神思维，立足于中医阴阳五行的理论基础，这才是我给大家详细分析这解梦三部曲的真正目的。

Miss 麦麦：祁老师，听完这三讲内容，又 get（收获）到了养生小妙方，可以通过梦境警示身体小状况了，太奇妙了。请问祁老师，俗话说春困秋乏，春生的季节，不是应该欣欣向荣，朝气蓬勃的吗？为什么人们却总是昏昏欲睡容易困乏的状态呢？

祁老师：这个问题问得非常好。这个问题其实恰恰反映了一种天人合一的中医理念。我们应该从两个方面来考虑。

首先，人体的血液循环我们叫气血，它是有一定规律的。如果外界的气候环境发生了变化，那么人体的气血也就会出现相应的生理变化，这是一种非常正常的变化。所以说，我们老百姓经常说春困秋乏，甚至还说"春困秋乏夏打盹，睡不醒的冬仨月"，其实这都是人体随着四季气候变化所产生的天人合一的正常生理反应。

为什么这么说呢？我们中医认为，春夏两个季节是阳，秋冬两个季节是阴。那春天这个季节来的时候，整个大自然出现了一派欣欣向荣之象，生机蓬勃，气温也随着升高。这个时候为了适应春天的这种生发之气，人体的气血也就逐渐往外生发，在中医看来这就是人体的气血趋于体表，相对来说供应我们大脑的气血就少了一些，相当于西医中所讲的大脑氧气供应量减少。于是就出现了在春天身体软绵绵、无精打采、想睡觉的春困现象。所以说，出现春困的现象恰恰就是人体适应天地自然的一个表现。这是第一个层面的解释。

第二个层面的解释是，我们说春天里天地万物是一派勃勃生机之象，人也是天地万物当中的一部分，所以说人在春天除了出现春困之外，也会出现这种勃勃生机之象。举个例子就会非常容易理解了，春天里为什么大家都喜欢春游啊？因为觉得自己想动一动了。因为在春天，我们体内的阳气在向外蒸腾、向外生发，希望让自己达到生机勃勃的状态，所以春天就成了春游的好时候。

所以从这个角度来看，你会发现，古人总结出来的东西是非常有道理的。我们如果拿着这样的中医思维去思考天地万物的话，就会发现中医背后的理念永远是天人合一，人与天地自然保持相互协调统一的关系。

《中医祁谈》第四十三讲：

说说那些能够治疗失眠的中成药（下）

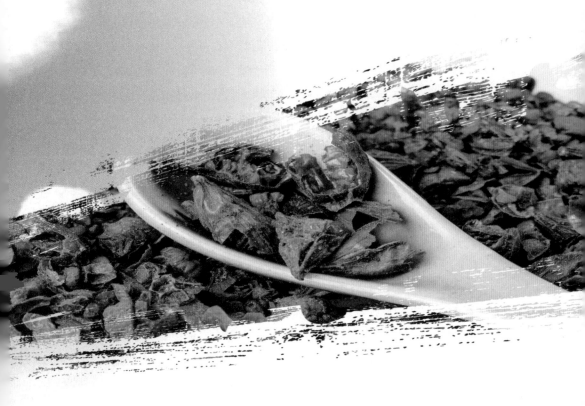

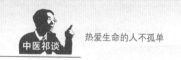
在上讲话题中祁老师给各位分享了在虚实两种情况下所导致的失眠的不同对策，本讲话题还会分享哪些更为复杂一些的失眠情况的对策呢？您是否会出现害怕黑暗，不敢独处，一个人夜里不敢睡觉，睡着了还非常容易被惊醒的情况呢？这个情况是怎么回事？我们又该如何应对呢？平时容易疲劳、健忘，可劳累过后反倒很难入睡，这又是怎么样的一种病理表现呢？又该用哪些药物来治疗呢？治身容易治神难，为什么终将有一些失眠会成为医学当中很难解决的难题呢？

在上讲话题中，祁老师给各位分享了在虚实两种情况下导致失眠时，我们可以选择哪些不同的中成药，本讲话题我们继续来分享稍微复杂点儿的失眠情况。

其实我们学习中医、了解中医的目的，不见得非要去做一名医生，关于学医的目的，古人说得非常好，"上以疗君亲之疾，下以救贫贱之厄"。就是说父母病了，起码不会干傻事，碰到些需要帮助的人可以有效地去帮助。但各位不要忘了更重要的是，"中以保身长全，以养其身"。什么意思呢？就是说学医最大的目的就是更好地关爱自己。

很多人讽刺中医不科学，说几千年来都是靠着三根手指头来号脉，但其实，能够运用最简单的技术手段而达到目的，那才是最高明的。而《中医祁谈》的目的就是要通过祁老师的一番讲解，让大家对生活当中常见的问题有初步的判断和诊疗。

我们言归正传，回到失眠的话题。中医认为心藏神，主情志，而胆主决断，心与胆是相通的，这是中医的理论，但祁老师这么一说，相信有很多同学可能听不懂了。具体就是，胆气是通于心的，如果说胆气不足或者是胆气虚了，就是我们俗话所说的胆儿小了，这个时候对外界的反应就会变得过于敏感，于是心神就不能安宁，就会经常害怕。比如有些人晚上不敢一个人睡觉，一个人睡不着觉，或者是睡着之后容易被一些小动静吵醒。这种情况在中医当中叫作心胆气虚，通俗地说就是感觉自己胆子小了。胆儿小了就相当于心里的能量不足了，总体来说就是阳气虚了。

中医历来很重视阳气二字，把人体的阳气比作自然界里的太阳，阳气就是人体的生命力，有阳气人才有生命，我们也经常说人活一口气。那从这个意义上来说，活人和死人的区别就在于气的有无，而不是结构上的改变。总之，中医治病，不能不考虑保护人体阳气。

另外，中医是中国文化的一部分，中国的很多文化现象都和保护自身的阳气有关系。我举一个例子，比如说中国人非常喜欢扎堆儿，不管相距多远，逢年过节都要凑到一块儿，过个团圆年，图个热闹，其实说白了就是聚拢旺盛的生命力。中国人过节其实在意的就是向阳气浓重的地方聚拢，在互相帮衬中增强阳气的功能，这就是一种生命的本能，因为人多的地方生命力就比较旺盛。所以阳气笼统地说就是人体整体的生命力，具体来说就是我们器官脏腑的功能。那功能强了，生命力自然旺盛，人也就胆儿大了。

明白这个道理之后，对于这种心胆气虚或者是胆儿小的情况，我们就得用温养的办法。那么对这种类型的失眠，我们应该如何选药呢？祁老师推荐给各位一款中成药叫安神温胆丸。说起这个安神温胆丸，我就必须要先说说温胆汤，因为安神温胆丸就是在温胆汤的基础上衍化出来的。

温胆汤是出自哪位大医之手？都由哪些药物组成呢？温胆汤原方治疗的是"大病后虚烦不得眠"，这句话我们该怎么理解呢？有的医家用温胆

汤来治疗寒证，有的医家用来治疗热证，这是怎么回事呢？针对心胆气虚所导致的失眠，我们可以选择哪些用温胆汤衍化而成的中成药呢？

温胆汤最早是大医孙思邈在《备急千金要方》中所创的一首名方，孙思邈大家应该非常熟悉，是我国唐代的一位大医。他给后世留下一部著作，叫作《备急千金要方》。孙思邈在这本书当中，创立了一首非常有名的方子，叫温胆汤。温胆汤最早的方子其实很简单，由陈皮、半夏、竹茹、枳实、生姜、炙甘草这六味药组成。我们的孙真人在创立温胆汤的时候，原话说治疗的是"大病后，虚烦不得眠，此胆寒故也"。据此就明白为什么叫温胆汤了，就是因为胆寒了，也就是阳气不足了，最终导致胆子小了。同时，还"虚烦不得眠"，就是说还会时有烦躁。所以温胆汤主治的失眠类型就是失眠的同时害怕黑暗，不敢独处，一个人夜里不敢睡觉，还可能经常会心烦，没有人的时候害怕，人多了又觉得烦。

另外，孙思邈说温胆汤治疗的是"大病后，虚烦不得眠"，这里的"大病后"其实也就是指大病一场之后，这样势必会损伤到人体的阳气，病后的体质和心态有时也会发生改变，于是也就导致这种胆寒胆小的情况。所以很多时候胆小是人体阳气不足的表现，未必一定是心理问题。所以，在治疗的时候，我们要去温胆。

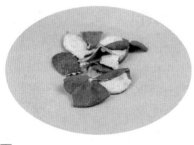

清半夏

性味归经：辛、温。有毒。归脾、胃、肺经。

功效：燥湿化痰，降逆止呕，消痞散结；外用消肿止痛。

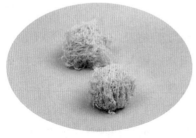

枳　实

性味归经：苦、辛，微寒。归脾、胃、大肠经。

功效：破气除痞，化痰消积。

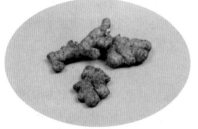

陈　皮

性味归经：辛、苦，温。归脾、肺经。

功效：理气健脾，燥湿化痰。

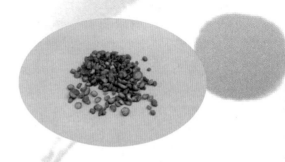

竹　茹

性味归经：甘，微寒。归肺、胃经。

功效：清热化痰，除烦止呕。

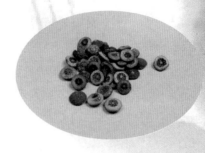

生　姜

性味归经：辛，温。归肺、脾、胃经。

功效：发汗解表，温中止呕，温肺止咳。

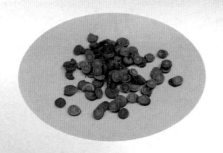

炙甘草

性味归经: 甘, 平。归心、肺、脾、胃经。

功效: 益气补中, 缓急止痛, 祛痰止咳, 调和药性。

- -

孙思邈的温胆汤中原方用到了生姜四两, 四两这个用量是其他药的两倍, 目的就是要借生姜温热但又不过于温燥的药性去除胆经的寒气, 所以最终要温胆或者是壮胆, 说白了就是要提升身体的能量。

讲完了温胆汤我们再来说这安神温胆丸。安神温胆丸就是在温胆汤原方的基础之上又加了诸多安神养心作用的药来更好地安神定志、和胃化痰。我们现在能买到的往往也是大蜜丸, 祁老师推荐给各位的用量是一次1丸, 一天2次。建议各位下午服用一次, 临睡前服用一次。

最后, 我们再稍稍总结一下安神温胆丸的特点。其药性偏温, 主要针对人体心胆气虚、阳气不足导致的失眠。具体的症状有诸如害怕黑暗, 不敢独处, 心胆虚怯, 虚烦不眠, 没人的时候害怕, 人多的时候还会觉得烦等情况。

另外, 不得不说的是, 孙思邈创立了温胆汤之后, 后世的很多医家对

原方又做了很大的创新和改变。比如宋代名医陈言减掉了原方中生姜的用量, 最终把原方从治疗胆寒变成了治疗痰热。所以, 虽然名字依然叫温胆汤, 但在有些医家手里它是治寒的, 在有些医家手中它是治热的, 就看你如何去灵活变化了。

除了安神温胆丸之外, 我们也可以选择同类的中成药, 比如说宁神定志丸。宁神定志丸由五味药组成, 只有党参、茯苓、远志、石菖蒲、朱砂。凡是那些心胆气虚所导致的夜卧不安、虚烦不得眠、胆怯恐惧, 或者是遇事易惊等症状, 也可以用宁神定志丸来治疗。但各位必须注意的是该药中含有朱砂, 有一定的毒性, 所以孕妇及肝肾功能不全的人是不能服用的, 正常人也不宜长期服用或过量服用。另外, 安神温胆丸比宁神定志丸又多了一些健脾和胃的药物, 更适用于那些表现为虚烦不得眠、胃脘胀闷等症状的心胆气虚的病人。

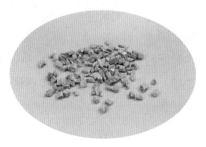

党 参

性味归经：甘，平。归脾、肺经。

功效：益气，生津，养血。

茯 苓

性味归经：甘、淡，平。归心、脾、肾经。

功效：利水渗湿，健脾安神。

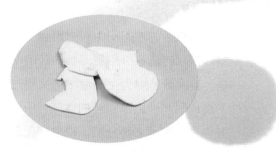

远 志

性味归经：苦、辛，微温。归心、肾、肺经。

功效：宁心安神，祛痰开窍，消散痈肿。

石菖蒲

性味归经：辛、苦，温。归心、胃经。

功效：开窍宁神，化湿和胃。

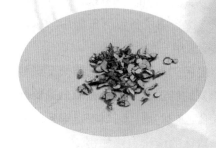

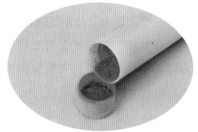

朱 砂

性味归经：甘，寒。有毒。归心经。

功效：镇心安神，清热解毒。

平时容易疲劳、健忘，可劳累过后却反倒很难入睡，这是什么原因呢？我们又该从哪儿下手调理呢？中医讲心主神明，治疗失眠其实就是属于治神的范畴，治身和治神有着怎样不同的思路呢？心病还须心药医，为什么有的时候单纯的药物很难把病人的病治好呢？

好了，讲完了心胆气虚所导致的失眠用药之后，各位会发现，还有一类失眠的人群，他们平时体质偏弱，经常容易健忘乏力，经常感觉到自己身体很累，但是身体劳累之后反倒更睡不着了，舌头的颜色也往往都是淡的。总之，这类人经常都是一种精力不足的样子。针对这种人的失眠，你帮他去清热不对症，你帮他去滋阴也不对症，这个时候就需要从根本上去帮他补气养血，气血足了心神才能安，因为这种情况就是气血不足导致的失眠。中医说心藏神，心神必须得到心血的濡养才能正常地工作，所以心气或者是心血不足的时候就可能会出现失眠健忘、精神恍惚，甚至还可能会出现心慌、胸闷气短、自汗等症状，所以这个时候我们就需要选择那些具有补气养血、安神作用的药物。

那针对这种情况，祁老师推荐给各位的中成药是柏子养心丸。这是一款非常常见的经典中成药。柏子养心丸的药性是偏温的，具有很好的补气养血的作用，同时又加入了诸多安神的成分。所以凡是那些典型的平素疲乏，劳累之后症状加重的疾病一般都适合用柏子养心丸。柏子养心丸也是大蜜丸，祁老师同样建议一次1丸，一天2次。下午服用一次，临睡前服用一次。因为柏子养心丸的药性依然是偏温一些，如果各位服用之后有上火的情况，依然可以用淡竹叶水或者是栀子水来送服。

需要注意的是，柏子养心丸总体的药性偏温热，所以对于心火旺盛、阴虚火旺或肝火过盛的人都不大适合。同时，柏子养心丸当中同样含有朱砂，具有一定的毒性，孕妇及肝肾功能不全的患者也是不能服用的。另外，如果气血不足的程度较轻，各位也可以服用人参归脾丸，因为我们在上讲节目中讲过，人参归脾丸也是补益心脾的。

好了各位，以上就是祁老师在连续两讲话题中给大家分享的那些能够治疗失眠的中成药，各位应该在反复学习之后找到适合自己的药物。

最后不得不说的是，尽管祁老师分门别类地给各位同学介绍了不同情况下应该服用什么样的中成药，但我相信在这个世界上依然会有一些人不管采用什么样的药物，其睡眠障碍都很难得到根本的解决。作为一名临床大夫，我在对失眠病人的治疗过程中，

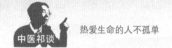
对于这一点是深有体会。因为从中医角度来说，心主神明，所以治疗失眠就属于治神的范畴。而治身和治神是完全不同的层次，往往我们会发现治身容易治神难，所以有一些失眠也就成了医学当中很难解决的难题。

在我看来，对某些失眠病人的治疗已经不能把治疗的手段仅仅局限于药物范畴，而是要整体把握。于是，也就对医生提出了更高的要求，更需要因人而异，具体治疗。所以看过这两讲话题的同学，如果您在尝试了祁老师所推荐的药物之后，依然很难解决问题，那就请寻找真正的良医诊病。因为这两讲祁老师也只能站在单纯的身体层面上给各位同学做一番具体讲解。

好了各位，热爱生命的人不孤单，就让他们相遇在《中医祁谈》。本讲话题就到这里，接下来是咱们的互动答疑环节，我们来看看同学们都有什么样的留言。

祁营洲老师互动答疑区

扬锡：祁老师您好！很喜欢您的《中医祁谈》。请问祁老师，我做的梦比较乱，就是类似日常生活的事情，但我的主要问题是每天早上起来眼睛都睁不开，很累，有时后脑勺还很重，梦都能记得。搞得自己每天混混沌沌，没有神清气爽的感觉。30年来天天如此，期待您的回复，不胜感激！

祁老师：我很难想象一个人30年来天天都是这样的状态，你该活得是多么的辛苦。所以说，我不得不回复一下这位同学的问题。我想回复您的是，不要再揪着我的解梦三部曲再绕进去了，您现在的主要问题不是去解梦，而是应该好好地睡觉。所以说，我想提醒这位同学，您应该好好地学习我的第四十二讲、第四十三讲，学习如何选择治疗失眠的中成药。

根据您的叙述，很明显这是一个长年劳心劳神的状态，比如每天出现的这种混混沌沌、没有神清气爽的感觉。今天我们刚刚讲了柏子养心丸，推荐给这位同学，你可以去尝试服用。

王晖：祁老师，我非常欣赏您的哲学思想，功力很深！我没记住什么中医原理，反而被您讲解的中医背后的思想深深地吸引，进而对哲学有了兴趣，谢谢您！

祁老师：虽然祁老师讲《中医祁谈》的初衷是为了注重实战实效，

努力引领大家去认识中医、学习中医，并且真正落地去实践中医。但是，中医背后永远隐含的是中国传统的文化体系和哲学思想。其实大家可以各取所需，这位同学就是没有记住什么中医原理，反而关注到了祁老师讲解中医原理背后的很多哲学思想。这就说明，不管我们学习什么，我们最终的目的，其实是为了让自己更加明智，让自己更加有智慧地面对生活，面对自己的整个生命，这才是学习的终极目的。所以，不管你是学中医也好，西医也好，还是学习其他学科也好，最终目的都是为了让自己更加智慧。

其实智慧这个词本身就是哲学，哲学的英文是 philosophy。philosophy 这个单词很有意思，它的本意可以分成两个部分，第一部分 philo，第二部分 sophy。philo 的本意指的是 love，是热爱的意思；而 sophy 的本意是 wisdom，就是智慧。所以 philosophy 这个英文单词本意就是爱智慧。所以，我们讲中医也好，讲中医背后的哲学思想也好，最终都是为了让我们真正地拥有智慧并且爱上智慧。

所以，也非常感谢这位同学对我提了一个醒，说喜欢祁老师在《中医祁谈》中讲到的中医背后的一些哲学思想。祁老师在随后的话题中也会不断地暗含、渗透更多的中医背后的美好，这些东西教会我们的，就是让我们变得更加的明智。当然，这只是一个法门。我说过，《中医祁谈》并非要让每个人都必须去学中医，但是你应该去热爱生命，热爱智慧，这才是终极目的。

好了，谢谢各位。

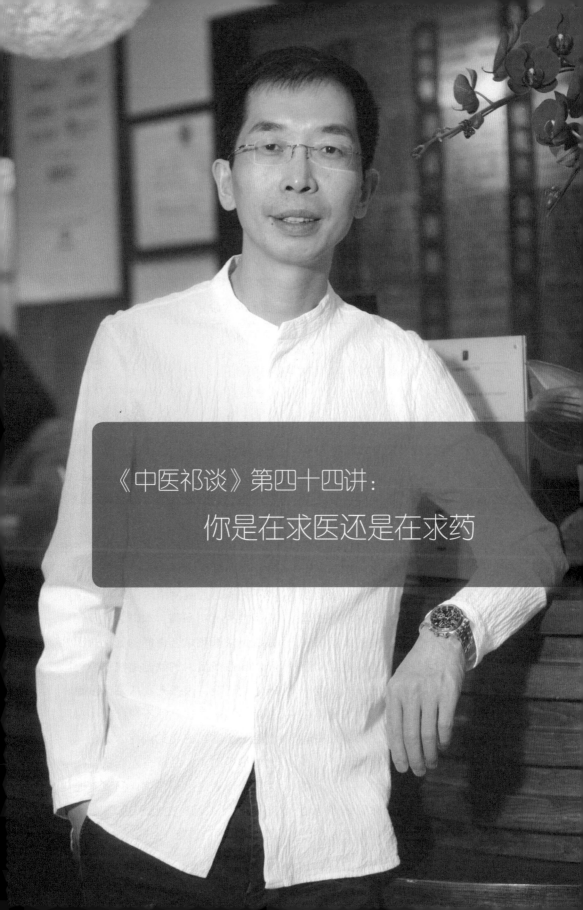

《中医祁谈》第四十四讲：

你是在求医还是在求药

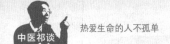

在这个快节奏的时代，很多人做事情仿佛更在乎结果而不再关注过程了，但在寻医问药的时候也能这样吗？您到底是在求医还是在求药呢？中医为什么不能单对一个具体的病名就轻易给出具体的治疗方案？为什么祁老师说真正的医者不仅是在看病更是在看人，开的不仅是方子，更应该是为生命开出一个新的方向？什么才是真正的诊疗？为什么说真正的诊疗其实是医患双方都受益？为什么祁老师认为很多时候不是我们的身体病了，而是我们的生命病了？

作为医生，我发现其实自己没有绝对的休息日。出门诊的时候那是实打实的工作，不出诊的时候，也会面临很多的咨询。因为现在的网络发达了，于是每天的生活中，也总是不乏在微博微信中被问到很多问题，甚至是一些不断的催问。对于正在接受我诊疗的那些病人，因为我对刚刚处理过的诊疗方案以及对病人的体质病情等相对熟悉，回答起来也许就会靠谱一些。相反，对于陌生的病人，我一般会建议他们面诊。但即便如此，在心底深处我也总会觉得让很多人失望了，因为的确无法让所有人满意，事实上也不可能让所有人满意。对于发问者来说，对我只是请教了一个问题而已，但对我来说，这只不过是我每天所接受的众多问题中的一个。于是有些时候导致的结果就是，要么实在是没有时间回复，要么是没有及时回复，要么是根本无法回复。

本讲话题祁老师完全不去探讨这种社会现象背后医患关系的不同立场，也不去探讨通过网络求医的可靠性和准确性究竟有多高，本讲话题我们只去探讨求医和求药之间的区别。因为我发现很多病人的问题是往往显得比较急功近利，很多人我从来都没有见过面，但对方总是恨不得让我能够马上给一个非常完整的治疗方案出来。比如很多时候，经常有人向我直接求医问药或者是远程咨询，问我高血压应该吃什么药？拉肚子应该吃什么药？头疼了应该吃什么药？

面对这样的一些问题，我也总是会深感无奈。因为中医往往不会盯着一个所谓的病名去治疗，而是要根据病人具体的气血阴阳的现状来治疗。换句话说，中医是一种典型的个性化的治疗手段，一切要以望闻问切、理法方药为旨归。然而我们会发现，可悲的是，现在很多人，只求药，不愿求医。殊不知，药其实只不过是医生之所用，而一个真正的医者，给病人开的不仅仅是药，而是方子。说得狠一些，是要为病人的生命开出一个新的方向。

单就用药治疗而论，同样的病会有不同症状，同一味药可以治疗不同的疾病，这一切都要以具体的病人、具体的病情而论，岂能单听到一个病名就可以有一个放之四海而皆准的治疗方法？倘若果真如此，那我觉得医生也就太好当了。

我一直都认为，对于真正的医者，诊疗不是看病，而是看人。如果你把人身上的病看作是流水线上一个个零件的话，你至少缺失了人文关怀。相应地，对于真正的病者，看病也不是简单地就诊，而是求医。如果你把医生看作是流水线上一个个工人的话，你至少缺失了对生命的敬畏。

为什么说真正的治疗从医生和患者一见面便已经开始了，而药只是整个诊疗过程中的一部分而已？真正的把脉应该有什么要求？对患者的整个生命气息如何感应呢？用药如用兵，一张好的方子应该体现出医者怎样的智慧？

只有当一个对生命珍视自爱的病者找到了一位对天地、对生命敬畏的医者，才有了真正的治疗。而真正的治疗从一见面便已经开始，药只不过是整个诊疗过程中的一部分而已。

所以，要真正看好一个病，第一要看医生是否具有真正身心灵同治的能力，第二也需要去看病人的内心深处对自己的生命是否有一定的认知。有时候，如果病人不求医只求药，也许是没有用的；有时候，如果是求对了医，也许就不必再用药。而真正的治疗，从彼此见面的一瞬间就已拉开了序幕。

这一见面的序幕，便是彼此的沟通。医患之间真正的沟通不仅需要环境、心境以及时机，更需要彼此都能够脱下罩在身上的社会外衣，放下自己的面具，然后进行一次心底深处最深刻、最纯洁的灵魂碰撞。这应该是深入自己内心世界的开端，也是我们尊重生命、敬畏生命的开始。这个时候医患双方其实都是病人，也都成为了医生，这种真正的沟通才奠定了真正治疗的开始。

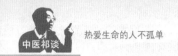
祁老师之所以这么认为，是要告诉各位，当下社会，我们很多人都伪装了很多东西。这从某种意义上来说，也是我们对自己生命的一种欺骗。而真正患病的时候，也不得不承认，很多时候，不是我们的身体病了，而是我们的生命病了。所以这个时候真正的治疗应该是纯粹的、毫不虚伪的关于生命的对话。

接下来，一个好的医生治病时，靠的绝不应该仅仅是药物，医生的语言、智慧以及医生给人带来的整体感觉都会是治病的工具。一个好的医生对病人的治疗，不一定要等到病人喝药的时候才开始，医生所营造出来的整体感觉以及所表露出来的言行举止也都会是药物。所以，诊病的过程也就是在治病，最后医嘱也会是药物。

求医的过程中，很关键的一步是诊脉。我总认为，真正的把脉应该是，医者需心境清静、心性通透，更要怀着一片慈悲之心用三根手指去感应病者的气血阴阳、全身一气周流的变化和趋势。是的，是要去感应，不仅仅只是感受。因为医者摸的不仅仅是脉，而是对方整个生命的气息。所以中医典籍《黄帝内经》当中说了，要"持脉有道，虚静为保"。

诊断之后就是处方用药。我们总说

"用药如用兵"，一张方子也许就是医者的排兵布阵，"兵非向导不达贼境，药非引使不至病所"。一张方子中的每一味药都有它独特的作用范围，一个好的医生应当熟悉自己所用药物在人体当中如何行走。一张好的方子体现出的不仅是药，而是医者的智慧。

所以，我总认为善用药者，应该把自己的医疗技术和职业素养都糅进自己的方子当中。因为一张好的方子蕴涵着一位医者在理、法、方、药过程当中的思想、价值观、灵感、修为以及精神境界。

除了用药，善用针者，应该具备什么样的素质？为什么说真正的诊疗其实是医患双方都受益？为什么祁老师说越是民族的就越是世界的？那么，又是为什么行医和求医都是一场身心灵的历练呢？

临床诊疗除了开方，有时还需要用针。人体的每一个穴位其实都吸纳或汇聚着流经此处的经气。针灸医师水平的高低其实就在于对经脉和穴位独特作用的领悟程度，对于病患身体、心灵和精神层面的不同理解程度，以及如何运用针刺的方式让病患得到恰到好处的治疗。所以善用针者，就应该持心端正，针下有正气和慈悲。因为针不仅仅是导引气血的媒介，好的针法更应该体现出医者所传递的一份真心。

总之，一次好的诊疗，首先需要一位真正的好医。而真正的善医者，应该善于调和上下，沟通表里，引自身之热解自身之寒，导自身之实补自身之虚，或升清以助降浊，或降浊以助升清。

一次真正好的诊疗，医者不仅能让病人之身躯得到救治，更应该让病者之灵魂得到洗礼。因为对于医患双方来说，都应了那句话，"唯虚方能容"。否则，要么是病者不可治，要么是医者不够强。

讲了这么多，最后祁老师不得不说的是，中医不应该只是中国的医学，因为越是民族的，就越是世界的。我经常会说这么一句话，"the more traditional,the more international"，意思是"越是传统的，就越应该是国际的"。中医的"中"应该是一种不偏不倚的态度，更应该

是一种中道之学，过犹不及、适可而止才是真正的中医之道。医道即为人道，一次真正的中医诊疗对于医与患都应该是一场身心灵的修行和历练。否则，要么是找错了医生，要么是对生命还远远不够敬畏。

所以，我一直都认为，对于医者而言，行医，应该是感悟厚重生命的过程；诊疗，应该是品百味人生的方式。的确，行医，当如饮一杯清茶；行医，当有一颗静心。

本讲话题祁老师试图站在行医的角度来谈一谈求医和求药之间的格局、对比和体会，希望能给各位同学一些启发，希望大家对求医能有一个全新的理解，也更希望大家就此而变得更加热爱生命。

好了各位，热爱生命的人不孤单，就让他们相遇在《中医祁谈》。本讲话题就到这里，接下来是咱们的互动答疑环节，我们来看看同学们都有什么样的留言。

祁营洲老师互动答疑区

山水墨香：请问祁老师，睡觉时磨牙是什么问题呢？

祁老师：磨牙是上牙磨下牙，下牙磨上牙。那么从经络理论来考虑，它的病因是什么呢？它跟两条经络有关系，人体的上牙中医认为是归足阳明胃经，下牙归手阳明大肠经。所以磨牙一般常态下往往提示的是胃和大肠这个消化系统有积热上蒸，故而出现了磨牙的情况。对大部分磨牙都可以这么去理解。

那究竟我们该怎么去治疗呢？既然说胃与大肠有积热了，这个时候我们就要努力地往下去降这个热。怎么去降这个热呢？祁老师在此推荐两个方法。

第一个方法，如果你在磨牙的过程中，发现自己出现类似于口臭、牙龈红肿、大便干燥等一派热象的情况，我强烈建议完全可以用少量的生石膏，比如用15g或20g生石膏来煮水，大概煮20到30分钟就可以，然后去喝石膏水就行了。因为生石膏具有非常好的清热泻火、除烦止渴的作用，对于胃或者大肠有热上蒸所引起的磨牙有非常好的治疗效果。

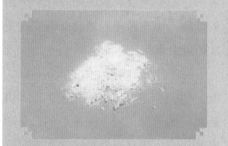

生石膏
性味归经: 辛、甘，大寒。归肺、胃经。
功效: 清热泻火，除烦止渴。

如果您不想用这个代茶饮，还可以推荐给大家一款中成药，叫作四磨汤口服液。这是一款常见的中成药，在各个中药店都可以买到。四磨汤口服液的作用是顺气降逆、消积止痛，还具有一些通便的作用。之所以具有通便作用，是因为它药效的整个趋势是往下行的。当出现消化系统内热上蒸的时候，我们就需要顺气降逆，此时四磨汤口服液刚好是对症的。建议服用的时候一次1到2支，一天2次，可以连续喝上2到3天，看看效果。

奔跑的行者: 网上看了太多治疗失眠的方法，最终却发现祁老师的讲解最落地实在。请问祁老师，网上的方法都是骗人的吗？比如说数羊的方法？

祁老师: 这位同学说到数羊的方法，让我立马想到有人睡不着的时候，开始自己躺在床上数羊。一只羊，两只羊，三只羊，喜羊羊，美羊羊，懒羊羊，小肥羊，东来顺，海底捞儿，麻酱，小料儿，啤酒。不能睡啦，起床下楼，穿好衣服之后就摸了摸自己的钱包，想想自己的收入，又默默地躺回去睡觉了。

这是一个段子。但是话又说回来，数羊的方法在我看来是一种单纯的心理暗示，应该也会有效的。所以说，不同的失眠人群在治疗失眠的过程中就是各取所需，只不过是我在讲解失眠的时候非常明确地说到，祁老师是站在身体和心理的层面上给各位讲解。同时，我在四十三讲中也跟各位分享了，我们会发现在现实生活当中有一些人的失眠已经不仅仅是一个身体的层面，而是一种精神的层面。所以这个时候，未必见得单纯用药物就能够完全解决。因为咱们讲过，心病还需要心药医。所以，治病的整个过程就是通过治病来反思人体的疾病和身体、心理以及整个生命之间的关系。

对这位同学的留言，我要表示感谢，感谢您对祁老师在《中医祁谈》中提出的治病方法的肯定。但是，祁老师讲的只是代表我的个人观点，对于其他的方法是否都是骗人的，我不发表意见。因为在我看来疗效就是评判最终治疗方法的标准。

所以，我只能感谢这位同学对我本人讲解的一个赞扬。是否网上的方法都是骗人的，现在我还真的不好说。因为真的有些人可能会觉得上次当受次骗，反倒能让自己睡着了。你说它到底是骗人的，还是不骗人的呢？所以真的不好评判。

《中医祁谈》第四十五讲：

　　诊断小儿疾病的不藏之秘

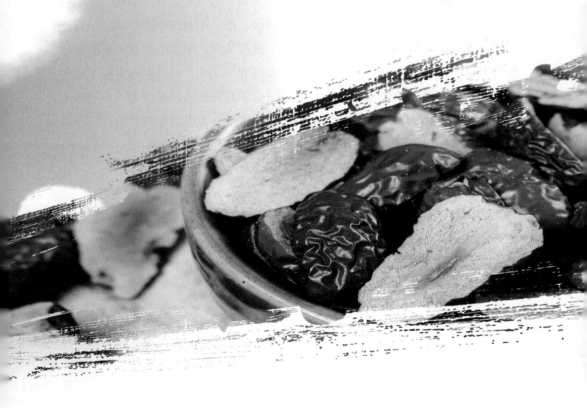

您是否遇到过孩子出一点儿状况就开始六神无主、不知所措了呢？为什么祁老师说中医的种子应该种在家庭？古时候儿科被称为"哑科"，您是否经常根本不知道孩子什么时候就已经病了呢，也不知道孩子什么时候应该吃点小药或者是通过饮食等方式进行调理呢？有没有一些简单易学的方法可以帮您辨别孩子是否生病了以及帮您判断病情的程度呢？针对小儿体质特点，儿科名医钱乙给后人留下了什么样的启发？本讲话题中祁老师又会给出什么样的简单易行的小儿辨病方法呢？

话说现在祁老师每次接诊的病人当中小儿的数量几乎要占到一半，我也着实感叹于当下二胎政策放开之后小儿数量的突飞猛进，同时也深深感受到了医疗资源的供不应求。每每看到很多家长心急火燎地抱着孩子四处求医，有些孩子的病情的确是比较着急，但也的确有一些小儿所患的疾病并非那么严重，反倒是家长对医学知识的匮乏导致了一种非常紧张的气氛。鉴于此，祁老师在本讲话题中就必须要专题跟各位为人父母的家长们好好聊聊，亲献几招实战实效的临床诊断秘诀，学会之后在家庭当中就可以操作诊断，不至于一遇到孩子出了什么状况就六神无主，不知所措。当然，现在还没有孩子的同学也需要认真学习一下，因为你们也终将会有的。

祁老师一直都认为中医的种子应该种在家庭，一个懂点中医知识的家庭主妇或者是家庭主男，至少可以惠及家庭的三代人。同时，祁老师做《中医祁谈》的发心也非常明确，就是要普及、推广和宣传中医知识。况且我一直都认为，中医的普及不是贵族化而是要生活化，对中医的讲解不是为了追求高逼格而是要努力追求落地的实战实效。本讲话题我将站在临床诊断学的角度跟各位分享在通常情况下，如何来自行判断孩子的疾病。

说到小儿的诊断，和成人的诊断的确有很大的不同。中医诊断讲望闻问切，但小儿因为不会表述病情，在现实临床中常常会给诊断带来很多的不方便，所以古人又把儿科称为"哑科"。也就是说要么是小儿不会说话，要么是小儿会说话，但其表述的病情也未必是准确的。

于是在我的日常诊病过程当中，我经常会发现很多小儿家长对自己孩子的身体情况很是困惑。不知道孩子什么时候就已经病了，也不知道孩子什么时候应该吃点小药，或者是通过饮食等方式进行调理。而等到去医院的时候，结果往往是被大夫开了一些家长们很不情愿让孩子服用的药。

所以祁老师就要帮各位家长们捋出一些相对清晰的诊断小窍门，简单易学，学会之后您至少就会明白，您的孩子什么时候身体已经开始不舒服了，或者说什么时候就需要开始适当地去调理一下了，以防病情进一步恶化。总之，我希望本讲话题能够让各位家长们学会为孩子的身体进行第一级的诊断，防微杜渐。

为什么说小儿是纯阳之体？针对小儿的体质特点，儿科名医钱乙给后人留下了什么样的启发？我们该如何理解小儿"易寒易热""易虚易实"的发病特点呢？如何来通过小儿的活动力、小儿身体的气味以及排出物的气味等来判断小儿的疾病呢？

在中医历史上，有一位非常著名的儿科医生，叫钱乙，是宋代人。他给后世留下了一本非常著名的书，叫作《小儿药证直诀》。这本书非常伟大，可以说是中医儿科方面鼻祖级别的书了，对后世的影响非常大。现在我们关于儿科方面的很多理论思想和治法都来源于当年钱乙的路子。

我们很多人都知道中医经常说小儿体性纯阳，其实这个说法就是钱乙提出来的。但究竟我们该怎么去理解这"纯阳"二字呢？从中医专业的角度来说，纯阳更多的是指阳气很嫩，它就像小树苗一样具有着蒸蒸日上的生发之性，但却又非常娇嫩。钱乙说到小儿病的特点时用到了非常著名的八个字，叫"易寒易热""易虚易实"。也就是说小儿的这个病非常容易易寒，也非常容易易热，非常容易虚，也非常容易实。那为什么小儿疾病会有这么快或这么大的变化呢？我还是用钱乙自己的话来做解释。主要原因就是因为小儿的"五脏全而不充"。各位，"五脏全而不充"同样是当年钱乙所说的原话。这是什么意思呢？所谓五脏俱全，也就是说小儿的心肝脾肺肾，胆胃膀胱大小肠都具备。但"不充"是什么意思呢？也就是促进五脏功能体系的这些能量还不足，所以叫不充。

咱们解释了以上内容之后，对小儿在成长过程中容易发病，而且病情变化比较快也就非常容易理解了。比如您家的孩子今天开始咳嗽了，如果没有及时控制，明天可能就发热了；如果明天再没有及时控制，后天可能就转肺炎了。所以，对于小儿的诊病就对医生提出了更高的要求。

儿科被称之为"哑科"，在诊断上本身就极具难度，在治疗上就更需要力

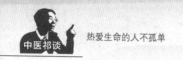
挽狂澜，面对很多急性病时要求医生做到速战速效。当然，对于儿科的一些慢性病还是需要按部就班地一步一步来。

其实我讲了这么多之后，大家也会发现，小儿的发病特点其实是有利也有弊。从治疗的角度来说，这种发病特点决定着小儿的很多疾病在治疗上，病情相对会更容易被改变，因为"易寒易热""易虚易实"。如果方向正确的话，病情就很容易改变。这点不像给有些老年人看病，有些时候医生给老年人用上半个月、一个月的药，还没有太大的动静。这就源于老年人的脏器整体功能已经下降，对药物的反应不太敏感了。

通过以上分析，家长们如果能及时发现孩子身体的变化，根据孩子表现出来的异常信号来判断孩子的身体状况，就显得很有必要了。那接下来祁老师特为大家总结出一些易于家长掌握的诊断小窍门，各位一定要综合理解，灵活运用。

第一，我们要看小儿的活动力。小儿的天性一般都是多动的，那么如果一个平时活泼多动的孩子，看起来懒得运动了，这个时候你就要注意了。也许你还没有看出孩子有什么特别的不舒服症状，但也要考虑到孩子将会生病的可能性。因为很多小儿体质易虚，病又容易是实证。这身体一虚，因天气、饮食等情况的不良变化，小

儿的身体就很有可能受不了，就会导致生病。

第二，根据小儿身体的气味以及排出物的气味。刚才咱们讲到小儿是纯阳之体，皮肤又很娇嫩，所以小儿身体散发出来的气味可以是诊断的一个标准。一般常态下，小儿身体应该散发出一种奶香的味道，但如果小儿身体的气味有明显的奶臭味，一般提示孩子有内热了。小儿的排出物主要指的是大便、小便、鼻涕、口水等，这些都叫小儿的排出物。如果说排出物有很明显的酸、腐、臭等气味，也往往提示这个小孩儿有内热存在，这个时候建议大家及时处理或者就医。

通过观察小儿排出物的颜色可以获得什么样的诊断信息呢？三岁以内看指纹，祁老师会教大家一个怎样的看小儿指纹的方法？看小儿舌苔同样是一个非常重要的诊断方法，但想看孩子的舌苔，孩子一直不张嘴，有什么小秘诀可以搞定呢？

第三点，要教给大家看小儿排出物的颜色。一般情况下，颜色清稀为寒，颜色黄浓为热。比如，小儿口水量多而清稀，这一般提示是脾胃虚寒。如果口水量多而有臭味，往往提示湿热内阻。这两者的治疗方法那是完全不同的。比如说，治疗脾胃虚寒我们

用药的时候就要重在甘温调中，而湿热为患的时候则在于清热利湿。所以你会发现，这两者的治疗方法是完全不一样的。这是跟各位分享的前三点。

第四点，就是看小儿食指掌内侧的静脉。这种方法也就是我们经常所说的看小儿指纹，往往用于三岁以内的孩子。具体怎么操作呢？我来教给大家。诊察小儿指纹的时候，家长可以抱着小儿面向光亮的地方，家长用自己一只手的拇指和食指先握住小儿食指的末端。举个例子，比如你是妈妈，你就用你自己的拇指和食指握住你家孩子的食指的末端，然后再用你自己的另一只手拇指的侧缘在小儿食指的掌侧前缘从指尖向指根部轻推几次就可以了。用力要适中，这个时候就可以使络脉显露，便于观察。

在中医看来小儿的食指按指节，可以分为三关。食指的第一节，即掌指横纹至第二节横纹之间，中医把它叫作风关；第二节，也就是第二节横纹至第三节横纹之间，这叫气关；第三节，也就是第三节横纹到指端，这一节中医把它叫作命关。也就是中医把小儿的食指指节分为三关，分别是风关、气关和命关。

正常的食指指纹在掌侧前缘，纹色往往是浅红色或者是红黄相间，络脉隐隐显露于风关之内，粗细应该是适中的。但是对于家长们可以在家中操作的简单诊断，祁老师的个人建议是掌握大的原则就可以了。总而言之，如果你发现指纹的颜色浅淡，往往提示的是虚证；如果指纹的颜色发深、发暗，往往提示的是实证。一个是虚证，一个是实证。这是跟大家分享的第四点。

第五点，看小儿的舌苔。很多家长跟我反映，说想看孩子的舌苔孩子不张嘴，或者是在父母面前张嘴而去看医生的时候，在医生面前又开始不配合了，这该怎么办呢？我将本人在给小儿诊断疾病时看舌苔的经验分享给大家。第一个方法，把孩子抱起来平放在自己的怀里或者是放在孩子妈妈的怀里，用奶瓶的奶嘴放在小儿的嘴边做喂奶的状态，小儿往往就会张嘴，这个时候利用小儿张嘴的瞬间迅速去观察舌苔。这是第一个方法。第二个方法，也是我经常运用的一个方法，是将小儿的头部进一步压低，孩子因为体位的不舒服会做出想要哭的痛苦状态，这个时候同样可以利用小儿张嘴的瞬间迅速来观察舌苔。一般情况下，如果说小儿舌苔白而且厚，同时又伴随口中异味，这个时候往往提示内有食积。如果说舌苔颜色偏黄，往往提示有内热。

好了，各位，以上是祁老师给各位详细讲解的五种诊断小儿疾病的窍门秘诀，祁老师的确不愿私藏，一并全盘奉献给大家。目的就是为了让各位在家中做到临阵不乱，能够对孩子的病情做出初步诊断。

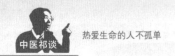
好了各位，热爱生命的人不孤单，就让他们相遇在《中医祁谈》。本讲话题就到这里，接下来是咱们的互动答疑环节，我们来看看同学们都有什么样的留言。

祁营洲老师互动答疑区

Rainy：请问祁老师，例假期间总是头晕头疼是什么情况啊？

祁老师：我们简单地说，例假对于一个女性来说，就是气血重新分配的一个方式或者是一个过程。在月经期间，我们叫作"满则溢"。就是一个女性的气血充盈到一定的程度，然后就从下面流出来，这叫月经，每个月这样循环一次。但是，既然说血满溢出来了，那相对来说我们头部的气血供养就会不足。这个时候如果你本身气血虚或者是气血瘀，就往往会在月经期间出现头疼或头晕的情况。因为气血虚、瘀会导致此时濡养头部的气血更加不足，所以就出现了疼或者是晕的情况。晕往往代表的是虚，疼一般代表的是瘀。

总之，对于这位同学的问题，我的判断是需要考虑两个方面，要么是气血虚，要么是气血瘀。虚我们就得去补，瘀我们就得去活血化瘀，治疗方法是完全不同的。那具体是虚还是瘀，我不得而知，只是就你的问题而进行回复。具体治疗时还需要提供更多不同的资料。

常得自在欢喜：请问祁老师，您认为气是什么？气功与中医有什么联系吗？谢谢您！

祁老师：这个问题问得非常核心，也非常深沉。那针对这样的两个问题，我的回复是这样的：

气，就是我们每一个人活着的意义，也是我们活着的最终目的，因为人就是要活一口气。中医就是生活当中的一部分，所以说精气学说就成为了中医重要的组成部分。我们讲这个人气虚了，那个人气滞了，正是来自于中医当中的精气学说。

那气功和中医呢？在我看来，真正的气功就是为了让自己能够更好地气聚则形存，去争一口浩然正气。而真正的中医就是为了让自己更好地认识生命、尊重生命、热爱生命，从而做到心安而不惧。这是在我看来中医和气功从内在本质上联系和相通的地方。

供这位同学来参考吧。

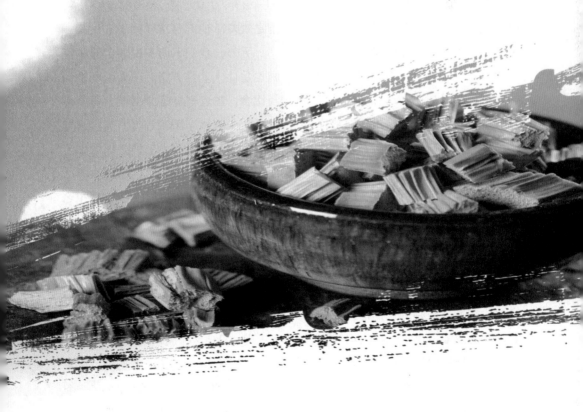

《中医祁谈》第四十六讲：

面对失声，你该做些什么来自救

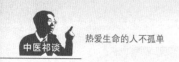
一不小心失声了，您应该怎么办？吃了一堆的中西药品为什么不管用？医生常常嘱咐病人清淡饮食，禁食辛辣，甚至少食蔬果，这样真的能起到治疗作用吗？失声一般是怎么造成的呢？针对失声的病症，祁老师会给出怎样简单有效的代茶饮呢？俗话说"求医不如求己"，生病的时候还有哪些问题更值得我们思考？

话说我接诊过一位很特殊的病人，之所以说他比较特殊，那是因为他跟我交流的方式几乎只能用手来比划或者是用笔来写。各位的第一反应是这位病人应该是个聋哑人吧，错！这是一个五官九窍都非常健全的人，只是因为他失声了！在为这位病人治疗的过程中，让我不禁想到更早时治疗过的另外一例非常典型的失声病人。我发现失声的人群可能各不相同，但经历失声的痛苦却大抵相似，所以本讲话题祁老师就从这位病人的经历入手，要跟各位聊聊失声的话题。

这位病人一开始在 2009 年有一次感冒发热，在退烧之后出现了一个困扰这位病人到现在的后遗症，那就是非常容易反复的失声。病人自述说，每次失声持续时间大概在 3 到 4 周左右，并且，更有甚者，有半年都处于失声的状态当中。后来发作次数虽然有减少，但是每年总会出现那么两到三次。在去医院以失声为主诉求诊的过程当中，一般情况下都会经历西医的三板斧：生化检查、超声检查和输液。但是效果好不好，只有身体自己知道。

另外，我们不得不说医生给的医嘱也是让人非常无奈。比如说要求清淡饮食，禁食辛辣等刺激性食物，甚至还让少吃水果蔬菜等等。其实一句话概括起来就是让你每天去喝白粥吃面条。你想，都生病了，还想吃什么山珍海味啊？但是这样的医嘱在祁老师看来，我作为一个医生，面对这样一些医嘱也只能说，这位医生肯定是没试过连续一个月吃白粥面条是什么感觉。大概吃了一周之后，就算是看见绿油油的草叶子，估计你都想放进嘴里尝尝是什么味道吧。

在西医治疗无果后，最终这位病人开始寻求中医治疗。汤剂也是换了一个又一个方子，同时诸如金嗓子喉宝、黄氏响声丸、金嗓散结丸、金嗓开音丸等这类药也是吃了不少，但是效果依然不理想。

针对失声或者是喑哑，祁老师给了怎样简单有效的代茶饮呢？工作熬夜，加上上火着急等导致的失音喑哑，我们可以用什么方子来救急？对于容易反复性失声喑哑的人群，平时可以服用什么样的代茶饮？这些代茶饮的配伍有什么特殊之处呢？

我记得当时接诊这位病人的时候，因为他当时实在是不太方便按时熬汤药喝，也是因为第一次给他看病，后来权衡之下我就为这位病人提供了两个代茶饮的方子。

先来说说这第一张方子。当时我开的方子是：蝉蜕 15g，牛蒡子 10g，桔梗 10g，甘草 10g，水煎代茶饮。当时我就开了这四味中药，我说既然你不能每天早晚喝汤剂，那我就给你一个代茶饮的方子，你每天去泡茶喝。每天需要喝水的时候，只喝这个水就可以了。

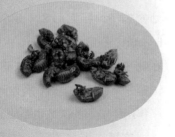

蝉　蜕
性味归经：甘，寒。归肺、肝经。
功效：疏散风热，透疹止痒，明目退翳，息风止痉。

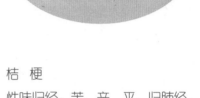

牛蒡子
性味归经：辛、苦，寒。归肺、胃经。
功效：疏散风热，透疹利咽，解毒散肿。

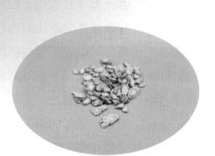

桔　梗
性味归经：苦、辛，平。归肺经。
功效：宣肺祛痰，利咽，排脓。

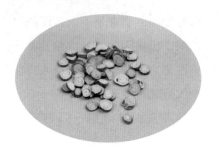

甘 草

性味归经: 甘, 平。归心、肺、脾、胃经。
功效: 益气补中, 清热解毒, 祛痰止咳, 缓急止痛, 调和药性。

现在我们来分析一下这个方子。这个方子中, 蝉蜕具有很好的利咽开音的作用, 牛蒡子可以消肿利咽, 桔梗和甘草配合在一起也具有宣肺祛痰、利咽排脓的效果。这个代茶饮对于因外感或者是情志郁怒所导致的声音嘶哑或者是失声, 都是可以服用的, 可以说是一个家庭常备的救急方子。比如我见过有的人因为工作需要熬夜, 又吃了不少油炸或者是上火的食品, 导致一开始有点儿咳嗽, 然后变得声音沙哑了, 最后干脆就失声了。对于这种情况, 这个方子完全可以拿来救急。但我还是要提醒一下, 这个方子稍偏寒凉了一些, 所以祁老师建议等声音恢复过来之后就完全可以停用。

第一个方子他大概喝了 1 到 2 周, 觉得自己的声音没那么哑了, 能说出来话了。但是刚才我也说了这个方子药性偏寒凉一些, 所以, 也是建议这位病人等声音恢复过来之后就可以停了。但是, 对于我的这位病人来说, 因为他近年来很容易就失声了或者是嗓子哑了, 所以

在平时的生活当中, 我除了给他这个救急的方子, 还给了第二张方子。

这第二张方子其实也是我个人在 2016 年的网络课和面授班上讲解过的可以治疗咽炎、喑哑甚至是失声的一个小方子。祁老师再次重复这张方子, 处方如下, 胖大海 2～3 个, 木蝴蝶 5～8g, 石斛 10～15g, 水煎代茶饮。在喝了这个代茶饮之后, 这位病人反馈有非常明显的好转, 病程明显缩短, 一年当中发病的次数也是明显减少。

这第二张方子是一个适合相对较长时间服用的代茶饮的方子, 因为它的药性非常平和。祁老师再次解析一下这个方子。胖大海, 大家应该都见过或者喝过, 而且在之前我们也介绍过很多次。胖大海味甘性凉, 归肺、大肠经, 具有非常好的清热润肺、利咽解毒的作用, 可以用于那些肺热声哑、咽喉干痛等症状。木蝴蝶这味药, 我在往期话题中也介绍过, 又叫千张纸, 很轻。如果你见过的话, 就会知道它长得非常像蝴蝶的翅膀, 很轻,

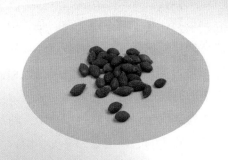

胖大海

性味归经：甘、寒。归肺、大肠经。

功效：清肺化痰，利咽开音，润肠通便。

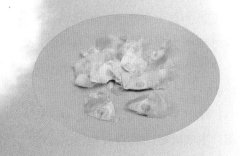

木蝴蝶

性味归经：苦、甘、凉。归肺、肝、胃经。

功效：清热利咽，疏肝和胃。

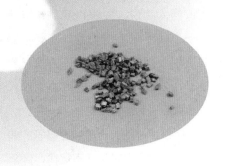

石 斛

性味归经：甘，微寒。归胃、肾经。

功效：养阴清热，益胃生津。

味道微苦，性微寒，可以归肝、胃经，具有非常好的利咽润肺、疏肝和胃的功效。第三味药石斛，味甘，性微寒，可以归胃、肾经，作用是滋阴清热、益胃生津，益肾壮骨。

这三味药的配伍有什么特点呢？我不得不再说一下石斛的好处了。如果说胖大海和木蝴蝶是专业技术性选手，那么石斛就是一位全能型选手。为什么近几年石斛的价格居高不下，水涨船高呢？这是因为石斛是一味非常有特点的中药，补中有清，以养胃肾之阴最为见长。您瞧瞧，石斛可以起到双向调节的作用，所以这个方子就比较平和了。

另外，虽然石斛现在炒作得比较火爆，价格也是越来越高了，但祁老师建议大家只要去买最便宜的那种就可以了，效果同样不差。为什么祁老师必须要点出这个建议呢？因为石斛因品种的不同，价格之间的差距非常之大。有一克几毛钱的，也有一克几块钱的，所以我的建议是只买最便宜的就可以了，效果同样不差。因为中医治病不在贵贱，能治病的药都是好药，所以祁老师在讲解《中医祁谈》整个过程中从来都不推荐那些贵重的药材。

我们该如何理解失声？除了感冒受凉或者上火，还有什么原因会导致失声

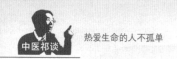
喑哑呢？生病了，除了自己很痛苦着急，其实还有哪些问题更值得我们思考？

说完了这个方子，我们再回过头来从病理角度分析一下失声。失声一般多见于用嗓过多的人，比如说老师、话务员、主持人等人群。同时，失声问题也往往会和感冒受凉或者是上火有关系，往往是在感冒或者是上火之后发作，也就是说体内总是有点郁热发散不出去。这个时候我们用上胖大海和木蝴蝶这两味药就充当了救火队员的角色，因为它们都具有很好的清肺润肺的作用，可以清内热，同时又不是很寒凉。

另外，失声还可能和您的肝肾功能不足有关系。医圣张仲景在《伤寒论》少阴篇里面就曾经论述过少阴病会兼有咽喉失声的这种问题。而从经络的角度来说，少阴经有两条，即手少阴心经和足少阴肾经。那从经络的循行来看，足少阴肾经的循行路线的确经过了咽喉，所以在生活当中也会有很多人因为受到惊吓或者是肾气不足的时候从而出现失声这个问题。咱们举一个最简单通俗的例子，各位会发现，有的人受到惊吓后，说话一时间会变得结结巴巴。如果体内的肾气不足，就有可能直接导致失声。这个时候，刚才第二张方子中的石斛就起到了益肾壮骨的作用。

最后，祁老师不得不说的是，中医认为，新病多实，久病多虚。我们看到这位病人从 2009 年到现在，和失声的问题已经进行了八年的抗战，我在为这位病人治疗的过程当中，就是让他发病的时候用第一个代茶饮，然后平时要长期地服用第二个代茶饮。这个治疗不可能在一个非常短的时间内就能够完成，好在这位病人服用的效果是越来越好。所以我们不得不反思的是，自己的脏腑是不是如同刚才我所提到的那样，也是长期处在一个失调或者是虚损的状态中不能自拔呢。

从这个角度来说，人都有一种本能，生病就是一种保护自己的本能。如果你无休止地消耗自己的身体，却暂未生病，那才是真正的危险。从这个意义上来说，生病就是在提醒自己，就是在给自己敲响了一个警钟。具体到这位病人来说，失声也就是给自己敲了一个非常响亮的警钟。而对于治病的过程我们也需要明白，治病其实只是一个表象，我们应该把治病看作是自己重新思考生命的开始。

我所接诊过的失声或者是喑哑的病人，基本上都是平素生活不规律，经常熬夜，同时又饮食不规律，或者是比较喜欢辛辣刺激的食物等。所以即便拿到了一个好的方子，但不去思考改变自己不当的生活方式，治病也只能是救得了一时，救不了一世。

所以通过本期话题，祁老师也希望告诉各位，生命就在自己的手中，求医并不是关注生命的全部，而更重要的是要不断反思自己。很多时候往往没有无缘由的结果，知道为什么得病，也许比知道得了什么病更重要。但是现在很多人身体一不舒服，就只想知道得了什么病，却很少去思考这病是怎么得的。所以，你该如何看待自己的生命呢？这是本讲话题中祁老师留给各位思考的一个问题。

好了各位，热爱生命的人不孤单，就让他们相遇在《中医祁谈》。本讲话题就到这里，接下来是咱们的互动答疑环节，我们来看看同学们都有什么样的留言。

祁营洲老师互动答疑区

玲儿：请问祁老师，孩子指甲上有白点，晚上睡觉有磨牙情况，是不是肠子里有虫？有没有安全的中药驱虫的方法？

祁老师：坦白地讲，祁老师在北京行医，至今很少见到过肠里有虫的孩子。为什么呢？因为年代真的不一样了。也许时间倒推20年、30年，或者现在在某些农村地区，不排除有些孩子可能饮食不洁，比如说饭前便后不洗手，或者说生瓜野枣都不洗就往嘴里塞了，有可能会出现肚子长虫的情况。而现在生活在大城市中的孩子，一般情况下肚子里长虫的概率很小很小，甚至是零。于是乎，在我看诊的过程当中，遇到比如夜间磨牙或者指甲上有白点这样的表现形式，也许十年前很多大夫可能会考虑长虫，

而现在随着生活方式的改变，我们诊疗的方式也在改变，很多时候已经不再从长虫的角度去考虑，而是从体内有积食或积热的角度去考虑。这是我们诊病思路的一个重大改变。

首先，咱们说磨牙的问题。不管是磨的上牙还是下牙，其实都是上牙磨下牙，下牙磨上牙。记得在往期话题中我也提到过，在中医理论当中，我们的上牙齿和下牙齿归属于两条经脉，一个是足阳明胃经，一个是手阳明大肠经，也就是说磨牙和我们的胃和大肠是有关系的。那换句话说，当胃和大肠内有积食的时候，积热往上攻就有可能会产生磨牙的情况。

另外，这位同学说孩子指甲上有白点。这个在生活中以及临床中很常见。为什么会有白点，怎么来分析一

下？中医讲，"肝藏血，其华在爪"。也就是说我们每一个人的十个手指甲，还有十个脚趾甲，都和肝的藏血功能有关系。如果说肝脾功能不和的时候，同样往往会导致指甲上出现白点这种情况。为什么肝脾不和呢？因为肝和脾的关系是一种相克的关系，肝在五行当中是木，脾在五行当中是土，木是克土的。当肝脾不和了，不仅可能会出现磨牙的情况，还可能会出现指甲上长白点的情况。

所以我看到这位同学的提问之后，我的第一反应不是应该去驱虫，而应该去消积，就是说这个孩子可能内里有积食了。所以，针对这位同学的问题，我推荐服用一款中成药就可以了，名字叫作四磨汤口服液。四磨汤口服液是一款非常好的中成药，由木香、乌药、枳壳、槟榔组成，它具有非常好的顺气降逆、消积止痛的作用。我强烈建议这位同学可以给自己的孩子去买上一盒四磨汤口服液。一次 1 支，一天 2 次，连续服用上 3 到 5 天，你看看孩子磨牙的情况是不是就会消失了。如果磨牙的情况已经消失了，指甲上的白点随着肝脾功能变得比较顺畅的时候，自然就会逐渐消除了。

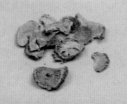

木 香

性味归经：辛、苦，温。归脾、胃、大肠、胆、三焦经。

功效：行气止痛。

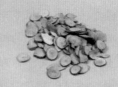

乌 药

性味归经：辛，温。归肺、脾、肾、膀胱经。

功效：行气止痛，温肾散寒。

中医祁谈

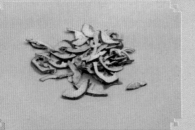

枳 壳

性味归经：苦、辛，微温。归脾、胃、大肠经。

功效：行气宽中除胀，化痰消积。

槟 榔

性味归经：苦、辛，温。归胃、大肠经。

功效：驱虫消积，行气利水。

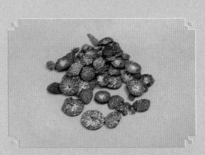

　　熊猫不需要名字：祁老师您好！我是找您看过病的一位患者，吃了您开的药感觉很好，谢谢您！请问祁老师，我最近左耳有时会有那种像坐飞机后耳朵堵的感觉，也会暂时出现耳聋的症状，我老公说三焦经入耳，让我梳理一下三焦经。您对这个症状有什么建议吗？谢谢祁老师了！

　　祁老师：这位同学提供的整个叙述并不是非常的全面，但是我之所以要回答这个问题，是因为要给各位提供一个辨证的思路。

　　这位同学说，她老公给她的判断是三焦经入耳，其实这点只能说对了三分之一。从人体经络表来看，和我们耳朵相关的经脉有三条，分别是手少阳三焦经，就是刚才这位同学老公说的三焦经；第二条经脉是手太阳小肠经；第三条经脉是足少阳胆经。也就是说和耳朵相关的经脉有三焦经、小肠经和胆经，不能简单地只去梳理一个三焦。换句话说，耳朵的这种感觉有可能是小肠有积热，有可能是肝胆有湿热等导致的。

　　所以在我看来，我们在思考分析问题的时候，应该尽可能想得全面一些。当然，对于这位同学所提出的这个问题，先建议她去梳理三焦经可不可以呢？当然是可以的。但如果说梳理完三焦经依然不管用的话，我建议您可以去梳理小肠经以及胆经，看看有没有效果。

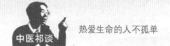

另外，关于耳聋、耳鸣、耳堵等情况，其实从寒热虚实的角度来考虑，它有可能是寒证，有可能是热证，有可能是实证，有可能是虚证。如刚才我所说的，由于提供的材料不是特别全面，我不好来具体判断。但至少来说，如果你采用梳理经脉这样的途径来治疗的话，我提供的思路是要从三条经脉来入手，我建议至少要梳理三焦经、小肠经和胆经。

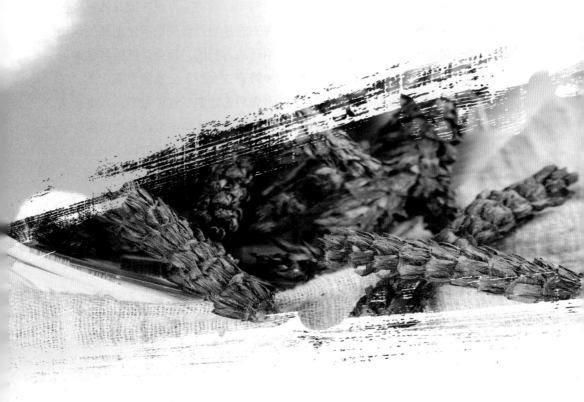

《中医祁谈》第四十七讲：

　　如何治疗月经先后不定期

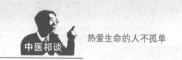
　　女性朋友每月都要悉心关照的月经状况，往往直接决定了自己的健康程度，但是您对经、带、胎、产这四大类妇科疾病有多少了解呢？什么叫月经先后不定期？我们该怎么理解月经先后不定期的发病机制呢？妇科鼻祖傅青主，为后人留下了关于月经先后不定期怎样宝贵的方子呢？祁老师为何如此推崇侠医傅青主？本讲话题中祁老师又会怎样为大家解读《傅青主女科》的片段章节呢？

　　前天有位女士前来向我道谢，说是困扰自己很久的月经先后不定期被我给治好了，说现在的周期终于正常了。于是我当即就翻看她的病例，发现自己用的是《傅青主女科》中的方子打底，然后变化加减而成的一张方子。于是我就告诉她说，其实我也是踩着前人的肩膀，用了前辈的治疗思路才给你治好的病。我这一说不要紧，该女士鼓励我说，祁老师不妨把这个治疗经验通过您的《中医祁谈》给传播出去呗，让更多人受益。我这一琢磨，真是个好主意！我的行医过程就是这样，一种正能量的传递可能就是来自于某次的诊疗。所以本讲话题祁老师就跟各位好好聊聊如何治疗月经先后不定期。

　　诚如我刚才所说，我是受益于《傅青主女科》才治疗好这个疾病。关于妇科鼻祖傅青主以及他的《傅青主女科》这本书，各位可以回看《中医祁谈》第二十九讲和第三十讲。而今天本讲话题呢，我将原汁原味地具体呈现傅青主先生对月经先后不定期是如何运用理法方药的，我会详细给各位解读《傅青主女科》上卷调经篇中的"经水先后无定期"这个章节。我也会采用句读的形式给各位逐句剖析傅先生对于月经先后不定期的具体治疗方法。

　　中医认为，经、带、胎、产为妇科的四大类疾病，也就是月经病、带下病、孕期病以及产后病，我们简称为经、带、胎、产。而在这四大类当中又属月经病最为常见，我发现当今社会中因自身因素、社会环境因素、生活因素等的影响，月经失调的女性越来越多，而月经先后不定期就是一种让很多女性都非常困惑的月经紊乱问题。

　　什么叫作月经先后不定期呢？首先给各位讲一下概念，就是指月经的周期或提前或延后七天以上，这样的紊乱又连续三个周期以上者，就叫作月经先后无定期，我们也俗称为经乱，也就是月经乱了。那接下来祁老师就详细给各位来讲解傅先生的这段原文。

原文说："妇人有经来断续，或前或后无定期。人以为气血之虚也，谁知是肝气之郁结乎。夫经水出诸肾，而肝为肾之子，肝郁则肾亦郁矣。肾郁而气必不宣，前后之或断或续，正肾之或通或闭耳。或曰：肝气郁而肾气不应，未必至于如此。殊不知子母关切，子病而母必有顾复之情，肝郁而肾不无缱绻之谊，肝气之或开或闭，即肾气之或去或留，相因而致，又何疑焉。治法宜疏肝之郁，即开肾之郁也。肝肾之郁既开，而经水自有一定之期矣。菟丝子（一两，酒炒），白芍（一两，酒炒），当归（一两，酒洗），大熟地（五钱，九蒸），山药（五钱，炒），白茯苓（三钱），芥穗（二钱，炒黑），柴胡（五分）。二剂而经水净，四剂而经期定矣。此方疏肝肾之气，非通经之药也；补肝肾之精，非利水之品也。肝肾之气舒而精通，肝肾之精旺而水利。不治之治，正妙于治也。"

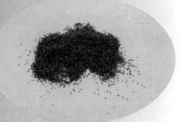

菟丝子

性味归经：甘，温。归肝、肾、脾经。

功效：补肾固精，养肝明目，止泻，安胎。

炒白芍

性味归经：苦、酸、甘，微温。归肝、脾经。

功效：养血调经，平肝止痛，敛阴止汗。

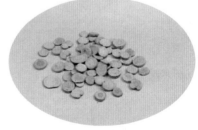

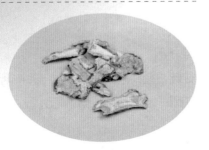

当　归

性味归经：甘、辛，温。归肝、心、脾经。

功效：补血，活血，调经，止痛，润肠。

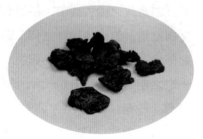

熟地黄

性味归经：甘，微温。归肝、肾经。

功效：补血滋阴，益精填髓。

山 药

性味归经：甘，平。归脾、肺、肾经。

功效：益气养阴，补脾肺肾，固精止带。

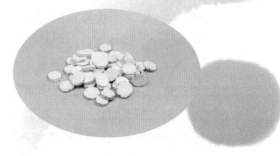

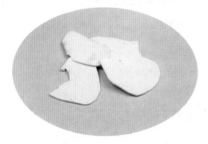

茯 苓

性味归经：甘、淡，平。归心、脾、肾经。

功效：利水渗湿，健脾安神。

荆芥穗

性味归经：辛，微温。归肺、肝经。

功效：解表散风，透疹。

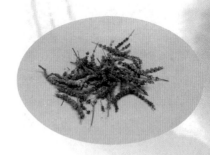

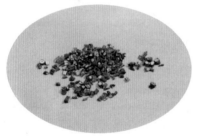

柴 胡

性味归经：苦、辛，微寒。归肝、胆经。

功效：疏散退热，疏肝解郁，升阳举陷。

咱们看原文的第一句话，"妇人有经来断续，或前或后无定期"。"有经来"，就是月经来潮的意思；"断续"，也就是时段时续。这句话的意思就是说，有的女性月经来潮时断时续，来潮的时间要么提前要么错后，没有周期性的规律。

这句话是傅先生在写这个疾病的时候开篇的引子，也是切入主题的一个总领句。等我们把这段文字全部分析完之后，各位其实也会发现，傅先生写文章是极具文采的。我们曾经在第二十九、三十这两讲当中讲过傅先生是文学大师，被称为清初六大师之一，所以我们现在读他的医书，不仅仅是学医，也是一种文学的熏陶。具体来说，傅先生起承转合运用得非常到位，先用了一句疾病的概括性的介绍来领起文章，接下来有它的承、转和合，简直是一气呵成。

关于月经先后不定期，一般的医生可能会认为这是气血亏虚导致的，傅青主又会如何看待这个问题呢？中医的五行理论里，肝和肾的关系是什么？为什么肝郁会导致肾郁呢？在傅青主的笔下，肝和肾之间的发病又是如何相因而致呢？这和月经先后不定期又有着什么密切的关系吗？

我们接着往后看第二句话，"人以为气血之虚也，谁知是肝气之郁结乎"。这里的人就是指一般的人或者是一般的医生，一般的人认为这是由于气血亏虚所造成的，殊不知这是因为肝气郁结所导致的。你看傅先生说话非常干脆利落，也非常自信。先承接了起句，说这一般的大夫都认为这是气血亏虚所导致的，但傅先生却明确地否定了这种想法，并提出了自己非常自信的见解，他说这是因为肝气郁结所导致的。

说到这儿呢，各位会发现，作为妇科的鼻祖，之所以会称为鼻祖，就是敢于在前人的基础上大胆地创新。医学就是一个不断向前发展的科学，所以我们每一位学医的听众，在学到一定程度之后都可以有自己独特的见解。

傅青主给出了自己的论断之后，接下来就是他详细的解释。我们来看第三句话，"夫经水出诸肾，而肝为肾之子，肝郁则肾亦郁矣。肾郁而气必不宣，前后之或断或续，正肾之或通或闭耳"。关于月经来源于肾，祁老师需要给各位再次解释一下，傅先生所说的月经来源于肾，这个是中医学当中最基本的观点。中医基本理论认为，肾气主宰人体的生长发育和生殖。比如《黄帝内经》当中就非常明确地说，"女子二七而天癸至，任脉通，太冲脉盛，月事以时下，故能有子"。也就是说女子大概到了二七一十四岁的时候，就有月经了，也就具备了孕育的能力，所以傅先生说"经水出诸肾"。接下来"而肝为肾之子"是什么意思呢？这又牵扯到了中医学的五行理论，肝在五行当中为木，肾在五行中为水，两者是相生的关系，也就是水生木嘛。很形象地用母子关系来比喻的话，肾就是母，肝就是子。所以傅先生说"肝为肾之子"。原文"肝郁则肾亦郁矣"，那如果肝气郁结的话，肾气也会郁结，这就是非常明显的母子同病。具体来讲，肝为子，肾为母，当肝郁，进而导致肾气郁，这是子病及母。原文说"肾郁而气必不宣"，也就是说当肾气郁结的时候，肾中的气机必定就不能通畅。接下来原文又说"前后之或断或续，正肾之或通或闭耳"，意思就是这月经的前后不定期，或断或续，正是因为肾气有时通有时闭的缘故。

你看以上的论述，傅先生说得非常详细。他认为导致这经血来潮先后不定期的原因就是肝郁累及到了肾，导致肝肾同郁，也就是母子同病。于是，气机疏泄失常，这经血就失调了，最终导致来潮先后不定了。

接下来原文说："或曰：肝气郁而肾气不应，未必至于如此。殊不知子母关切，子病而母必有顾复之情，肝郁而肾不无缱绻之谊，肝气之或开或闭，即肾气之或去或留，相因而致，又何疑焉。"傅先生可谓是苦口婆心

啊，生怕读者还有疑问，于是就干脆来个自问自答。因为他想到也许有很多医生会有疑问，也许有的医生会说肝气郁结了，而肾气即使不会与之相呼应，也未必会发展到肝肾同病的地步吧？这应该是当时很多大夫都会有的疑问。于是傅先生解释说，"殊不知子母关切，子病而母必有顾复之情，肝郁而肾不无缱绻之谊"。这是因为不明白肝与肾之间犹如子与母的密切关系。儿子病了，母亲"必有顾复之情"，也就是当妈的必有牵挂。所以当肝气郁结的时候，肾不可能没有顾虑。所以傅先生总结说"肝气之或开或闭，即肾气之或去或留，相因而致，又何疑焉"。也就是肝气的疏泄失常就会导致肾气的疏泄失常，这是相互造成的。这还有什么不明白的呢？

各位，你看傅先生写文章非常严谨，也非常具有层次感。接下来他给出了具体的治法和方药，原文说："治法宜舒肝之郁，即开肾之郁也。肝肾之郁既开，而经水自有一定之期矣。"说这治疗方法啊，应该是疏肝气之郁结，这样肾气的郁结也就解除了。肝肾的郁结都解除了，这月经便自然有一定的周期了。

傅青主专为月经先后不定期创立的名方定经汤，有着怎样精妙的配伍

呢？傅青主是如何解读自己所创立的这首名方？为什么说"肝肾之气舒而精通，肝肾之精旺而水利"呢？关于名方定经汤，祁老师又会给出哪些自己的见解以及会给出怎样适合现代人服用的推荐用量呢？

对于具体的用药，傅先生为此创立了一首名方，取名为定经汤。原方为："菟丝子（一两，酒炒），白芍（一两，酒炒），当归（一两，酒洗），大熟地（五钱，九蒸），山药（五钱，炒），白茯苓（三钱），芥穗（二钱，炒黑），柴胡（五分）。"傅先生是明末清初的人，我们把当时的重量不妨换算一下，同时祁老师给出一个在当下我们可以买得着的常规的药名及推荐的用量。我们可以这么来用这个方子，供各位参考。菟丝子30g，炒白芍30g，当归30g，熟地黄15g，炒山药15g，茯苓10g，荆芥穗8g，柴胡6g。水煎服，一日两次。好，以上便是祁老师给各位的一个参考的推荐用量。

那这个方子效果究竟如何呢？傅青主先生更是自信。原文说："二剂而经水净，四剂而经期定矣。此方疏肝肾之气，非通经之药也；补肝肾之精，非利水之品也。肝肾之气舒而精通，肝肾之精旺而水利。不治之治，正妙于治也。"就是说啊，服用两剂

后这月经就干净了，服用四剂经期就规律了。这个方子主要目的在于舒达肝肾的郁气，采用的是补益肝肾精血的方法，而不是简单的活血通经。当肝肾的气机舒畅了，经气也就通畅了，肝肾的精血旺了，这月经也就通利了。所以傅先生用了一个非常自豪的论述啊，说这是"不治之治，更妙于治也"。意思是并没有刻意地去治疗，却胜过专门地治疗。

好了，以上祁老师给各位详细解读了傅青主针对月经先后不定期的理法方药，我们稍稍总结一下。傅先生认为这月经先后不定期往往是由肝气郁结所导致的，进而导致了肝肾同郁。在治疗的时候呢，要用疏肝解郁、益肾调经的定经汤。这个方子当中，当归、白芍是柔肝养血、解郁调经的，菟丝子、熟地黄可以补肾气、益精血，山药、茯苓健脾胃，也可以益肾，柴胡和荆芥穗疏肝解郁。各位看这全方啊，疏肝肾之郁气，补肝肾之精血，肝气疏而肾精旺，气血调和了，这月经就能定期来潮。

祁老师详细地给各位解读分析之后，各位如果遇到月经先后不定期，同时还伴随有明显肝郁气滞表现的，就可以大胆地按照祁老师推荐的这个用量原方服用。当然了，人是有个体差异的，我建议如果服用5到7天依

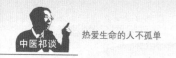
然没有见效的话，请在当地寻找医生进一步面诊。

最后，给各位一首定经汤的方歌，方便各位记忆背诵：经水先后无定期，肝经郁结莫狐疑。治法宜疏肝之气，子开其母亦随之。定经汤中用菟丝，白芍当归与熟地。茯苓山药柴荆芥，数服经自不衍期。

好了各位，热爱生命的人不孤单，就让他们相遇在《中医祁谈》。本讲话题就到这里，接下来是咱们的互动答疑环节，我们来看看同学们都有什么样的留言。

祁营洲老师互动答疑区

刘营：请问祁老师，早上起床或者午休过后嘴里的唾液都是黄色的，脏今今的，嘴里也感觉不清爽。这是为什么？以前不会这样，排除刷牙因素，肯定是身体有变化。

祁老师：对于这个论述我们首先应该想到的就是胃肠道整个升清降浊的功能出问题了。脾和胃是人体中焦气机的枢纽，所谓的枢纽就是相当于交通枢纽一样，你看有进的有出的，保持了整个交通的顺畅。在中医看来，脾气是主升的，胃气是主降的。脾升，升的是清阳；胃降，降的是浊阴。清阳升，浊阴降，人体中焦成为一个气机运化的枢纽。通常情况下，很多人要么脾不升清了，要么胃不降浊了。那么胃不降浊了，就可能导致胃气的上逆，这个时候就有可能会出现这位同学说的嘴里感觉不舒服了，不清爽，脏今今的，其实这就是浊阴往上走了。

所以，针对这种情况我给这位同学的建议是可以服用两款中成药，一款中成药叫作木香顺气丸，一款叫作四磨汤口服液。这两个药都有一个共性，就是可以顺气降逆，可以让你的胃气往下行，帮助脾胃正常运转，这就是健脾和胃的功效。这位同学可以用这两个中成药来服用3到5天，看看疗效如何。

江湖路：请问祁老师，怎样分辨一个医生是不是庸医呢？过节回家找了个中医看病，说我是肾阳虚，一剂药一斤左右，开的药不下几十味，真怕他是为了卖药而不是治病，急求几种分辨庸医的办法。谢谢老师！

祁老师：我发现这是一个好问题，但是祁老师无法给你一个非常标准的答案。怎么来分辨庸医呢？那我们反过来说，你怎么来分辨一个大夫是不是好大夫呢？那有人说了，能治好病的都是好大夫。如果你这样判断的话，是大错而特错。因为我做大夫以来发现，即便是再好的医生，也有治不好病的时候。换句话说，一个医生在治病的过程中无法保证治病能百发百中。的确，因为人的个体差异很大，一个医生在给病人治疗的过程中，影响疾病转归的因素可能会有很多。一个极其好的、大家都公认的好大夫，也未必能做到百分之百的准确，也不能保证每个病都能看好。

那么再回来说，究竟我们该如何判断大夫的真实水平呢？其实，在我看来，外行判断中医的真实水平的确是非常困难的事情，于是最好的办法，就是自己明白一些中医的医理。如同现在的很多同学反复跟着《中医祁谈》这个节目，第一就是要了解治病的一些方法，第二就是要明一些理，明了理之后，即使你达不到能看病的水平，你也可以大致地判断出中医的水平，这样也就不至于把自己的生命盲目地交到别人的手上。所以我还是极力劝大家最好能学一些正确的中医医理。

各位，其实你会发现，中医学和我们从小接触的现代科学几乎是两个完全不同的体系。我们从小学，甚至从幼儿园开始，学的东西都称之为现代科学。除了后来进入中医学院学中医的那些人，基本上大部分人都接触不到真正的中医知识，这一课是需要我们自己去补的。

最后，我想告诉各位的是，究竟你在判断医生的时候，什么方法是最不靠谱的？

第一个方法，你以为名气越大医术就越高。这一点在我看来是最不靠谱的。为什么呢？因为中医的名气大小，在当今社会可能是不可靠的。千万不能根据名气大小来判断中医的水平，因为在当今社会中，决定一位医生名气大小的因素可能会有很多，特别是在现在广告横行、善于包装的社会中，你会发现，也许有些人压根儿不会看病，甚至连医生执业证都没有，随便一包装，也能成为一名大家认为名气很大的医生，这样的例子相信很多人都曾遇到。

第二个方法，就是看这个医生所在医院的级别。很多人认为在三级医院的大夫一定会比在二级医院的大夫强，未必啊！因为在现代社会，很多医院招收大夫的标准，并非是按照医院的级别来匹配医生水平的高低。

第三个不靠谱的方法是根据医生的头衔，还有医生一堆的介绍。在体制当中或者在学院派当中，我们会发现，医

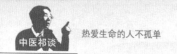
生的很多介绍会说到自己发表了多少论文，承担了什么样的课题等之类的科研成果。如果这样的介绍属实的话，我们也只能说他具有一定的科研能力，但其临床能力和科研能力未必匹配。那么在体制外的一些江湖派的大夫当中，经常会有些大夫宣称自己是多少代祖传中医，或者说是什么什么传人等之类的。如果这些介绍同样属实的话，这在我看来，有可能他曾经师从的那位老师真的是一位大医，但是师傅是名医，徒弟未必是名医，这点很明确。从古到今，中国历朝历代的中医大夫当中，名医的儿子未必一定是名医，甚至很多时候恰恰相反，古代名医的儿子往往都不是名医，这是很有趣的一个现象。

所以我回答这位同学的问题，就是要告诉你们该如何正确看待中医行业，以及如何去正确地评判一个医生的真实水平。

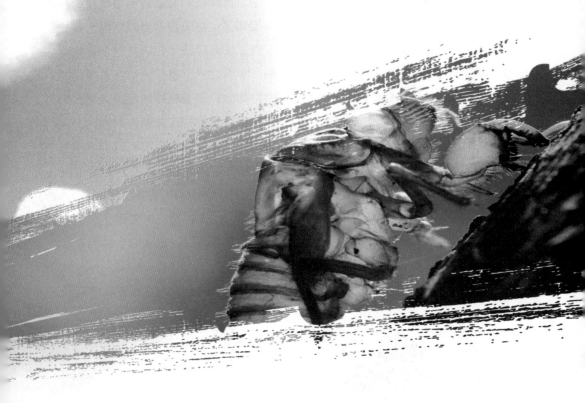

《中医祁谈》第四十八讲：

地下的蛰伏只为最终的蜕变

——蝉蜕（上）

炎炎夏日，知了是否也曾经留在了您童年的回忆当中呢？知了曾带给您哪些难以忘怀的童趣呢？知了的学名叫作蝉，您对蝉的生活习性了解多少呢？中药当中的蝉蜕又有什么样的治疗作用？我们该如何把中药还原到天地自然之间去理解它们的药性和药效呢？本讲中祁老师会教给大家怎样的纯中医思维方法呢？一首具有浓郁象征性的咏蝉诗又会带给我们怎样的中医学习启发呢？

话说昨天我给一位小朋友诊病，诊毕开出处方，随后我们药房的同事给孩子配药。然后，对中药非常好奇的这位小朋友竟然趴在我们药房柜台旁认真地看着一味一味的药从药柜中取出来，称好，再倒下去，一气呵成。突然孩子两眼放光，大声喊道，这个我知道，是知了，是知了！

这一声惊叹顿时唤起了祁老师自己儿时的那种回忆。在我儿时的记忆当中，炎热的夏天，伴随着此起彼伏的蝉鸣声，脑海中充斥着我和邻家小伙伴们一起嬉戏玩耍的种种情景。比

如说，夜晚我们会拿着手电筒在树林中捉知了；白天我们会爬到树上找知了壳。长大后我才知道它的学名叫蝉蜕；学医之后，也开始明白了蝉蜕的种种功效；到逐渐开始行医以来，每每我也会对蝉蜕这味药情有独钟，大概这都源自于儿时不可磨灭的回忆吧。本讲话题，祁老师就要跟各位好好来聊聊这味我钟爱有加的蝉蜕。

蝉的幼虫，羽化时脱落下来的衣服就叫蝉蜕，也就是我们俗称的知了壳儿。在中药学当中，蝉蜕味甘性寒，可以归肺经和肝经，主要的功效有疏

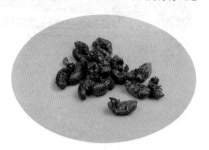

蝉　蜕

性味归经：甘，寒。归肺、肝经。

功效：疏散风热，透疹止痒，明目退翳，息风止痉。

散风热、利咽开音、透疹止痒、明目退翳、息风止痉。各位，以上我所说的只不过是我在上大学的时候为了应付考试而强行记忆下来的。但随着自己做了医生，做了老师之后，却发现那只是为了应付考试而已，完全发现不了中医背后的美。

关于中药的药性，祁老师不管是在面授的课堂上，还是在如今《中医祁谈》的节目中，都一再地强调，我们研究一味中药的药性，不是简单地死记硬背，而是要把这味药放在天地自然之间，从它的生长环境、生长特点、生活习性等方面去考虑。在我看来，大自然一花一草皆有情，我们同样应该蘸满了情感去感受，这样你对药物的理解才能变得更加立体、饱满、富于情感。

那具体到蝉蜕，我们同样应该从了解蝉的生活习性开始。我相信我们很多同学或很多听众对蝉的生活习性并不了解，那接下来祁老师就要给大家大概来讲一下蝉是如何成长和蜕变的。

蝉一般会把卵产在木质的组织当中，虫卵孵出之后就钻到地下了，然后开始吸食树根或其他植物根部的汁液来获取营养。那接下来会再经过大概五次的蜕皮，需要几年的时间才能够最终成熟。其中前四次的蜕变是在地下进行，而最后的一次蜕变则是生

命真正最为辉煌的一次蜕变。往往是在一个夜深人静或者是月黑风高之夜，钻出土壤，爬到树上，蜕去干枯的浅黄色的外壳，成为一只知了，也就是成为了一只蝉，最终展翅高飞。同时，蜕下的这个外壳儿就叫蝉蜕。蝉的食物主要来自于树木当中的汁液，因为蝉有一个尖尖的嘴，它可以把嘴插入树干来大口地吸取树中的营养。如果遭到攻击，蝉还有一个非常有趣的本能，它会急促地把储存在体内的废液排出体外，用来减轻体重，让自己迅速飞得更高，这便是大自然赋予它的本能自卫反应。所以到现在我还清晰地记得，小时候很淘气，想去捉知了，不但没捉着，反倒被它尿了一身。

中药书上说蝉蜕的作用是疏散风热、利咽开音、透疹止痒、明目退翳、息风止痉，那么我们该怎么去具体理解这几个作用呢？蝉蜕疏散风热的作用是怎样体现出来的呢？为什么祁老师又说蝉蜕兼具了土木二气呢？我们该如何在生活中以及天地自然间去感悟每一味药呢？

当我们了解了蝉的种种生活习性和特点之后，我们就更加容易进一步地理解蝉蜕的功效特点了。它为什么可以疏散风热、利咽开音，透疹止痒、

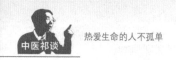
明目退翳、息风止痉呢？为什么有这么多的功效呢？我们一一来讲解。

首先，你看蝉一直居在高处，吸风饮露，其性是轻清的。蝉是飞天的，它脱下的衣服也就是蝉蜕，也非常轻。你把蝉蜕放在手上一掂，真的是轻如纸，所以说它可以归肺经来疏散风热，就很容易理解了。

另外，这蝉蜕就是一个中空脱落之象。你看蝉白天的声音很嘹亮，它又是入肺经的，而肺直接通于人体的咽喉。所以人体的咽喉部如果有瘀浊挡道，使声音沙哑甚至是失音了，我们就可以借助蝉蜕这种脱落之象使咽喉重新恢复到中空的状态，从而就起到了利咽开音的作用。

那至于透疹止痒的作用就更好理解了。因为中医说肺主皮毛，肺为华盖，这肺盖一开啊，皮毛的风热透发出去，于是就起到了透疹止痒的作用。

至于最后的明目退翳和息风止痉则和肝经有关。你看蝉是从土中而出，以树木的汁液为生，这个特点从中医来看，就是兼具了土木二气啊。木对应人体脏腑当中的肝，肝主风，又开窍于目，就是开窍于我们的双眼，再加上蝉蜕的这种脱落之性，具有退去的意思，所以它可以明目退翳、息风止痉。

以上祁老师详细的解释就是为了让大家明白学习中医、感悟中医的一种方法，中医就是从生活中来又到生活中去的。所以各位想要学好中医，就需要把自己置身于天地自然中去认真感知。作为医生，看到蝉感知到的是它的药用价值；作为其他行业，感知到的也许是另外一番生活高度。

接下来祁老师就要给各位分享一首有关蝉的诗，看是否能带给我们更多的有关学习中医、感悟中医方面的启发。

一首咏蝉诗真的是说蝉吗？诗中通过描写蝉的形体、习性和声音，究竟要传递出什么样的内涵呢？祁老师通过一首具有浓郁象征性的咏蝉诗又要带给我们怎样的中医学习启发呢？

这首诗的名字就叫《蝉》，是唐代的大诗人虞世南所做的一首咏蝉诗。这首诗非常短，只有四句话。但是祁老师却从这四句话当中看到了很多值得我们去借鉴的关于中医方面的启发。这四句诗分别是：垂緌饮清露，流响出疏桐。居高声自远，非是藉秋风。虽然这首诗很短但却影响很大，因为这是一首托物言志的小诗。这也是古人写诗惯用的一种手法，我给大家详细来讲解一下。

首句"垂緌饮清露"。"垂緌"是什么意思呢？古人基本都戴帽子，两侧的帽带在下巴处打一个节，这个节打好之后的下垂部分就叫垂緌。我们会发现蝉的头部有伸出触须，形状很像垂緌，故称"垂緌"。你看这就把蝉给拟人化了。古人认为蝉生性高洁，经常居住于高处，餐风饮露，所以原文说叫"饮清露"。总之，这句诗写出了蝉的清华俊朗的特点，叫"垂緌饮清露"。

那第二句"流响出疏桐"。"流响"是写蝉长鸣不已，像流水一样响声不断嘛。这个响声从哪儿来呢？"出疏桐"，就是从那高高的、挺拔疏朗的梧桐树上传出来的。你看这句诗的意境也是很飘逸洒脱啊。

接下来，"居高声自远，非是藉秋风"这两句诗可谓是全诗比兴手法寄托的点睛之笔啊。说这个蝉声从又高又远的地方传过来，一般人往往以为是借助了秋风的传递。但诗人说"非是藉秋风"，其实这是别有会意，强调这不是秋风所致，这是由于"居高"使然。各位你会发现，这种独特的感受其实蕴涵一个真理。什么真理呢？那就是立身高洁的人，并不需要什么权贵的帮助，自能声名远播。正如我们俗话所说的"是金子总会发光"。所以这种意境很大气、很洒脱，是一种自嘲，也是一种自我的激励。

各位，咱们讲完了这四句诗之后，你会发现这四句诗是具有着浓郁象征性的咏蝉诗，既写出了蝉的形体、习性和声音，又借物言志，暗示了一种高洁清远的品行志趣啊。

祁老师之所以要给各位讲解这首诗，也就是为了让大家更进一步地去明白，学习中医的过程就像是"饮清露"，要有正确的方法，而不是那些旁门左道的"浊露"。因为方法的正确才是有"流响"的基础！同时，必须要站得高、看得远，格局要大，这就如同是"出疏桐"。最后，不管是学习中医还是实践中医，都要立身高洁，做一个价值为正的医者。

我本人从小喜欢蝉，因为童年有蝉的陪伴，长大之后学习蝉的功效特点，行医后又喜欢用蝉，生活中又不断感悟蝉的方方面面，在我的眼中，蝉又岂止是一味中药而已，中医又岂止是在诊病而已。所以各位看完本讲内容，是否感受到了我对蝉在中医之外的情感呢？

关于祁老师在临床当中是如何运用蝉蜕的，以及用蝉作为一个主要用药来对付家庭常见疾病的一些小方子，我会放在下讲内容中具体讲解。

好了各位，热爱生命的人不孤单，就让他们相遇在《中医祁谈》。本讲话题就到这里，接下来是咱们的互动答疑环节，我们来看看同学们都有什么样的留言。

祁营洲老师互动答疑区

飞越：请问祁老师，我以前常运动，一旦运动太剧烈的时候，嗓子里老是有黏黏的痰，不知道是什么原因？另外，最近我肚脐以下出现很多粉红小点，非常痒，旁边还有紫灰小点。我是过敏体质，和这个有关系吗？想听听您怎么说，感谢！

祁老师：首先来看他提的第一个问题，他说剧烈运动之后，嗓子就有黏黏的痰。中医说，脾主四肢，运动的就是我们四肢关节嘛！脾主四肢，四肢反过来也会影响我们脾胃的运化功能。一般常态下，我们主张适量地运动，或者说适当地运动，因为运动是有助于增强我们脾胃功效的。但如果说运动太剧烈，也有可能会损伤到我们的脾胃，过犹不及嘛，也就是从理论上来考虑它有利也就可能有弊。

另外这位听众说了，嗓子里老是会有黏黏的痰。那这个痰从哪来呢？痰从根源上来看，是从脾胃当中来。中医有句话说得好，说脾是生痰之源，肺是储痰之器。很多人说有痰就是肺上有问题了，不见得！因为它的根源往往可能在脾胃上。所以根据他的第一个问题，我判断他的脾胃功能有可能是有问题的。恰恰接下来他的第二个问题再次印证了我的判断。

第二个问题，他说最近肚脐以下出现过敏反应，同时他是一个过敏的体质。我们曾经在第三十四讲中非常详细地探讨了过敏。关于过敏大家必须要正确认识，千万不要认为过敏就是你对某个过敏原过敏了，比如你对花粉过敏了，你对牛奶过敏了。其实它的根源在于你自身的抵抗力下降了，是你自己不能抵御外在的过敏原了。那抵抗力从哪儿来呢？从中医的观点来说，脾胃是后天之本，气血生化之源，它是决定我们后天是否具有着一身抵抗力的根源所在。另外，他说最近出现的过敏反应表现在肚脐这个位置，你看肚脐不还是中焦脾胃的位置嘛。所以说，凡是反复性过敏的人，不管是成人还是孩子，往往都提示脾胃功能的下降。

所以综合这两个问题，我大概判断这位同学的问题根源应该是中焦脾胃素虚。鉴于毕竟我没有见到这个病人，也没有望闻问切，只是根据他的症状来进行推测。如果说祁老师以上的判断分析正确的话，那么我建议这位同学应该要做到以下两点：

第一，在运动的时候千万不能运动完就喝凉水。你会发现当今社会中很多人运动完之后，大汗淋漓，把喝凉水作为一种时尚。结果运动不仅没有帮助他们，反而会害了他们。长此以往，身体反倒越来越差了。

第二，这位同学过敏，脾胃还有问题，我建议他可以服用两款中成药，第一款是四君子丸或者是六君子丸，这两个中成药主要是健脾和胃的，是用来补益人体的脾胃之气的。第二款中成药叫防风通圣丸，防风通圣丸是我非常钟爱的一款中成药，对于感冒也可以用，对于皮肤的过敏也可以用。建议这位同学把这两款中成药放在一起服用，建议服用1到2周，看看嗓子里边有黏痰以及身体过敏的情况是不是会有所缓解。

大松：祁老师，我是您的忠实粉丝，感觉你的演讲超酷，我现在患有焦虑症，我的病是因为自己儿子的身体，现在已经焦虑到没法上班了。我的儿子八岁，发烧到了39℃以上会高热惊厥，还会有抽动症。平时睁眼睛睡觉，大便常会干，经常会流鼻血，容易感冒，手脚心发热。很瘦，不到50斤。他的舌是瘦小舌，中间有裂痕，两边有草莓点，基本都没有下去过。请教祁老师，能不能从健脾胃入手喝点什么中成药呢？

祁老师：我发现这位同学叙述的他儿子的病症很多，不是单单某一个脏腑的问题。这个8岁的孩子，39℃以上会出现惊厥，平时睁眼睛睡觉，大便还会干。你会发现，首先肝脾是有问题的。还会流鼻血，可能肺上也有问题。经常容易感冒，提示是肺气虚。舌头是瘦小舌，两边还有草莓点，证明还是有热的。综合起来，我们也可以判断出来，这是一个寒热错杂、虚实交替的综合病症。

对于这位同学所说的能不能从健脾和胃的角度喝点中成药呢？我觉得这个点子想得倒是非常的正确。因为毕竟8岁的孩子，我们从脾胃来入手调理应该是不错的。

那针对这位同学的提问，我给出两个中成药供你参考。第一个中成药叫小柴胡颗粒，第二个中成药叫加味保和丸。小柴胡颗粒的作用主要是和解少阳，换句话说，它其实是一个调解肝脾之间关系的药。加味保和丸最大的功效是健脾胃，还能够清解胃当中的虚热，而且一个8岁的孩子是能吃的，因为它是一个小水丸，能咽得下去。

所以在我看来，这两个中成药放在一起对于孩子的这种情况应该是不错的。再总结一下，因为有高热惊厥、抽动的这种现象，一般提示和肝有关

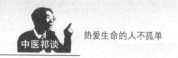
系，因为中医认为肝主风。另外，大便容易干，往往这是肝脾不和导致的脾胃的运化功能差。经常流鼻血，容易感冒，说明脾气、肺气不足。另外，瘦小舌还有草莓点，提示中焦还有内热，甚至还有一定的心火。

另外，我需要提醒的是，还有一点引起了我足够的重视。一个8岁的小男孩，竟然肝、脾、肺、胃、心等不同的点都出现问题，这在我看来，应该不单单是孩子自身的问题。因为这位同学也说了，自己是有焦虑症的，自己的焦虑症又因为儿子的身体更加

焦虑，以至没法上班了。在祁老师看来，也许，您和您家孩子之间是相互影响的。也就是说，您本身认为是因为儿子的身体导致了自己的焦虑症，但在我看来，也有可能是您自己的焦虑症加重了儿子的整个发病情况。

所以，我需要提醒的是，在给自己的儿子治疗的同时，您需要去关照自己，从内心出发让自己的心能够更好地平复下来。只有当您自己的心静下来了，也许您的儿子感受到被浓浓的母爱包围的时候，他的身体也就能够朝着一个非常健康的方向往前走了。

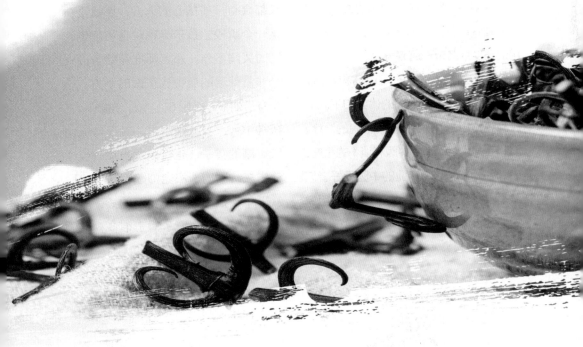

《中医祁谈》第四十九讲：

地下的蛰伏只为最终的蜕变

——蝉蜕（下）

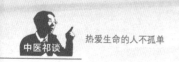
在上一讲中，祁老师为大家详细解读了蝉的生活习性以及蝉蜕的临床功效，你是否学会了把一味中药还原到天地自然之间去理解的纯中药思维了呢？本讲中祁老师又会分享哪些用蝉蜕来治病的小妙招呢？针对小儿夜啼，我们如何使用蝉蜕来治疗？为什么蝉蜕可以治疗小儿夜啼呢？难道就是因为蝉的特点是昼鸣夜息吗？这种说法难道不勉强吗？针对风疹瘙痒以及小儿水疝，我们又可以获得哪些实用的小方呢？蝉从地下的蛰伏到最终的蜕变，又能带给我们什么样的人生思考呢？

上讲话题中祁老师从天地自然的角度给各位详细讲解了蝉蜕，贵在带给大家一种学习中医和感悟中医的方法。本讲话题我们将会从细处入手，从临床运用的角度给各位一起来分享。

从古到今，不同的医家临床使用蝉蜕有不同的见解、不同的体会和不同的经验等，也把蝉蜕用于多种疾病的治疗。而祁老师则是站在《中医祁谈》的角度，给大部分非中医学专业的中医爱好者们分享一些我在临床诊疗过程当中使用蝉蜕的经验体会，以及便于各位自行操作的简易方法。

首先给各位分享的是用蝉蜕来治疗小儿夜啼。说到小儿夜啼，很多家长都会有一些糟心的体会，那就是在某一个阶段，孩子半夜总是不睡觉，同时哭闹不停。祁老师推荐给各位一个非常简易的自拟代茶饮的小方，这个方子如下：蝉蜕 5 ~ 8g，钩藤 5g，茯神 10g，水煎代茶饮。对于口味比较挑剔的孩子，也可以适当加一点冰糖进去。同时，祁老师建议各位可以从下午开始频频地让自己的孩子服用这个方子。这个方子对于很多夜啼的情况，连续喝上几天就可见效了。

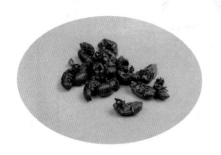

蝉　蜕

性味归经：甘，寒。归肺、肝经。

功效：疏散风热，透疹止痒，明目退翳，息风止痉。

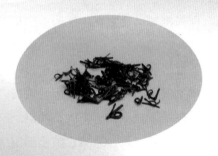

钩　藤

性味归经：甘，微寒。归肝、心包经。

功效：息风止痉，清热平肝。

茯　神

性味归经：甘、淡，平。归心、脾、肾经。

功效：宁心安神，健脾渗湿。

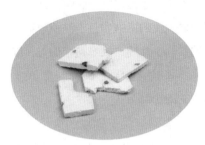

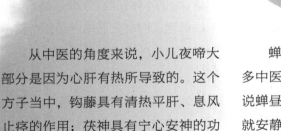

　　从中医的角度来说，小儿夜啼大部分是因为心肝有热所导致的。这个方子当中，钩藤具有清热平肝、息风止痉的作用；茯神具有宁心安神的功效。那么，在这个方子中，蝉蜕为什么可以治疗小儿夜啼了呢？

　　这个问题其实曾经一直困扰着我。因为在大学的时候，我的中药老师并没有给我一个非常明确的理由，或者说是他给出的理由并不能让我非常信服。随后在临床当中，我也一直在用蝉蜕，但只是机械地运用了这味药的功效而已，也没有过多地去思考其中的缘由。再后来呢，有病人或者是同行和我交流这味药，我也只能拿着通行的那个说法去解释，但在解释的时候往往自己也无法说服自己。

　　蝉蜕治疗小儿夜啼，传统当中很多中医大夫的解释都是这个样子的，说蝉昼鸣夜息，就是白天闹腾而晚上就安静了，所以可以治疗小儿夜啼。咱首先来解释一下这种思维方法啊。这种思维方法在中医当中我们把它叫作取象比类，也有人把它叫作取象类比，取象类比是中医常用的一种思维方法。什么意思呢？取象比类就是取自然界的一些现象，生物当中的一些动象，或者是社会现象来类比于人体，从而解释人体生理、病理、药理等的一种思维运用的方法。中医用药的思路往往是上观天、下观地，透过大自然的诸多现象来取象类比。比如说眩晕欲倒、手足抽搐、震颤，诸如这样的一些病症，你会发现它们都具有动摇的特征，这与大自然中善动的风很相似，所以中医常把这类病症归为"风证"。这种类型的思维方法，就是一种取象比类。

但是，我必须要提醒各位的是，任何一种思维方法我们都不能死搬硬套，那么取象比类也是这个样子啊。如果在运用取象类比的思维中过于注重事物或现象的共性、共同点或者是相似点，而忽视了不同事物的特性和不同点，那么得出的结论就未必是正确的。

那咱再回到关于蝉蜕的这个传统解释上。刚才我说了，是因为蝉昼鸣夜息，白天闹而夜间安静，所以可以治疗小儿夜啼。但我们稍微想一想的话，会觉得这种解释比较牵强。为什么呢？因为我很容易就能举出反例来。昼鸣夜息的动物有很多，为什么偏偏用蝉蜕呢？所以很明显，这个解释并不具有很强的说服力。

究竟我们该如何用取象比类的思维来解释蝉蜕的功效呢？比如如何理解蝉的特性是体阴而用阳？这跟它的功效又有什么联系？蝉蜕可以治疗所有的小儿夜啼吗？

如同上讲话题中我们所探讨的，既然是要取象类比，就需要去关注蝉的一切生活习性和成长环境等，然后再去推导类比它在中医当中的用药道理。我们来看，蝉的幼虫一般会在地下度过一生的前两三年，它吸收的是树木根部的液体。正是因为它长期生活在地下，首先禀受的是浊阴之气。然后在某一天，突然它破土而出了，感受到了阳光雨露，于是浊阴之气开始化为清阳。所以李时珍就这么来评价蝉，说"蝉乃土木余气所化，饮风吸露，其气清虚"。看来啊，蝉的特性应该是体阴而用阳。什么意思呢？你看，它的本体在地下生长了很多年，所以体阴；而破土而出之后，它又接触了大自然的阳光雨露，接触了阳。所以叫体阴而用阳。随后呢，这个蝉又展翅高飞了，这种飞的象也是属阳的。于是呢，各位会发现，蝉蜕具有的发散作用就和一般的发散药不同了，比如荆芥、薄荷这类的发散药只是用阳，并没有体阴。

当你明白了这个道理之后，我们再来解释一下体阴而用阳。就人体脏腑而论，体阴而用阳恰恰是肝的特性。为什么呢？因为肝本身属于五脏。脏腑分阴阳的话，是脏为阴，腑为阳。五脏的属性本身是属阴的，但是肝的特性是主疏泄的，尤其是主疏泄气机。疏泄这两个字在阴阳属性上是属于阳的，所以说中医学一概把肝的这个特性认为是体阴而用阳，我们是这么来解释的。

那再回到小儿身体来，小儿的身体特点很突出，"肝常有余，脾常不足"。这应该是祁老师在往期节目当中讲小儿一些病症的时候经常会说到的八个字。这是小儿非常正常的状态，叫作"肝常有余，脾常不足"。但如果说阳气生发的力量不足的时候，阳气就会被郁住，于是小儿就往往只能通过哭闹来振奋阳气，以帮助阳气的生发。

白天为阳，晚上为阴。在白天小儿得到大自然阳气的帮助，自身阳气可以畅达开来，于是就不再哭闹，而晚上阳气无力生发，于是夜啼就出现了。这个时候，就恰恰需要一种能从阴出阳、生发阳气的药物来治疗，这个时候蝉蜕的特性就刚好合拍了。

我们再从药性上来说，蝉蜕甘寒入肝经，可以清肝热。有一些夜啼的小儿往往是由于肝阳生发不足郁而化热，所以运用蝉蜕从阴出阳、透热外出的这种特性，郁热降了，小儿也就安了。

于是，通过以上的分析，我们也可以得出另外一个结论：蝉蜕并非可以治疗所有的小儿夜啼，它只针对那些小儿阳气生发不足郁而化热的情况会有很好的疗效。我相信以上我这样讲解蝉蜕，才是让大家彻底地回归到了真正的中医思维中去理解蝉蜕。

风热瘙痒都有哪些症状？我们该如何用蝉蜕来治疗呢？针对小儿水疝，祁老师又会给出什么样的小妙招呢？蝉蜕虽好，但使用蝉蜕时又该有哪些注意事项呢？蝉从地下的蛰伏到最终的蜕变又能带给我们什么样的人生思考呢？

好了，我们讲完了小儿夜啼，我们再来讲蝉蜕可以治疗风疹瘙痒。因为蝉蜕具有疏散风热、透疹止痒的作用，我们在上一讲中已经讲过。我在临床当中经常会将蝉蜕、浮萍、薄荷这三味药放在一起，治疗因风热而导致的风疹或者是皮肤瘙痒。各位听众可以自行用这三味药在家中制作代茶饮来治疗风热所导致的瘙痒。具体的判断方法是什么呢？身上起疹子或者是突然出现皮肤瘙痒，伴随诸如咽干口渴或者是大便干燥等上火的症状，同时遇风或遇热皮肤就会更难受，这种一般就是风热型的皮肤瘙痒。这三味药祁老师的推荐用量是蝉蜕（图片详见前文）10g、浮萍10g、薄荷8g，水煎代茶饮。这个方子中浮萍的作用是透疹止痒，薄荷则加强了蝉蜕疏散风热的作用，同时薄荷也有一定的透疹止痒的功效。

好，学完了治疗风疹瘙痒的代茶饮，祁老师再给各位分享一个小方，

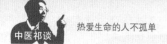

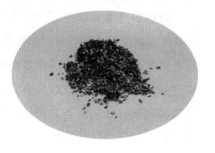

浮　萍

性味归经：辛，寒。归肺、膀胱经。

功效：发汗解表，透疹止痒，利水消肿。

薄　荷

性味归经：辛，凉。归肺、肝经。

功效：疏散风热，清利头目，利咽，透疹，疏肝解郁。

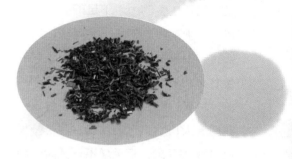

蝉蜕可以祛风消肿，治疗小儿的水疝。小儿水疝是什么呢？就相当于我们现代医学当中的睾丸鞘膜积液。这个病从中医角度来说往往和肝经有关系，因为从经络的角度来说，肝经是绕阴器而行，也就是围绕了人体的阴部。而小儿的身体特点往往是肝常有余，也就是肝气容易生发太过。这大多是因为孩子经常哭闹、积食、惊恐等导致肝气疏泄的失常，气机郁滞了，最终导致三焦气化失司，水湿停聚，然后循肝经积于阴部而发病。我在临床治疗过程当中，在配合药物治疗的时候，经常会配合局部外洗或者是热敷的方法，具体的方法是用蝉蜕30g水煎，趁热给孩子的阴部外洗热敷，每次用15到20分钟，每天2次，往往

最终会有不错的疗效，有需要的家长可以在家里边自行去尝试。

以上所分享的几个蝉蜕代茶饮方子，提供给大家用于生活中遇到类似情况的初级诊断和第一步的治疗。但我需要提醒的是，如果使用几天之后依然不见效果，要么是不对证，要么是单纯的代茶饮力度不够，那就请继续寻找真正好大夫进行具体诊断。

最后不得不说的是，正是因为蝉蜕是一个脱落之象，具有褪去的意思，它不仅可以脱去眼中的翳膜、皮肤中的瘙痒，甚至还有喉咙中的浊气，古人认为它也可以引产，引子下脱，所以我建议孕妇不宜经常用这味药。

最后呢，我们再把蝉蜕放回到天地自然之间。蝉越是夏季酷暑难耐，

它的精神反倒越是振奋，叫声也越是响亮。它蛰伏在地下好几年，为的就是有朝一日能够响亮枝头，在酷暑难耐之中与天地争辉。所以呢，在祁老师眼中，一花一木一虫皆有情。如果你把一味中药当作亲人或朋友去细细琢磨的话，你就会发现花草树木都不是简单而平凡的，它们都是有生命的，都是有灵性的，都是要经过一些苦难或者是磨炼才能最终绽放，如同智慧是越苦越明，精神是越用越灵。就如同这蝉，不但要经过长时间的蛰伏，还要经过5次痛苦的蜕变，经历了多次脱胎换骨、撕心裂肺的蜕变，才能够展翅高飞、居高临下，最终生命得以升华。

这也不禁让我想到了王国维所说的人生的三重境界。王国维老师说，人生的第一重境界，昨夜西风凋碧树，独上高楼，望尽天涯路；然后是，衣带渐宽终不悔，为伊消得人憔悴；到最后的最高境界，众里寻他千百度，蓦然回首，那人却在灯火阑珊处。其实我觉得，人也只有通过不断的修炼，历经苦难，才能有所升华，最终有所成就。这也就是中医带给我们最终的人生思考。

好了各位，热爱生命的人不孤单，就让他们相遇在《中医祁谈》。本讲话题就到这里，接下来是咱们的互动答疑环节，我们来看看同学们都有什么样的留言。

祁营洲老师互动答疑区

飞越：祁老师，听了您说蝉的药性属"木"，想起了小时候特别喜欢闻家里白色的墙上的那个"灰"，不知道是哪种墙漆，甚至舔几口，听人说这是身体缺了某种元素，按中医理论，那就是缺"土"吧。上学那会儿，家里做饭，爱闻那股水蒸气味，那就是缺"水"吧。觉得还挺有意思。请问祁老师，您对此有什么看法？

祁老师：我的看法是，您的说法勾起了我童年的回忆，很具有童趣。但是，您的这种说法又回到了今天咱们所讲的中医的思维方法——取象比类。如同我今天在话题当中说的是一样的，我们大家在学中医的过程当中，千万千万不能把它学得太死了，也就是任何一种思维方法都不能死搬硬套，如果过于注重事物或现象的共性、共同点或相似点，而忽略了不同事物的特性和不同点，那你得出的结论就未必是正确的。

正如同咱们来思考蝉蜕一样，你说我们觉得蝉白天叫晚上就安生了，所以它就可以让人很安静。不见得吧！你看，白天叫晚上不叫的动物太多了，对不对？再举个例子，我们很多人会说，"冬吃萝卜夏吃姜，不用大夫开处方"，很多人就死板地认为冬天要吃萝卜，夏天要吃姜。我在《中医祁谈》第二十一讲"你所理解的'冬吃萝卜夏吃姜'其实是错的"当中，曾经专门讲过这个问题。其实中国古人所说的"冬吃萝卜夏吃姜"指的是一年四季都可以吃，这些东西是可以保健康的。

所以，大家在学中医的时候，你不能说是你想要什么东西就是缺了什么东西。那咱们再举一个例子，小孩儿都比较喜欢吃甜食，你能说小孩儿体内就缺糖了吗？这种说法很明显说不过去嘛！所以，我们要有一种真正的中医思维，而这个思维又不能死搬硬套，它是灵活的，一定要把具体的思考方式放在天地自然之间。

再回到这位同学所说的五行当中缺什么的问题，这种所谓的用木火土金水来解释大自然的方法溯根穷源，这其实是古人在认识天地自然时候的一种朴素的唯物主义观点，因为它把整个世界看作是这五种元素之间的不断运行的状态。其实如果我们再往前追溯到阴阳学

说，它把整个天地自然归为阴和阳两类。那再往前追溯，到了精气学说，那就是认为天地自然是由气组成的，"气聚则形存，气散则形亡"。所以你会发现，这种不同的朴素的唯物主义哲学观，相当于现在我们所认为的一元论观点、二元论观点和多元论观点。

为了让你们更明白，那咱们再倒着说一下，古人认为的"通天下一气耳"，说天地自然都是由气组成的，"气聚则形存，气散则形亡"。这就相当于我们现在朴素的唯物主义一元论观点。随后，由一元论的观点发展到了二元论的观点，这就是阴阳学说，也就是"一阴一阳之谓道"。但是，二元论的观点随后又逐渐发展到了多元论的观点，就有了五行学说，认为整个大千世界可以归类为木火土金水。于是你会发现，我们整个的思维方式都不是故步自封的，都是在不断往前转变，甚至是开始变得越来越开阔。开阔到什么程度呢？上观天，下观地，中观人！在我看来，这才是真正中医应该具备的纯中医思维。

一个干活的：祁老师您好，非常好的节目，非常实用，我把节目从头学习完了。我老公胃酸多，医院检查为浅表性胃炎，胃酸太多了。他是上

热下寒，有两年了，他中药也吃了很多，都没治好，都要放弃了，现在吃西药奥美拉唑有效果。他舌苔白厚，嘴干，鼻干，口干，下身怕冷。通过您的节目，我现在有信心让他治好。请问祁老师，有什么泡水方或者是中成药吗？谢谢您了祁老师！

祁老师： 咱们首先来解释一下胃酸，胃酸过多其实是当今社会中很多人都会出现的情况。从生理的角度来说，胃酸就是指胃液当中分泌的盐酸。其实正常情况下，人的胃是会持续分泌胃酸的，但是如果分泌过多的话，就会出现问题了，出现这种泛酸水、烧心或者是胃部隐隐作痛的症状。

这位同学说她的老公出现的明显症状是上热下寒，这是一个病机。所以，我的建议是，针对上热下寒这个情况，我建议您去找大夫具体诊断，因为上热下寒并不是一个简单的中成药或者是一个代茶饮就能完全给解决的。

而现在，我会针对您所说的胃酸过多给您一个非常实效的小妙招，可以迅速地缓解胃酸过多产生的不良症状。其实西药中的奥美拉唑肠溶片，或者是肠溶胶囊，也是用来缓解胃酸或者抑制胃酸分泌非常好的一个西药。单作为一个中医临床大夫来说，我提供给您一味缓解胃酸过多的中药。这个中药的名字叫海螵蛸，也叫乌贼骨，在中药店当中都可以买得着。海螵蛸很轻，您可以用勺子去刮一下它的内壳，能刮下来很多白色的粉末，这就是海螵蛸粉。怎么用呢？每天早晚甚至是每天三次用水来冲服 3～6g 海螵蛸粉，不分饭前饭后，连续冲服大概 5 到 7 天，应该会比奥美拉唑的效果要好很多。

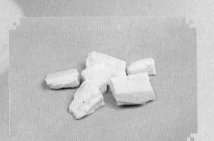

海螵蛸

性味归经：咸、涩，微温。归肝、肾经。

功效：固精止带，收敛止血，制酸止痛，收湿敛疮。

《中医祁谈》第五十讲：
道不远人——中医就在我们的生活中

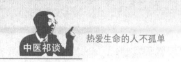

《中医祁谈》第一季，从 2016 年 7 月 1 日开播以来，历时整整一年，感谢大家一路的相伴！本讲作为第一季的收官之作，祁老师会带给大家怎样不一样的中医讲解呢？为什么祁老师说中医就在我们的生活中？我们又该怎样去发现中医之美和生命之美呢？为什么《黄帝内经》中很多原文其实就是在阐述源于生活中的那些最简单、最本质、最朴素的医道呢？本讲祁老师又会带领大家用怎样的中医思维去全新解读我们非常熟悉的《望庐山瀑布》这首诗呢？为什么祁老师说我们应该永远向自然学习，向生活学习，我们一辈子应该只有一个职业，那就是学生呢？

话说我们的《中医祁谈》已经陪伴大家走过了一年的岁月，有很多同学把收听我们的节目作为了每周的必修课程，对此我也深感欣慰。因为我做这档节目的初心就是要陪大家一起学习中医、实践中医、感悟中医并弘扬中医，一起发现中医之美，并一起遇见生命中更好的自己。但按照原有的规划，在经历这一年之后也应该告一段落，本讲话题祁老师将会对《中医祁谈》第一季做一个深度的总结，也为《中医祁谈》第二季做一个准备。

最近经常会被某些同学问及一些让他们困惑的疑点，有人说接触中医之前一直觉得中医很玄，应该很难学吧？有人说中医要具备超强的天资才能学会，而自己的智商一般，应该学不好吧。对于诸如此类的有关对中医

的认识上的困惑，我只好简洁明快地回答，那是因为你们一直被忽悠了，其实中医讲的就是一种医道，而道不远人，中医其实就在我们的生活中嘛。而更多关注中医、学习中医的人还有着诸多类似这样的疑惑，所以我就不得不专门来探讨一下这个话题。

《中医祁谈》作为一个中医传播类的节目，从节目开播以来，我坚持的观点都是，中医的传播不是贵族化，而是要生活化；中医的传播不是故弄玄虚，而是要真正地落地去寻求实战实效。但在当下社会，有很多人讲中医，要么讲得太专业，大众听不懂；要么讲得太故弄玄虚，大众被忽悠了！

其实简单地讲，中医就是我们的古人在正常的工作劳动生活过程当

中对大自然的认知，对生活的感悟，以及对生命的思考等，然后形成的经验医学。换句话说，中医就在我们的生活当中。而我们现在很多人说发现不了，那并不是说生活中缺少了中医，而是我们缺少一颗能感悟中医的心。

我们来举一个大家都很熟悉的例子。在中医《黄帝内经》中有一句大家都听过的句子，叫作"夫上古圣人之教下也，皆谓之虚邪贼风，避之有时，恬淡虚无，真气从之，精神内守，病安从来"。这句话就是古人给我们留下的关于修身养性很朴素的道理。

在此祁老师再解释一下。"夫上古圣人之教下也"，上古的人是怎么教下一代的呢？"皆谓之虚邪贼风，避之有时"。这里的"虚邪贼风"是指那些阴冷的寒风，虽然现在室内有了空调系统，但不管是冷气还是热气，凡是不适合我们的都可以叫"虚邪贼风"。那为什么叫"贼风"呢？因为刮风的时候，门只要有一点点缝隙，风就会像贼一样地溜进来嘛。"避之有时"，就是我们要在不同的时间或者是节气避免这种虚邪贼风。除了外在身体要注意之外，内在的心理也要修炼。原文说了，"恬淡虚无，真气从之，精神内守"。就是心情要保持恬淡虚无，这心定了，呼吸就自然顺畅地往下走了。同时人的精气神也应该

内守，做一个气血充盈而内心平和的人。当做到以上这些后，原文说了，"病安从来"。就是说病又从何而来呢？

从表面的"虚邪贼风，避之有时"，我们又如何联想到五脏六腑的虚邪贼风呢？为什么祁老师说"生活就是中医，中医就是生活"呢？为什么《黄帝内经》中的很多原文其实就是在阐述源于生活中的那些最简单、最本质、最朴素的医道呢？如何才能做到上观天，下观地，中观人，进而去感悟这源于生活的中医之道呢？李白的《望庐山瀑布》，是如何体现出唯美浪漫的中医天地、阴阳之道的呢？

"虚邪贼风，避之有时"，如果天气变冷，我们都知道加衣服，这是一种本能的反应，这也是中医告诉我们的最基本的理念，也是最本质、最朴素的理念。你说玄不玄呢？其实一点也不玄！如果我们深入去想，我们可以给自己的身体加衣服避贼风，那生病的时候服用的药物不就相当于给我们的五脏六腑加衣服避贼风吗？我们通过加衣服来避贼风，远离寒凉食品，不就是让我们的五脏避寒邪吗？这都是很普通的道理，源于生活当中那些最简单、最本质、最朴素的东西。各位，这就是中医，也就是医道。

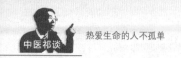

所以，我一直讲"生活就是中医，中医就是生活"。如果一门知识，与我们的生活息息相关，而且还是我们的健康指南的话，我们就更应该去热爱它、守护它。

中医说，天在上，地在下；天属阳，地属阴。人位于天地之间，阳气居上，阴气居下，这是天地阴阳的自然规律。所以我们每一个人就是立在天地之间，上观天、下观地、中观人，去感悟这源于生活的中医之道。各位可以脑补一下这个画面是何等的豪迈啊。我来描绘，你来想象！比如我们面南背北，脚踏大地，仰卧天空，每一天我们感受着太阳从我们的左手升起，从右手落下；每一年我们感受着花开花落，四季轮回。天地阴阳、四季乾坤尽在自己的胸中，该是何等的壮丽啊！这是否也让你想到了毛泽东"坐地日行八万里，巡天遥看一千河"的波澜壮阔呢？

那么这种天、地、人的生活之道又是如何体现在中医当中的呢？祁老师就再给大家讲一首诗。我国著名诗人李白曾经创作过一首诗叫《望庐山瀑布》，我们一起来吟诵："日照香炉生紫烟，遥看瀑布挂前川，飞流直下三千尺，疑是银河落九天。"

在我们很小的时候，我们朗朗上口地背诵着李白描绘的这幅壮美的瀑布画面，而现在当你去感悟天、感悟地、感悟人，去学习中医之道时，在你我眼中这应该已经不再是一首诗了，而是唯美浪漫的中医天地、阴阳之道的画面。

面对我们非常熟悉的《望庐山瀑布》这首诗，祁老师又会带领大家用怎样的中医思维去进行全新解读呢？很多时候，当盯着一个局部百思不得其解时，我们为何要退出来，以大局观去重新审视呢？生活中不是缺少美，而是缺少发现美的眼睛，那么我们该如何培养自己发现美的能力呢？为什么祁老师说我们应该永远向自然学习，向生活学习，我们一辈子应该只有一个职业，那就是学生？

这首诗本身是赞美了一道非常美丽的彩虹。我们都知道，出现彩虹至少要具备以下几个条件：第一，天空要有太阳；第二，地下要有水；第三，大自然当中要有空气，空气是呈现彩虹的背景和平台。当天气下降为雨，地气上升为云，天为阳地为阴，于是天阳和地阴之间的交合就形成了天空中这道美丽的彩虹。

第一句诗"日照香炉生紫烟"，这句诗不正是向我们描述了天阳、地阴在阴阳交合过程当中形成一道美丽彩虹的情景吗？"香炉"，就是瀑布的水，像香炉一样在冒着水蒸气。日照为阳，香炉为阴；日照为天，香炉为地。阴和阳、天和地之间的共同交合才会形成如此美丽的一道彩虹，诗中把它叫作"紫烟"。

于是"日照香炉生紫烟"在我眼中已不再是一句诗了，在我眼中它所表达的是一种中医思维的格局。我们要看到阴，看到阳，要看到大的方向、大的轮廓，我们在治病时也一定要放眼于人体以外，要以更高的格局来把握身体的整体轮廓。我经常说一句话，"不识庐山真面目，只缘身在此山中"。也就是当我们一直死死地盯着某一个脏器的时候，比如说，你盯着心，盯着肺，盯着肾，或者盯着脾，百思而不得其解的时候，我们是否可以先退出这片山林，再去遥看庐山整体的面目呢？

当我们看到天阳地阴交合生出紫烟的时候，那便是"日照香炉生紫烟"这样一幅唯美的画面，于是我们远远地看到了"遥看瀑布挂前川"。所以，各位，当我们来看瀑布的时候，发现这个瀑布已经不再是水了，它已经幻化成为一个从天而降的壮观的阴阳之道了。

"飞流直下三千尺"，我们会发现整个瀑布一直往下走，从高处往下走。"疑是银河落九天"，好像是天上的银河直接落在了地上，落到地上之后又从地面反射到了天空，因此呈现出一道美丽的彩虹。于是这首诗从

中医的角度来说正是告诉了我们大千世界、天地阴阳带给我们的阴阳之道，它在我眼中已不仅仅是一首诗了！

大诗人李白所写的诗其实也是来自于生活，是用诗写出了他对天地自然、对生活的理解，而中医同样来自于生活，就看我们是否拥有一双发现的眼睛。对生活的美好我们应该逐渐地去感悟，我们要有一双美的眼睛，更要有一个美的灵魂。我们要观天、观地、观人，我们要去看生命当中的每一个花花草草，要去体会治疗疾病过程中的每一次感悟。当我们在感受生命、实践中医、感受中医的过程中，若百思不得其解的时候，出去走一走吧！看看天，看看地，看看人，看看大自然带给我们的那些亘古不变的传奇和道理吧，也许我们会从中收获更多的启发，因为中医就是来自于生活。

另外，每一个人立在天地之间，当怀有一份感恩之情，我们应该感谢天地孕育了我们，感谢天地赐予了我们美丽的大自然。我们应该永远向自然学习，向生活学习。如果我们一辈子只有一个职业的话，那这个职业就应该是学生。我们需要向天学，向地学，向身边的人学。

从这个角度来说，中医又岂止是一种纯粹的医学！所以各位学习中医，

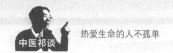
不仅仅是在学习一些治病的方法，更重要的是通过学医去明了很多的道理；通过学习我们不仅仅获得了中医知识，还有生活当中与我们息息相关的很多智慧。所以祁老师做《中医祁谈》的最终目的也就是为了和大家一起来重新发现中医之美，一起发现生命之美！

好了各位，热爱生命的人不孤单，就让他们相遇在《中医祁谈》。本讲话题就到这里，接下来是咱们的互动答疑环节，我们来看看同学们都有什么样的留言。

《中医祁谈》第一季的内容按照原有的计划也就到这里。祁老师感谢各位对《中医祁谈》的关注和支持。

祁营洲老师互动答疑区

快乐立立： 请问祁老师，前年我家庭发生了一个大的变故，导致我性情改变很多。去年暑假上课多导致嗓子不舒服，稍微吸一点凉气，嗓子就非常不舒服，一节课讲不完就费力气，不能长时间说话。我手脚比较热，平时没精神，容易发脾气，性格小气，男，28岁。看了很多医生，有医生说阴虚火旺，有医生说体寒气郁肝郁，有的医生说如果改变小心眼，嗓子就能好。我能用您第二讲内容中的药吗？夏枯草15g，竹茹15g，石斛15g，陈皮15g。这个问题困扰我好久，一直解决不了，感谢老师！

祁老师： 这位听众的确看了很多大夫，你看不同大夫的说法是不一样的，有的大夫说是阴虚火旺，有的大夫说是体寒气郁肝郁，有的大夫说改变小心眼儿嗓子就能好。我应该肯

定的是，一位28岁的男士，能够如此坦诚来陈述自己的病情，以及去分析自己的性格，这也让祁老师非常欣慰。大家在学习《中医祁谈》的整个过程中，我们不仅是在学习，也是对自己整个身体乃至对整个生命的一种反思。

这位同学说自己是因为性情的变化致病，而性情变化来自于家庭的变故，咱们的确不能排除情志因素。现在他的症状是，说话无力，一节课讲不完他就没有力气了。另外，手脚比较热，平时没有精神，容易发脾气。所有的症状综合起来，我们会发现，其实这个病情虚实夹杂，既有虚证，也有实证；同时也是寒热错杂，又有寒，又有热。进一步说，他本身是存在着中气不足，存在着气虚，但是肝气又郁结；本身是有寒证，同时又有

热证。所以种种迹象表明，这是一个寒热错杂、虚实夹杂的病机。

这位同学问我，第二讲中我当时所列的代茶饮——夏枯草、竹茹、石斛、陈皮，他是否适用，我个人认为是完全可以的。至少从治疗身体的层面上说，这四味药组成的代茶饮是非常对症的。其中夏枯草可以清肝热，可以帮你疏解肝郁；竹茹，帮你化痰；石斛养阴，还有一部分滋补的作用；陈皮可健运脾胃。所以这个方子是完全可以用的。

但是，我必须要提醒，既然您说已经意识到了，所有的问题来自于自己性情的改变。那我要建议你，在调理身体的同时，一定要关照自己心理的成长，我强烈建议这位同学再认真学习《中医祁谈》的第二十七讲以及第四十四讲。在第二十七讲当中，我们的主题是"安心是药更无方"，就提到了从身体之外的心理层面我们该如何去调整自己的身体以及调整自己生命的方向；在第四十四讲中，我讲到"你是在求医还是在求药"，也是在帮大家不断地理清一个思路，那就是我们该如何关照自己身体之外的整个内心世界。所以中医治病的最高境界一定是身心灵的同治，既然在治疗身体的过程当中，我们已经意识到了，身体之外的因素也在成为致病因素的时候，那我们就必须要去关照它。

栗子米穗：祁老师您好！请问祁老师，我今年22岁，两年前就开始三四个月才来一次月经，而且量不多，西医说可能是多囊卵巢综合征，但是我不想吃激素，中医说是体质虚，湿气重。请问老师有没有办法治疗我这种情况？

祁老师：这位22岁非常年轻的姑娘，她的叙述让我产生了以下几个不同的疑点。

第一，两年前就开始出现三四个月才来一次月经，而且量不多，西医说可能是多囊卵巢。既然是"可能"二字，那我就必须要考虑，有可能你不是！那如果说你不是多囊卵巢的话，三四个月才来一次月经，同时量少，我只能把它定义为，第一是月经延期，第二是月经量少。至于多囊卵巢综合征，也有可能出现这样的月经延期或者是月经量少，甚至会有闭经的情况。但是通过这个叙述我不能说它百分之百就是。

那如何去确诊多囊卵巢综合征，我还是要建议这位同学，您需要去做相关的西医检查。您至少应该做两项检查，第一项检查是B超，检查一下

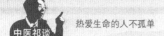

您的卵巢。第二个检查，你要去做一些抽血的化验，看看你的激素水平，尤其看看雄激素水平到底高不高。

另外，即便您是多囊卵巢，现在我要告诉您的是，多囊卵巢和多囊卵巢综合征之间其实还是有距离的。你是否有多囊卵巢，是否出现了一系列的综合征，这个也有待于进一步诊断。因为这位同学给我的叙述非常短，所以我不能立马就给出一个非常明确的判断。

即便最后您所有的诊断都指向百分之百多囊卵巢综合征，在我看来，多囊卵巢综合征也没有大家所想象的那么可怕。也许有人会说可能会影响到未来的生育等之类的，其实也不尽然，我在临床当中发现，有很多多囊卵巢综合征的患者，经过治疗之后结婚生子的比比皆是。

然后，这位同学说去看中医后，被诊断为体质虚，湿气重。这个诊断我是认同的，为什么呢？临床当中凡是多囊卵巢综合征的人，往往体态都会偏胖一些，体态偏胖就是胖人多湿嘛。那些体内痰湿比较重的人群，会经常出现痰湿瘀堵，从而出现气血凝滞。然后再逐渐地累积，出现了相当于西医诊断的多囊卵巢综合征。那么从中医的角度来看，我们真的应该从五脏六腑的角度来考虑，去调整这种不平衡的状态，尤其是气血瘀滞和痰湿壅堵等状态。

总之，即便真的判断是多囊卵巢综合征，我的建议是，在当地找一个实实在在的良医帮你进行系统性的调整，毕竟你岁数还很小，所以说不要有太大的心理压力。

后　记

　　《中医祁谈》在我看来，绝对不是我一人之作，而是我和我身边一帮朋友们共同努力的结果，是的，是朋友，因为我和《中医祁谈》团队的所有人都不是雇佣关系，我没有给他们发过一分钱工资，这源于这档节目一开始就定为免费节目，所以我们也没有一分钱的收入。

　　《中医祁谈》一路走来，每一期都觉得挺不容易的，因为它完全是在一穷二白的基础上成长起来的，几乎全靠死磕。每每当我苦思冥想、抓耳挠腮独立写稿子的时候，就不断提醒自己，"中医祁谈"这四个字是我早几年就想做出来的名字，所以我不能怂，哪怕再苦也必须要死磕下去，否则根本对不起自己的一份心。《中医祁谈》团队的成员全是以志愿者的身份加入，我们一起讨论选题，一起修改，并一起争吵，同时我们也时不时地一起举杯共饮，看滚滚红尘。我只希望通过做《中医祁谈》，我能带着大家一起学习中医，实践中医，感悟中医，弘扬中医，并努力地让生活变得更美好！所以我对大家没有任何要求，在团队成立之初，我说过："任何时候，如果你觉得《中医祁谈》对你来说已经成为了压力和负担，请无条件退出。"你来，我深深感恩，你走，我深深祝福！哪怕未来的江湖路再远，只愿这段回忆永远刻骨铭心！因为生命中有一帮人情同手足地一起共事，一起聊天聊地聊人生，值了！

　　说到这儿，也许有人会觉得我说得太励志、太鸡血了，"岁月静好何不悠着点儿呢？"其实每每我看到若干鸡汤的主题都是岁月静好的时候，我都在反思，为什么别人的日子都那么岁月静好呢？好像不食人间烟火似的！而我为什么还这么俗呢？其实岁月静好的人都生活在他们发的朋友圈中，我真希望他们的真实生活能如同他们的朋友圈一样，我真希望他们能扪心自问一下，真岁月静好了吗？是自欺欺人还是在忽悠人。事实上，你只能用世俗的生活去追求不俗的未来，我也发现我身边有若干别人眼中的成功人士，我原以为他们已经物质很丰富了应该去岁月静好了，结果发现他们的生活也还是很俗套的日常。所以话说回来，我去讲《中医祁谈》，不断告诉自己的就是："绝对不虚假，绝对真性情！既然不收费，不考虑盈利，那就绝对不去刻意迎合，只讲自己愿意讲的真东西！"

　　写后记，总免不了要感谢，但我需要感谢的人的确是太多了。《中医祁谈》走到现在，团队成员有离开的，有新加入的，但哪怕只帮了我一天，都是我应该感激的人。以下要感谢的《中医祁谈》的团队成员按照各位姓氏的首字母顺序排列：毕铭、陈石、陈萌、崔艺、郭文洁、郭晓红、刘槿川、梁素玲、罗睿、刘菁菁、马子轩、邱钊伟、阮丽萍、潘祥、汤丹、夏琦、许浩方、杨艳萍、张霄嫣、张琪、邹芸。没有以上成员的付出和努力，就没有《中医祁谈》的今天。比如邱钊伟承担了每一期节目全部的后期制作以及录音合成等工作；毕铭老师是深圳电视台的资深编导，最终担当起节目中的女声配音；汤丹以她优美的语言文风多次给节目撰写初稿；杨艳萍以自己犀利的笔锋对我的很多原创作品进行修改并自己写稿子供我参考；许浩方以一个寻找生活之美的旅行者的视角，让节目有了更多对于生命的思考；刘菁菁帮我收集并整理每期节目的答疑问题；郭晓红承担了大量的后期录音以及文字整理工作；张琪承担了大量的文字校对工作以及后期图文的整理工作……也许我的记忆中还有很多和你们在一起的片段，但此刻我竟然在回忆和你们的点点滴滴时有点泪眼模糊，看来我还是忍不住煽情了。

同时，跟我学习中医的学生、一位极其敬业而优秀的摄影师张庆女士承担了本书中所讲到的所有中药饮片的图片拍摄工作，并提供了本书所需的所有摄影插图，所以本书展现给读者的每一味中药饮片以及摄影插图也是张庆女士的摄影作品展。同时也感谢北京正安医馆的鼎力相助，本书中的每一味中药饮片均取材于正安医馆药房。

跟我学习英语和中医的学生、当代青年画家熊涛先生则承担了本书中所有穴位插图的素描工作，有了他的画才能使得本书更为饱满、直观，本书中的每一幅插画也是熊涛先生的艺术作品。

最后还要感谢中国中医药出版社的编辑黄春雁老师在成书过程中给予我的诸多指导和建议。

所以，本书在我看来，已经不再是我的一人之作，而是我和我身边的朋友们共同完成的一件非常具有纪念意义的事情。

热爱生命的人不孤单，就让他们相遇在《中医祁谈》！有你们，不孤单！有你们，暖暖的……

最后，特别介绍一下为本书图片做出巨大贡献的张庆女士和熊涛先生。

张庆：正安影像生活自由摄影师。擅长人物、风光、纪实摄影，经常参加大型活动、会议跟踪拍摄和产品拍摄等。

熊涛：青年画家，字石虹，号掌居士，兼得斋斋主，浙江宁波人。中国艺术研究院硕士研究生，安徽省美协会员，先后师从李铁生、葛涛、许俊等先生。现为江山问道水墨画会副秘书长。

祁营洲

2018 年 1 月于北京